中国饮食古籍丛书

食物本草会纂

〔清〕沈李龙⋯撰

何宏 赵炜⋯校注

食物本草会纂

中国轻工业出版社

图书在版编目（CIP）数据

食物本草会纂/（清）沈李龙撰；何宏，赵炜校注. —
北京：中国轻工业出版社，2024.2
　（中国饮食古籍丛书）
　ISBN 978-7-5184-3792-4

　Ⅰ. ①食…　Ⅱ. ①沈…　②何…　③赵…　Ⅲ. ①食物本
草—研究—中国—清代　Ⅳ. ①R281.5

　中国版本图书馆CIP数据核字（2021）第265823号

责任编辑：贺晓琴　　　责任终审：劳国强
文字编辑：秦宏宇　　　责任校对：晋　洁　　整体设计：董　雪
策划编辑：史祖福　　　排版制作：锋尚设计　　责任监印：张　可

出版发行：中国轻工业出版社（北京鲁谷东街 5 号，邮编：100040）
印　　刷：鸿博昊天科技有限公司
经　　销：各地新华书店
版　　次：2024年2月第1版第1次印刷
开　　本：787×1092　1/16　印张：24.75
字　　数：502千字
书　　号：ISBN 978-7-5184-3792-4　定价：89.00元
邮购电话：010-85119873
发行电话：010-85119832　010-85119912
网　　址：http://www.chlip.com.cn
Email：club@chlip.com.cn
版权所有　侵权必究
如发现图书残缺请与我社邮购联系调换
171658K9X101ZBW

嘉慶癸亥年重鐫

精鐫繪像

重鐫食物本草會纂

金陵致和堂藏板

人受天地之氣以生即育百物以養其生

百物之名不析則惑取性不識則惑食惑

者在幾微之間而人之死生壽夭係焉神

農有憂之遂制頗鞭三草木而嘗之一日

而遇七十二毒爰著本草三卷用以濟世

此本草之權輿也厥後葛洪陶宏景諸公

後先繼得增以註釋神聖群仙互相發明

校注说明

　　《食物本草会纂》是一本辑录本草、饮食等多种文献并加以亲身见闻而成的食物本草著作。该书将食物分为水、火、谷、菜、果、鳞、介、禽、兽9部，共收集220种，采辑《本草纲目》及有关食疗本草类之论述，记其性味、主治及附方等。将《本草纲目》所载食物汇集到一起方便使用，是本书最大的贡献。另附二卷，为《日用家钞》《脉学秘传》。这里只收录和饮食有关的前十卷，本草图也暂未收入。

　　沈李龙，字云将，浙江杭州人，生平不详。因《食物本草会纂》前有沈李龙自序，写于康熙辛未年（1691年），大致可推断其生活在清代前期。

　　沈李龙撰《食物本草会纂》十二卷，目前发现有乾隆四十八年（1783年）书业堂刻本，嘉庆癸亥年（1803年）金陵致和堂刻本，道光元年（1821年）萧山裕文堂刊本。

后来很多书坊都有刊刻，版本较多。

　　本书以嘉庆癸亥年金陵致和堂版为底本，以其他版本及《本草纲目》通行本对校。校注原则如下：

　　1. 将繁体字竖排改为简体字横排，并加现代标点。

　　2. 凡底本中的繁体字、异体字、通假字、古字、俗字，按规定予以径改，不出注。

　　3. 凡底本中有明显讹脱衍倒之处，信而有征者，予以改正，一般不出校。

　　4. 凡底本与校本之字有异，义皆可通者，原文不改，出校说明；校本明显有误者，不再出校。

序

人受天地之气以生，即育百物以养其生。百物之名不析则误取；性不识则误食。误者在几微之间，而人之死生寿夭系焉？神农有忧之遂制赭鞭，鞭草木而尝之，一日而遇七十二毒，爰著《本草》三卷用以济世，此《本草》之权舆也。厥后，葛洪、陶弘景诸公后先缀辑，增以注释。神圣群仙，互相发明，大畅厥旨。明李时珍集诸家之长，撰为《本草纲目》，复于《纲目》内择其切于日用者另为一编，曰《食物本草》。美备精详，有功于世不小。予年来二竖为祟，切知病由口入，故于日用饮食间殊切戒严。但苦《纲目》太繁，而他本太简，因广辑群书。除近时坊刻十余种外，博求往古，如崔浩之《食经》，竺暄之《膳馐养疗》，孙思邈之古今《食治》，孟诜之《食疗》，陈士良①之《食性》，昝殷之《食经心鉴》，娄居中之《食经通说》，陈直之《奉亲养老》，吴瑞之《日用

---

① 陈士良：五代南唐人，撰《食性本草》。原作陈良士。

本草》，汪颖之《食物八类》，宁原之《食鉴》，周宪王之《救荒本草》，一一穷搜，摘其精要，益以见闻，著为是编。末后附以《日用家钞》《脉学秘传》。俾世之读。是书者人人可以鉴物穷理，庶不致名不析而误取，性不识而误食，以戕其生矣。尧天舜日之民，尽登于仁寿之域，不才放废终老山林，所恃操三寸不律黼黻太平者，惟此而已。

西湖沈李龙云将氏题于欲静楼

旹康熙辛未孟春梓于金陵之抱青阁

凡例

人为万物之灵，原资万物以养其生，凡天壤间食物有关日用者，细分品类，无不备载，使读之者知有物，必有则，庶不负天生蒸民之意，其无关于日用。及怪诞罕见者，概从简略。

《本草》一书，自神农首著至今不下数十百种，广为搜辑自不待言，独烹饪一事，往往庖丁妇竖具有只见。兹集不耻下问，委曲咨询，凡亲试经验者一一附入，用滋悦口，亦耕当问奴、织当问婢之意也。

食物有气味、主治、功用、禁忌诸端，兹先详臭味用，次详主治用，次详附方用，间附禁忌，悉仍原本，以表先王轸念民瘼、利人济物之至意。

近来坊刻除太繁太简，概不具论。惟施山公所辑得《纲目》之旨要，但山公所著不载火部，果部不载葡萄，介部不载玳瑁、牡蛎、海蛳、吐铁，殊为缺陷。至如火部之烟草，水族之江瑶柱，诸书多未及载，兹特尽为补入，以佐诸刻之不逮。

每类名题之下，俱用细书备载。诸家注

释及生物原始使食之者，饮水知源，悉其典故至采用诸书，有仍其名氏者，有恐篇帙太繁，概从删节者，大约广搜博采，务求详尽。取要删繁，言归雅饬耳。

天地生物之奇，有似是而非、良毒大异者，有时地稍殊、美恶迥别者，变幻无方，攸关民命，不惮细为详晰，其一事一物、新奇典雅，堪佐诗文采用者，旁加圈点，以备文人不时之需。

同一时也，同一物也，有彼治之异常可口，此治之丑恶不堪。物类相感，失其调制，故也。兹特将《治物秘方》另为一帙，附于《日用家钞》卷内，以备详察。

是书之作原以备四民之日用，非为医林而设，但恐行旌旅次、僻野穷乡谫劣庸医误人不少，特将药性脉理一一附载，亦明哲保身之要务也。

著书立言，往往令读之者欲睡欲卧，非众论繁芜，罔所拆衷，即词旨沉晦，无可咀嚼故也。兹集考核精详，言简而畅，不特以正性命，兼可以悦心目，颇费匠心，幸毋忽视。

西湖沈李龙云将氏谨识

目录

卷一 水部

卷二 火部

卷三　谷部

粳米　粟米　糯稻米　黍米　赤黍米　秫米
黄粱米　白粱米　青粱米　籼米　稷米
陈廪米　秫蘖　香稻米　菱米　芮米
狼尾子米　䄅米　䕲米　蓬草米　稗子米
东墙　菵米　薜草　薏苡仁　胡麻　麻蕡
苘实　罂粟　小麦　大麦　荞麦　苦荞麦
雀麦　穬麦　黑豆　大豆黄卷　大黄豆
白豆　赤小豆　绿豆　豌豆　扁豆　蚕豆
豇豆　刀豆　黎豆　大豆豉　豆黄　豆腐
饭　青精干石𩜹　粥　麨　糕　粽　寒具
蒸饼　女曲　黄蒸　曲　神曲　红曲　饴糖
酱　榆仁酱　芜荑酱　醋　酒　附：诸酒方
烧酒　葡萄酒　糟

卷四　菜部

萝卜　胡萝卜　韭菜　薤　葱　胡葱　胡荽
小蒜　大蒜　蔓菁　菘菜　芥菜　苋菜
马齿苋　葵菜　落葵菜　茄　菠薐菜　苦荬
苦苣　荠菜　青菜　白菜　芹菜　恭菜
雍菜　蕈菜　荇菜　紫菜　鹿角菜　白花菜
生菜　羊蹄菜　苦菜　东风菜　油菜
黄瓜菜　藕丝菜　莫菜　芸薹菜　堇菜
翘摇菜　荏菜　萝勒菜　繁缕　鸡肠草
水苦荬　翻白草　仙人杖草　蒲公英　生瓜菜
蕺菜　茼蒿　水芹　蒌蒿　蕨　水蕨　薇

鹿藿　灰藋　藜菜　醍醐菜　秦荻藜

五辛菜　生姜　干生姜　干姜　茴香　莳萝

竹笋　芋　土芋　白苣　莴苣　莼　石花菜

龙须菜　睡菜　零余子　甘薯　百合　山丹

草石蚕　壶卢　苦瓠　败瓠　冬瓜　南瓜

越瓜　黄瓜　丝瓜　苦瓜　稍瓜　甜瓜

王瓜　酱瓜　金鸡瓜　西瓜　芝　木耳

杉菌　皂荚蕈　香蕈　葛花菜　天花蕈

蘑菇蕈　鸡堫　舵菜　土菌　竹蓐　蕈菌

地耳　石耳　枸杞　茭苣　苦芙　山药

决明　芎苗　蒟蒻　假苏　紫苏　薄荷

香薷　苹　藻　蒲蒻　蓼　葛根　白蘘荷

鹿葱　苜蓿　马兰　黄精　甘露子　甘蓝

紫苑

卷五　果部（上）

李　杏　巴旦杏　梅　椰梅　桃　栗　天师栗
枣　仲思枣　苦枣　梨　鹿梨　棠梨　海红
木瓜　楂子　榠楂　榅桲　山楂　庵罗果
奈　林檎　柿　椑柿　君迁子　安石榴　橘
柑　橙　柚　枸橼　金橘　枇杷　杨梅
樱桃　山樱桃　银杏　胡桃　榛　阿月浑子
楮子　钩栗　橡实　槲实

卷六　果部（下）

荔枝　龙眼　龙荔　橄榄　木威子　庵摩勒

毗梨勒　五敛子　五子实　榠实　海松子

槟榔　大腹子　椰子　无漏子　桃榔子

莎木面　波罗蜜　无花果　阿勃勒　沙棠果

㮈子　麂目　都桷子　都念子　都咸子

摩厨子　韶子　马槟榔　枳椇　津符子

必思答　甘剑子　扬摇子　海梧子　木竹子

橹罟子　罗晃子　槵子　夫编子　白橡子

系弥子　人面子　四味果　黄皮果　千岁子

侯骚子　酒杯藤子　蒟子　山枣　限支

灵床上果子　葡萄　蘡薁　猕猴桃　甘蔗

砂糖　石蜜　刺蜜　莲藕　红白莲花　芰实

芡实　乌芋　慈姑　茗　皋芦　秦椒　蜀椒

崖椒　蔓椒　地椒　胡椒　荜澄茄　盐麸子

醋林子

卷七　鳞部

鲤鱼　鲢鱼　鳙鱼　鳟鱼　鲩鱼　青鱼

竹鱼　鲻鱼　白鱼　鲛鱼　鳡鱼　石首鱼

勒鱼　鲚鱼　鲥鱼　嘉鱼　鲳鱼　鲫鱼

鲂鱼　鲈鱼　鳜鱼　鲨鱼　杜父鱼　石斑鱼

石鮅鱼　黄鲴鱼　鲦鱼　鲙残鱼　鳢鱼

鳠鱼　金鱼　黑鳢鱼　鳗鲡鱼　海鳗鲡

鳝　鳅鱼　鳣鱼　鲟鱼　牛鱼　鮠鱼

鮆鱼　黄鲦鱼　河豚　海豚鱼　比目鱼

鮹鱼　鲛鱼　乌贼鱼　海蛇　虾　海虾

海马　鲍鱼　鳀鮧　鱼鲙　鱼鲊　鱼脂

鱼鳔　鱼鳞　鱼子

卷八　介部

卷九　禽部

卷十　兽部（上）

卷十一 兽部（下）

豹 貘 象 犀 犛牛 牦牛 野马 野猪
豪猪 熊 羱羊 山羊 鹿 麋 麂 麞
麝 灵猫 猫 狸 风狸 狐 貉 獭 獾
木狗 豺 狼 兔 败笔 山獭 水獭
海獭 腽肭兽 鼠 鼹鼠 隐鼠 䶏鼠
竹䶉 土拨鼠 貂鼠 黄鼠 鼬鼠 猬
猕猴 狨 果然 猩猩 狒狒

卷一 水部

沈云将曰：水为坎象，其文横则为"☵"，纵则为"☵"。其体纯阴，其用纯阳；上则为雨露霜雪，下则为江海河泉。流止寒温，气之所钟既异。甘咸淡苦味之所入不同，昔人分别九州水土，以辨人之强弱寿夭。盖水为万物之源，土为万物之母，饮资于水，食资于土。天之生人，水谷以养之。水去则荣竭，谷去则卫亡，故曰：水入于经，其血乃成；谷入于卫，脉道乃行。水之于人，不亦重乎？因先列水部。

天雨水

地气升为云，天气降为雨，故人之汗以天地之雨名之，一名上池水，又名天河水。

味：平，无毒。治：心病鬼疰，狂邪诸毒。入火炭解毒，可饮。立春雨水：宜煎发散，及补中益气药。古方：妇人无子，是旱，夫妇各饮一杯，可以有孕，取其资始发育万物之义也。梅雨水：入火炭解毒，洗癣疥，灭瘢痕。入酱易熟，沾衣易烂。干垢如灰汁。用梅叶汤洗之，其梅斑乃脱。芒种后逢壬为入梅，小暑后逢壬为出梅，此皆湿热之气。人受其气，则生病；物受其气，则生霉。则此水不可造酒醋。液雨水：治杀百虫，宜煎。杀虫消积之药。立冬后十日为入液，至小雪为出液，百虫饮此皆伏蛰。

潦 水

淫雨为潦。

味：甘，平，无毒。治：煎，调脾胃，去湿热之药，仲景治伤寒。瘀热在内，煎用潦水者，取其味薄而不助湿气，利热也。

露 水

露者，阴气之液，夜气润泽，沾濡万物者也。《续齐谐记》云：司农邓绍，八月朝入华山见一童子，以五彩囊盛取柏叶之露珠。绍问之，答云：赤松先生，取以明目也。今八月朝作露华囊，象此也。《洞冥记》云：汉武帝时有吉云国，出吉云，草食之不死。日照之露皆五色，东方朔得玄、青、黄三露，各盛五合，以献于帝，赐群臣服之，病皆愈。朔曰：日初出处，露皆如饴，久服不饥。《吕氏春秋》云："水之美者，有三危之露。"为水，即重于水也。李时珍云："姑射神人，吸风饮露，故汉武帝作金盘承露，和玉屑服食。杨贵妃每晨吸花上露以止渴，解酲。"番国有蔷薇露，甚香。

味：甘，平，无毒。凛肃杀之气，宜煎，润肺杀祟之药。及调疥癣虫癞诸散，是浓繁秋露也。作盘以收之，煎令稠，食之延年不饥。以之作酒，名秋露白，香冽最佳。在百草头上者愈百病，止烦渴，令人身轻不饥，肌肉润泽。八月朔日收取，摩墨点太阳穴止头痛，点膏盲穴治劳疾，谓之天灸。柏叶及菖蒲上露：并能清心明目。百花上露：益人颜色。韭叶上露：去白癜风，俱要清旦涂之。凌霄上露：入目损明。

甘露

名膏露，名瑞露，一名天酒，又名神浆，神灵之精，仁瑞之泽也。按《瑞应图》云：甘露，美露也。其凝如脂，其甘如饴，故有甘膏酒浆之名。《晋中兴书》[①]云：王者敬养耆老，则降于松柏；尊贤容众，则降于竹苇。《列星图》云：天乳一星明润，则甘露降。已上诸说，主瑞气所感。《吕氏春秋》云："水之美者，三危之露"，和之美者，揭雩之露，其色紫。《拾遗记》[②]云：昆仑之山有甘露，望之如丹，着草木，则皎莹如雪。《山海经》云：诸沃之野，摇山之民，甘露是饮，不寿者八百岁。已上诸说主方域常产。杜镐云：甘露，非瑞也，凡草木将枯，精华顿发于外，谓之雀饧。此说亦通。

味：甘，大寒，无毒。治：食之润五脏，长年不饥，久服成仙。又治心腹积聚，及虫病，和獭肝为丸服。

甘露蜜

生巴西绝域，状如饧。

味：甘，平，无毒。治：胸膈诸热，明目止渴。

---

①《晋中兴书》：南朝宋何法盛撰东晋史书，现存辑本。原文为："王者敬养耆老。则甘露降于松柏。尊贤容众。不失细微。则行苇受之。"

②《拾遗记》：北朝前秦王嘉撰笔记。原文为："昆仑山……甘露蒙蒙似雾，着草木则滴沥如珠。亦有朱露，望之色如丹，着木石赭然，如朱雪洒焉。"

明水

名方诸水。方诸，大蚌也。向月取之，得水二三合。

味：寒，无毒。主：明目定心，去小儿烦热，止渴。《周礼》：明诸承水于月，陈撰以为玄酒。取其清明纯洁，敬之至也。

冬霜水

阴盛则露结为霜，霜能杀物，而露能滋物。性随时异也。

味：甘，寒，无毒。治：食之解酒热，伤寒鼻塞，酒后诸热，面赤者。和蚌粉敷暑月痱疮，及腋下赤肿，立瘥①。治寒热疟疾，用秋后霜一钱，热酒服愈。凡收霜，以鸡羽扫之瓶中，密封阴处，久不坏。

腊雪

洗除癥疬、蝗虫也。凡花五出，惟雪花六出，阴之成数也。

味：甘，冷，无毒。治：一切毒，解天行时疫，小儿热痫狂啼，大人丹石发动，酒后暴热，黄疸，仍小温服之。洗目退赤。煎茶煮粥，解热止渴。宜煎，伤寒火喝之药，抹痱最佳。因大寒之水，故治诸病。冬至后第三戍为腊，腊雪大，宜菜麦。又杀虫蝗。密封阴处，数年不坏。用水浸五谷种，则耐旱，不生虫。酒席间，则蝇自去。淹一切果食，永不蛀虫。春雪生虫，亦易坏。

---

① 瘥（chài）：病愈。

冰雹水

阴阳相搏之气，盖沴气也。

味：咸，冷，有毒。如酱味不正，当取一二升入瓮中，即佳。阳之专气为雹，阴之专气为霰，阴包阳为雹，阳包阴为霰。雪六出而成花，雹三出而成实，阴阳之辨也。

夏冰

太阴之精，柔变为刚。《周礼》：凌人掌冰，以供祭祀、宾客。

味：甘，冷，无毒。治：去热烦，熨人乳石，发热肿，解烦渴，消暑毒。伤寒阳毒盛，昏迷者以冰一块，置于膻中，即愈。亦解烧酒毒。止可浸物。若暑月食之，与气候相反，入腹令寒热相激，久必成疾。宋徽宗食冰太过，病脾疾，百医不效。杨介即以水煎大理中丸服之，即愈。此治受病之原。

神水

五月五日午时有雨，急伐竹竿，中必有神水，沥取为药。

味：甘，寒，无毒。治：心腹积聚，及虫病。和獭肝为丸服，立愈。饮之清热化痰，定惊安神。

半天河水

名上池水。长桑君[1]以此水饮扁鹊，能洞见脏腑。

---

[1] 长桑君：战国时的神医，传说扁鹊与之交往甚密。

味：甘，寒，无毒。治：鬼疰狂邪，诸气恶毒，洗诸疮。主蛊毒，杀鬼疫，恍惚妄语。与饮，勿令知之。槐树间者，主诸风及恶疮，风瘙疥疮。辟禳时疫，以半天河水饮之。身体白驳，取树木孔中水洗之。捣桂末唾和敷之，日再上，涂聋耳，敷丹毒。

屋漏水

此水滴入脯肉，食之生瘕瘕。又檐下滴菜，亦有毒。

味：苦，大毒。误食必生恶疾、恶疮，以洗犬咬疮，即愈。

流水

远来活水也，名千里水。从西来者，名东流水。波扬无数者，名甘澜水。古云：流水不腐。

味：甘，平，无毒。治：病后虚弱。扬之万遍，煮药禁神最验。治五劳七伤，肾虚脾弱，阳盛阴虚，目不能暝，及霍乱吐痢。伤寒后，欲作奔豚。

东流水、千里水：皆取其性顺疾速，通膈下关，皆堪荡涤邪秽，并羸弱之病。用以煎药，宜以陈芦劳水，取其水不强，火不盛也。无江水，则以千里水代之。炼云母石粉，则用东流水。

甘澜水：即名劳水，用流水二斗，置大盆中，以勺高扬之千万遍，取以煎药。水性本咸，而体重劳之，则甘而体轻，温而性柔，取其不助肾气，而益脾胃，故煎伤寒阴症等药用之。

顺流水：性顺而下流，故治下焦腰膝之证，及通利大小便之药用之。

急流水：其性急速而下达，故通二便风痹之药用之。

逆流水：洄澜之水，其性逆而倒上，故发吐痰饮之药用之，治中风卒厥，头风疟疾，咽喉诸病。

倒流水：取其回旋流止，上而不下也。一方治目不得瞑，乃阳盛阴虚，用半夏汤，取远流水八升，扬之万遍，取其清五升，煮之。欲苇薪火，秫米一升，半夏五合，徐炊至一升，去滓饮汁，一日三饮，以安为度。治汗后奔豚，茯苓一两，炙甘草二钱半，桂枝三钱，大枣二枚，以甘澜水二升煮之。治服药烦闷。饮冬流水一二升。昔有患小便闷者，医不能治，取急流之水煎药，一饮而愈，则水可不择乎？昔浔州城中，忽一日马死数百，询其故，知先几日，有雨流出山谷中蛇虫之毒，马饮其水而致然也。则近谷之池沼不可不慎。

井泉水

地脉也，如用停汗浊，暖水不惟无益而有损。

凡井水：有远从地脉来者为上。如城市人家稠密，沟渠污水，杂入井中者不可用。如用，必须煎滚，稍停一时。候秽下坠，取上面清水用之亦可。如雨浑浊，须擂桃杏仁，连汁投入水中，搅匀片时，则水清矣。《易》曰"井泥不食"，慎之。凡井以黑铅为底，能清水散结，人饮之无疾。入丹砂镇之，令人多寿。

井华水：平旦第一汲者为井华水，最佳，取天一真气，浮于水面，性同雪水。味：甘，平，无毒。治：酒后热痢，洗目中肤翳，九窍出血，以水噀面，和朱砂服，令人好颜色。镇心安神，治口臭，堪炼诸药石。投酒醋，令不腐，并一切痰火气血药。

新汲水：治消渴反胃，热病热淋，小便赤涩，却邪调中，下热气，宜饮之；射痈肿令散，洗漆疮；治坠损肠出，冷喷其身面，则肠自入也。又解闭口椒毒，下鱼骨鲠，解马刀毒，解砒石、乌啄、烧酒、煤炭毒；治热闷昏瞀烦渴。五方之异，各分水土金石，草木尚随水土之性，况人为万物之灵乎？贪淫有泉，仙寿有井，信夫！

《淮南子》云：山气多男，泽气多女，水气多瘖，风气多聋，林气多癃，木气多伛，下气多尰，石气多力，阴气多瘿，暑气多夭，寒气多寿，谷气多痹，丘气多狂，广气多仁，陵气多贪；坚土人刚，弱土人脆，垆土人大，沙土人细，息土人美，柱土人丑；轻土多利，重土多迟；清水音小，浊水音大；湍水人清，迟水人重，皆应其类也。青州：气慓轻，人声急，其泉酸以苦；梁州：其气刚勇，人声塞，其泉苦以辛。兖豫：其气平静，人声端，其泉甘以苦。雍翼：其气壮烈，人声捷，其泉咸以辛。一妇人寒热病经年，华佗至，十一月令坐石槽中，平旦用冷水灌至百，冷颤欲死，良久冷汗出，以粉扑之而愈。大将房伯玉患冷疾，徐嗣伯至冬月冰雪时，令伯玉解衣坐石上，取新汲冷水从头浇之，尽一百斛，背上有热气，病人云热不可忍，疾遂愈。**附方：九窍出血。血不止，**用新汲水随左右洗足即止。一方用冷水噀面。一方冷水浸纸贴囟上以熨斗熨之，立止。**金疮血出不止，**冷水浸之即止。**犬咬血出，**以水洗至而止，绵裹之。**蝎虿螫伤，**以水浸冷布，扬之暖即易。**马汗入疮，**或马毛入疮，肿入腹，杀人。以冷水浸之，频易水，仍饮好酒，立愈。**鱼骨哽咽，**取水一杯，合口，向水张口，取水气哽，当自下。**中砒石毒，**多饮新汲井水，得吐利佳。**中乌啄毒，**方同上。**中蒙汗毒，**饮冷水即安。**中煤炭毒，**一时晕倒不救，杀人，急以清水灌之。**服药过剂，**卒呕不已，饮新汲水一升。**烧酒**

醉死，急以新汲水浸其发，外用帛浸湿贴其胃膈，仍细细濯之，至苏乃已。**饮酒齿痛，**井水频含漱之。**破伤风病，**火速命妇人取无根水一盏，入百草霜调捏作饼，放患处三五换，如神。**坠损肠出，眼睛突出，**一二寸者，以新汲水濯清睛中，数易之，自入。**时行火眼，**患人每日于井上视井，旋匝三遍，能泄火气。**心闷汗出，**不识人，新汲水和蜜饮之甚效。**呕吐阳厥，**卒死者，饮新汲水三升佳。**霍乱吐泻，**勿食热物，饮冷水一碗，仍以水一盆，浸两足，立止。**厌禳瘟疫，**腊旦除夜，以小豆、川椒各七七粒投井中，勿令人知，能却瘟疫。又法：元旦以大麻子三七粒投井中。**口气臭恶，**正旦，含井华水，叶弃厕下，数度即瘥也。**心腹冷痛，**男子病，令女人取水一杯饮之；女人病，令男子取水一杯饮之。**寒热注病，火病恶寒，丁毒疽疮，**凡手指及诸处有疮起发痒，身热恶寒或麻木，此极毒之疮也。急用针刺其挤去恶血，候血尽，口噙凉水吮之，水温再换。吮至痛痒皆佳，即愈。此妙法也。**妇人将产，**井华水服半升，不作晕。**初生不啼。**取冷水濯之，外以葱白茎细鞭之，即啼。

节气水

一年二十四节气，一节主半月，水之气味随之变迁。

立春、清明二节贮水，谓之神水，宜浸造诸风脾胃虚损诸丹丸散及药酒，久留不坏。寒露、冬至、小寒、大寒四节及腊月水，宜浸造滋补五脏及痰火积聚、虫毒诸丹丸，并煮酿药酒，与雪水同功。立秋日五更，井华水，长幼各饮一杯，能却疟痢百病。端午日午时水，宜造疟痢、疮疡、金疮、百虫蛊毒诸丹丸。小满、芒种、白露三节内水，并有毒，造药、酿酒醋一应食物，皆易败坏，人饮之亦生脾胃疾。

醴泉

水之精也，味甘如醴，流之所及，草木皆茂，饮之令人多寿。醴泉无源，王者德盛升平则出。

味：甘，平，无毒。治：心腹痛、痿忤、鬼气邪秽之属，并就泉空腹饮之。又止热、消渴及反胃、霍乱为上，亦以新汲者为佳。食之润五脏，长年不饥，治胸膈诸毒，明目止渴。

玉井水

诸有玉处山泉皆是也。

味：甘，平，无毒。治：久服神仙令人体润，毛发不白。山有玉而草木润，身有玉而毛发黑。玉既重宝，水又灵长，太华山有玉水溜下，土人得服之，长生。

乳穴水

近乳穴处流出之泉也。人多取以酿酒最佳。

味：甘，温，无毒。治：久服肥健。人能食，体润不老，与乳同功。

温泉

一名沸泉、汤泉，多作硫黄气。浴之则袭人肌肤，下有硫黄也。

味：辛，热，微毒。治：诸风筋骨挛缩及肌皮顽痹、手足不遂、无眉发、疥癣诸疾在皮肤骨节者，入浴，浴讫，当大虚惫，可随病与药及饮食补养。非有病人，不宜轻入。庐山有温泉，方士往往教患疥癣、风癫、杨梅疮者，饱食入池，久浴得汗出，乃止，旬日自愈也。

碧海水

咸水也，色碧，故名碧海，味咸、色黑，水行之正也。

味：咸，小温，有小毒。煮浴去风瘙疥癣，饮一合吐下，宿食肤胀。

盐胆水

此乃盐初熟，槽中沥下黑汁也。

味：咸，苦，有大毒。治：蚀蜃、疥癣、瘘疾、虫咬，及马牛为虫蚀毒。虫入肉生子。六畜饮一合，当时死，人亦然。凡疮有血者，不可涂之；痰厥不省，灌之取吐良。今人用此水，以收豆腐。

阿井水

在兖州阳谷县，即古东阿县。取井水煮胶，谓之阿胶，其性趋下，清而且重。

味：甘、咸，平，无毒。治：下膈疏痰止吐。

山岩泉水

此山岩土石间所出之泉也。

味：甘，平，无毒。治：霍乱、烦闷、呕吐、腹空转筋，恐入腹，宜含服之，名曰洗肠，勿令腹空，空则更服，人皆惧此，皆尝试有效，但身冷力弱者，妨致脏寒，当以意消息之。

古井中水

有毒，人中之，难活。欲入者，试以鸡毛，投之直下者，无毒。如回旋者，有毒，先以熟醋数斗投井，方可用。洗诸疮皆愈。

粮罂中水

为古冢中食罂中水也，取清澄久远者佳。

味：辛，平，有小毒。治：鬼气中恶痓忤，心腹痛，恶梦鬼神，杀蛔虫进一合。不可多饮，令人心闷。又云：洗眼见鬼。附方：噎疾。古冢内罐罂中水，但得饮之，即愈。

赤龙浴水

此泽间小泉，有赤蛇在中者，取水服。

味：小毒。主：痕结气诸痕，恶虫入腹，及咬人生疮者。

车辙中水

车行迹也。

治：疬疡风。五月五日，取洗之甚良。牛蹄中水亦可。

地浆水

此掘黄土地作坎，深三尺，以新汲水沃入，搅浊，少顷，取清用之，故曰地浆。

味：甘，寒，无毒。治：解中毒烦闷，解一切鱼肉果菜、药物、诸菌毒，疗霍乱及中暍卒死者，饮一升妙。又枫树上菌，食之令人笑不休，饮此即解。附方：**热渴烦闷，**地浆一盏饮之。**干霍乱病，**不吐不利，胀痛欲死，地浆饮五盏即愈。大忌米汤。**服药过剂，**闷乱者，地浆饮之。**闭口椒毒，**吐白沫，身冷欲死者，地浆饮之。**中野芋毒，**土浆饮之。**黄鳝鱼毒，**食此鱼，犯荆芥，能害人，服地浆解之。**中砒霜毒。**地浆调铅粉，服之解。

滚汤水

热汤须百沸者佳，若饮半沸者，腹胀泄泻病胀。

味：甘，平，无毒。治：助阳气，行经络，熨霍乱，手足转筋入腹，及客忤死。滚汤漱口，损齿病目。人冻僵者，勿以滚汤洗浴。铜器煎汤服之，损音。

生熟水

以新汲水与百沸汤和匀一盏，故曰生熟。今人谓之阴阳水。

味：咸，无毒。熬盐投入饮之，消食解毒。治：气胀痰疟。如人大醉，及食瓜果过度，以生熟汤浸之即解，汤皆化为酒果气。凡宿食毒恶之物，胪胀作霍乱者，以盐投水中，进一二升令吐尽，痰食便愈。凡霍乱及呕吐不能纳食，及药危甚者，先饮数口即定。

齑水

此乃作黄齑菜水也。

味：酸、咸，无毒。治：吐诸痰饮、宿食，酸苦涌泄为阴也。

浆水

浆酢也，炊粟米熟，投冷水中，浸五六日，味酢生白花色，类浆，故名。若浸至败者害人。

以粟米饮酿而成者。味：甘、酸，微温，无毒。调中引气，宣和强力，开胃解烦，止霍乱泻痢，消食去睡，止呕，白肤体。似水者性冷，妊娠忌食。不可同李子食，食之令吐痢。丹溪[1]云："善化滞物。"暮宜作粥饮之，以理脏腑。浆水性凉善走，故解烦渴，而化滞物。附方：霍乱吐下，酸浆水煎干，姜屑呷之。过食脯腊，筋痛闷绝，浆水煮粥入少鹰屎和食。滑胎易产，酸浆水和水少许顿服。手指肿痛，浆水入少盐，热渍之，冷即易之。面上黑子，每夜以暖浆水洗面，以布揩赤，用白檀香磨汁，涂之。骨鲠在咽。磁石火煅，醋淬，陈橘红焙多年浆水脚炒，等分为末，别以浆水脚和丸芡子大，每含咽一丸。

---

① 丹溪：朱丹溪（1281—1358年），元代医学家，浙江义乌人。

甑气水

炊饭时盛取之。常沐小儿头，令发黑润有益。附方：小儿诸府。遍身或面上生疮，烂成孔，或杨梅疮，用蒸糯米时甑蓬四边水，以盘取，扫疮上，不数日即效用之，神妙。

铜壶滴漏水

性滑，上可至颠，下可至泉，宜煎四末之药。

三家洗碗水

治：恶疮久不瘥。煎沸，入盐洗之，不过三五度。

磨刀水

味：咸，寒，无毒。治：利小便，消热肿。附方：小便不通，磨刀交股水，一盏服之效。肛门肿痛，欲作痔疮，急取屠刀，磨水服之，甚效。盘肠生产，肠干不上者，以磨刀水少润肠，煎好磁石一杯，温服自然收上，乃扁鹊方也。蛇咬毒攻，以两刀于水中相摩，饮其汁。耳中卒痛。磨刀铁浆，滴入即愈。

浸蓝水

味：辛、苦，寒，无毒。治：除热解毒杀虫，治误吞水蛭成积，胀痛黄瘦，饮之取下则愈。染布衣，疗咽喉病及噎疾，温服良。

猪槽中水

无毒。治：诸虫蛇咬，可以浸疮。

溺坑水

无毒。主：解河豚鱼毒。消渴重者，饮一小盏，三度即愈。

洗手足水

治：病后劳复，或因梳头，或食物复发，取一合饮之效。

洗儿水

治：胎衣不下。服一盏，勿令知之。

洗碗水

治：恶疮久不愈者，煎沸，以盐投入洗之，立效。

蟹膏水

以膏投漆中化为水，可用和药。又，蚯蚓去泥，以盐涂之，或入葱管中，化为水，治热病癫痫等疾，敷漆疮丹毒。

冬腊水

用以作酒，可以储久。

卤水

味：苦、咸，无毒。主：大热、消渴、去烦、除邪，及下蛊毒，柔肌肤，去湿热、消痰，磨积块、洗垢腻，多服损人。

花水

味：平，无毒。如远行无水，和苦枯蒌为丸，服之，末无渴。

食物本草会纂

---卷二 火部---

　　沈云将曰：火者，五行之一，造化两间，生杀万物，显仁藏用，神妙不测。本草医方，多详于辨水，而略于辨火，即如施山公所辑《食物本草》颇为世所鉴赏，亦不载火部，诚为不解。不知火者，南方之行，其交横则为"☲"卦，直则为"火"字，炎上之象也。太古燧人氏，仰观俯察，知空中有火，丽木则明遂钻木取火，教民熟食，使无腹疾。周官司烜氏以燧取明火于日，鉴取明水于月，以供祭祀。司爟氏掌火之政令，四时变国火，以救时疾。《曲礼》云："圣王用水火金木，饮食必时。"则古先圣人之于火政，天人之间，用心亦切矣。况当今士农工商，无人不饮烟火，自晨至暮，恣意呼吸，刻不容缓。火之于人不亦重乎？至五行皆一，独火有阳火、阴火之分，诸阳火遇草而炳，得木而燔，可以湿伏，可以水灭；诸阴火不流草木，而流金石，得湿愈焰，遇水益炽，以火逐之，以灰扑之，则灼性自消，光焰自灭。此外又有萧丘之寒火，萧丘在南海中，上有自然之火，春生秋灭。生一种木，但小焦黑，出《抱朴子·外篇》。又阳游云：火山军，其地锄耘，深入则有烈焰，不妨种植，亦寒火也。泽中之阳焰，状如穴焰，起于水面。出《素问》王冰注。野外之鬼磷，多火色青，其状如炬，或聚或散，俗呼鬼火，或云诸血之磷光也。金银之精气，凡金银玉宝，皆夜有火光。此皆似火而不能焚物者也。至于樟脑、猾髓皆能水中发火。樟脑见木部，猾髓见兽部。浓酒积油，得热气则火自生。烧酒、醇酒，得火气则自焚；油满百石，则火自生；油纸、油衣、油铁，得热蒸激，皆自生火也。南荒有厌火之民，国近黑昆仑，人能食火炭。食火之兽，《原化记》云："祸斗兽，状如犬，而食火，粪复为火，能烧人屋。"西戎有食火之鸟，驼鸟，见禽部。火鸦、蝙蝠能食焰烟，火龟、火鼠，生于火地。火龟见介部龟下，火鼠见兽部鼠下。此皆五行物理之常，而乍闻者，目为怪异者也。李时珍论之详矣！皆不切于日用，概不详载。谨辑火之切于日用灸爆者，凡十种，为火部。

燧火

　　人之资于火食者，疾病寿夭生焉。四时钻燧取新火，以为饮食之用。依岁气而使无亢不及，所以救民之时疾也。榆柳先百木而青，故春取之，其火色青；枣杏之木心赤，故夏取之，其火色赤；柞楢之木理白，故秋取之，其火色白；槐檀之木心黑，故冬取之，其火色黑；桑柘之木肌黄，故季夏取之，其火色黄。天文大水次于心为星，季春龙见于辰而出火，于时为暑；季秋龙伏于戌而纳火，于时为寒。顺天道而百工之作息皆因之，以免水旱灾祥之流行也。后世寒食禁火，乃季春改火遗意，而俗作介推事，谬矣！《道书》云："灶下灰火，谓之伏龙屎，不可热香事神。"

　　榆柳火，主：助春生之气，利肝胆，调筋脉；枣杏火，主消蕃茂之气，养心血，通神明；柞楢火，主敛耗散，秉元清，利肺而滋本源，制阳而益精髓；槐檀火，主补肾脏，益阴血，使遍体调和，周身通畅；桑柘火，主补脾胃，壮真元。

桑柴火

　　桑柴火煮物食之，主：益人。又，煮老鸡及猪羊等肉，俱能令极烂，能解一切毒；又，治痈疽，发背不起，瘀肉不腐，阴疮瘰疬流注，臁疮顽疮，然火吹灭，日灸二次，未溃拔毒止痛，已溃补接阳气，去腐生肌。李时珍曰："桑木能利关节，养津液，得火则拔引毒气，而祛逐风寒，所以能去腐生新。"《抱朴子》云："一切仙药不得桑煎不服。"桑乃箕星之精，能助药力，除风寒痹诸痛，久服，终身不患风疾，故也。陈藏器曰："桑柴火，灸蛇则足见。"《一统志》云："昔有人于浙江永康县金豚山遇一大龟，束之归，龟作人言曰：'游不良时，为君所得。'人甚怪之，载上吴王，王命烹之，焚薪数百车，语犹如故。诸葛恪命燃老桑，顷成糜烂。"

稻穗火

稻穗火，烹煮饮食，安人神魂，利五脏六腑。秽柴不宜作食，道家所忌。

麦穗火

麦穗火，煮饮食，主：消渴咽干，利小便。

松柴火

松柴火，煮饭益人，壮筋骨。煎茶不佳。

栎柴火

栎柴火，煮猪肉食之，不发风；煮鸡鹅鸭鱼腥等物，易烂且良。

茅柴火

茅柴火，饮煮饮食，主：明目解毒。其锅底墨，即百草霜，主吐血、一切阳火上升之症。

芦火竹火

芦火、竹火，宜煎一切滋补药。<small>李时珍曰："凡服汤药虽品，物专精修治如法。而煎药者卤莽造次，水火不良，煎药失度，则药亦无功。观夫茶味之美恶，饭味之甘饐[①]，皆系于水火烹饪之得失，即可推矣。是以煎药须用小心，老成人以深罐密封新水，活火先武后文，如法服之，未有不效者。"</small>火用陈芦、枯竹，取其不强，不损药力也。桑柴火，取其能助药力，烰炭取其力慢，栎炭取其力紧。温养用糠及马屎、牛屎者，取其暖，而能使药力均遍也。

炭火

<small>李时珍曰："烧木为炭，木久则腐，而炭入土不腐者，木有生性，炭无生性也。葬家用炭，能使虫蚁不入，竹木之根自回，亦缘其无生耳。古者冬至、夏至前二日，垂土炭于衡两端，轻重令匀，阴气至则土重，阳气至则炭重也。"</small>

栎炭火，宜煅炼一切金石药。烰炭火，宜烹煎焙炙百药丸散。生炭火，煎茶味美而不浊，治吞金银铜铁在腹，烧红急为末，煎汤服之；甚者，刮末三钱，井水调服；未效，再服。又，解水银轻粉毒，带火炭纳水底，能取水银出也。上

---

① 饐（ài）：（食物）经久而变味："食饐而餲。"

立炭带之，辟邪恶鬼气，除夜立之户内，亦辟邪恶。附方：治汤火灼疮，炭末、香油调涂，立愈。白癞头疮，生炭烧红，投沸汤中，温洗一二次，其疮立愈。阴囊湿痒，炒炭紫苏叶末扑之。肠风下血。用生炭三钱，枳壳烧存性，研极细，每服三钱，米饮下即效。

烟草火

新增。出东边塞外海岛诸山，今中国偏地有之。闽产者佳，燕产者次，浙江石门产者为下。春时栽植，夏时开花，土人除一二本，听其开花收种外，余皆摘去顶穗，不使开花，并去叶间旁枝，使之聚力于叶，则叶厚味美。每烟草一本，其顶上数叶，名曰"盖露"，味最美。此后之叶递下，味递减。秋日取叶，用竹帘夹缚曝干，去叶上粗筋，用火酒喷制，切叶形细如发，每十六两为一封，贸易天下，其名不一，有真建、假建之分，盖露头黄、二黄之别。近日北方制烟不切成丝，将原晒烟片揉成一块，如普儿茶①砖茶一般，用时揉碎作末，纳烟袋中。吸烟之管不一，有金银铜铁四种，长约七八寸；竹管短者一二尺，长者丈余。好事者以吸管长远，则烟来舒徐为美。普天之下好饮烟者，无分贵贱，无分男妇，用以代茗、代酒，刻不能少，终身不厌，故一名"相思草"。

味：辛，温，有毒。治：风寒湿痹，滞气停痰，利头目，去百病，解山岚瘴气。塞外边瘴之地，食此最宜。凡食烟者，将烟纳入烟管大头内，点火烧吸，满口吞咽，顷刻而周一身，令人通体俱快。仍嘘出之，醒能使醉，醉能使醒，饥能使饱，饱能使饥，食物之最奇者。但多食则火

---

① 普儿茶：即今"普洱茶"。

气熏灼，耗血损年，不可不慎。相传海外有鬼国，彼俗人病将死，即弃置深山。昔有国王女病，革弃去之，昏愦中，闻芬馥之气，见卧傍有草，乃就而嗅之，便觉遍体清凉，霍然而起，奔入宫中，人以为异，因得是草故。一名"返魂烟"。

---卷三 谷部---

沈云将曰：太古民无粒食。自神农氏出，始尝草别谷，以教民耕耔[1]。轩辕氏复教以烹饪，而后民始得以养其生，故周官有五谷、六谷、九谷之名，诗人有八谷、百谷之味，可谓繁矣。《素问》云："五谷为养。"麻、麦、稷、黍、豆，以配肝、心、脾、肺、肾。职方氏[2]辨九州之谷，分别土宜穜稑[3]之种，以教稼穑树艺，皆所以重民命也。五方之气，九州之产，百谷各异，岂可终日食之，而不知其气味损益乎？于是集草实之可为粒食者，凡七十余种为谷部。

粳米

即今白稻米，有早中晚三项，以白晚米为佳。粘者为糯，不粘为粳。糯者，懦也；粳者，硬也。天生五谷，所以养人，得之则生，不得则死。惟粳米得天地中和之气，同造化生育之功。六七月收者为早粳，得土气多，止可充食。赤者益脾，而白者益胃；九月收者为迟粳；十月收者为晚粳，其色白，入肺而解热，谷种之美者，莫此为甚。

味：甘、苦，气平温、微寒，无毒。止泻痢，壮筋骨，通血脉，和五脏，补脾气，止烦闷，其功最大。小儿初生，煮粥汁如乳，量食

---

① 耕耔（zí）：种庄稼。
② 职方氏：周代官名，掌天下地图与四方职贡。
③ 穜（tóng）稑（lù）：前者指先种后熟的谷类，后者指后种先熟的谷类。

之，开胃助神甚佳。稍长，合芡实，煮粥食之，益精强志，香粳尤胜。新粳少动风气，陈者下气。一方，谷芒刺喉，用鸭涎咽下，立愈。北粳白而陈者，凉南粳赤而新者，热。和苍耳食，卒心痛，急烧仓米灰，和蜜服之，不尔即死。

粟米

即祭祀稷米，俗称芦粟，山东最多。一名小米，有籼、粘二种，粘者为秫，可口；不粘者为粟，故俗呼为籼粟。

味：咸，寒，无毒。和中益气养肾，去脾胃中热，止痢、消渴、利小便，压丹石毒，解小麦毒。小儿初生，研细煮粥，如乳，少与饮之，甚佳。陈者更妙，但不可与杏仁同食，恐发吐泻。春为粉食，主气弱，食不消化，呕逆，解诸毒。又云酸寒，主寒中，消热渴解积。《千金方》治反胃，食下即吐，以粟米为粉，水圆如桐子大，每九个，煮烂吞之，日服三五次即效。

糯稻米

即黍之粘者，肺之精也。肺病人宜食之，其气温，与黍同性。功能补肺，其性温，故可为酒，酒为阳。西域天竺土溽宜糯，岁四熟。南方水田多种之。其性粘，但酿酒且可为粢，可蒸糕，可熬饧，可炒食，利人最多。粟米中亦有一种糯粟，一名秫，亦可酿酒。

味：苦，温，甘，平，无毒。补中益气，实肠。多食则发热。有云，性微寒，杂肉食不利于胎；久食，身软以缓筋。又云，寒，使人多睡，发风动气。又云，凉，补中益气，行荣卫，胃中积血。所论盖不同。所谓缓筋多睡之类，为其性糯所致。若畏其性寒，则岂宜于造酒？农家于冬月，用作糜喂牛，免于冻伤最验，则是糯米性当依经文所言，甘温平者为是。稻秆：治黄病通身，煮汁服。产宝方：治胎动不安，腹痛下黄水，用糯米一合，黄芪、川芎各五钱，水一升，同煎至八合，作二次温服。

黍米

亦有数种。稷也，精者为黍，菰叶裹成粽食，即名角黍。一稃二米，均匀无大小，故可定律。

味：甘，温，无毒。主：补中益气。食多令人烦热，昏五脏，软筋骨，令人好睡。小儿多食，不能行。绝血脉，不可与白酒、葵菜、牛肉同食。有赤黑数种。今北地所种，多是秫黍，又名黄糯。只以之作酒，谓之黄米酒。此米虽动风，惟肺病宜食。

赤黍米

人谓之红莲米，不可与蜜及葵同食。性热，多食难消。

其色赤者中有火，食之烦热。北人以之造酒。

秫米

即粱米，粟米之粘者。味酸，性热，粘滞，易成黄积，小儿不宜多食。秫者，肺之谷也。肺病宜食之。

味：甘，微寒。止寒热，利大肠，疗漆疮，

杀疮疥毒热，拥五脏，气动风。作饭最粘，惟可作酒。

黄粱米

治阳盛阴虚，夜不得瞑。半夏汤中用之，取其益阴气，而利大肠。

味：甘，平，无毒。益气，和中，止泻痢，去风湿痹。其穗大，毛长，不耐水旱，号曰"竹根黄"，其香美过于诸粱，惟得中和之气耳。黄者，西洛出；白者，东吴出；青者，襄阳出。皆补脾胃，养五脏。

白粱米

味：甘，微寒，无毒。主：除热益气，移五脏气，续筋骨，止烦满。其谷稍长而多芒。

青粱米

早熟，少收。

味：甘，微寒，无毒。主：胃脾热中，止泻痢，益气补中，健脾消渴。一云，此米醋浸三日，百蒸百暴，裹藏远行，一餐可度数日，味短而涩，夏月食之极凉。

籼米

音仙，似粳而小，最早熟。出占城国。有赤白二种，宋真宗遣使就闽，取三万斛分给天下，始有之。

味：甘，温，无毒。治：温中益气，养胃和脾，除湿止泄。程治反胃，烧灰淋汁，温服令吐，盖胃中有虫，能杀之也。

稷米

关西谓之糜子米，又名穄米。以其早熟、清香，因以祭祀，故曰穄。

味：寒，无毒。主：益气，补不足。又云，性冷，发冷病解瓠毒。味极淡，谷中下品也，多食发二十六种冷病，不可与瓠子同食。治：益气补不足，治热，压丹石毒；发热，解苦瓠毒。作饭食，安中利胃，宜脾，凉血解暑。

陈廪米

廪米年久，其性多凉，但炒则温。与马肉同食发痼疾。

味：酸，平，无毒。宽中平胃，主：下气，消食，除烦渴调胃，止泄泻。多食易饥。然粳米陈者，性冷，频食令人目利。

秫薥

一名芦穄。

其谷长而多，米粒亦大。北地种之以备荒，亦可酿酒。

香稻米

味：甘、软，其气香甜。红者谓之"香红莲"，其熟最早。晚者谓之"香稻米"。皆开胃益中，滑涩补精。惜不能多种耳。

菱米

即菱白子也。一名雕胡，可作饼食。其中生菌如瓜可食，故一名菰。

性：微寒，无毒。古人以为美馔，作饭亦脆而涩。治：止渴，解烦热，调肠胃。

芮米

音瑞，国名。芮、蓬、狼三种，皆荒年之谷。

味：甘，寒，无毒。主：利肠胃，久食不饥，去热益人，可为饭。生水田中，苗子似小麦而小，四月熟，见《本草》①。

狼尾子米

一名䖗节，一名狼茅。子可作黍食，茅可覆屋。其不实者，名狗尾草。

味：平，无毒。作饭食之，令人不饥。生泽池中。

---

① 《本草》：唐代陈藏器（约687—757年）撰《本草拾遗》，今佚。

秕米

即精米上糠，秕也。

味：甘，平。通肠胃，下气消积，充泽肤体。年荒可以充饥。昔陈平食糠而肥是也。

蘖米

即发芽谷也。

性温，味苦，无毒。除烦消食，与麦芽同功。

蓬草米

一名黄蓬，一名黍蓬，一名青科，不甚相远，皆菰类也。荒年采之，疗饥。须浸洗曝舂，方不苦涩。

味：酸，平，无毒。作饭食之，无异秔米，盖俭年物也。

稗子米

即稊粺，有黄白色、紫黑色二种，野生，能害苗，一斗得米三升。故孟子曰："五谷不熟，不如稊稗。"

味：辛、甘、苦，微寒，无毒。治：作饭食，益气宜脾。苗根：治金疮及伤损，血出不已，捣敷，或研末，糁之即止。能杀虫，煮以沃地，蝼蚓皆死。

东墙

蔓生，其子如葵子，其粉白，可作馕粥。六月种，九月收，牛食之尤肥。

子，味：甘，平，无毒。治：益气轻身，久服不饥，坚筋骨，能步行。

蔺米

音网，生水田中。苗似小麦而小，四月熟，可作饭。

味：甘，寒，无毒。作饭。治：热利肠胃，益气力，久食不饥。

薛草

一名自然谷，食之如大麦。七月熟。方孝孺《海米诗》云："莫辞苦涩咽不下，性命聊假须臾时。"即此。

子，味：甘，平，无毒。治：不饥轻身，补虚损，温肠胃，止呕逆。久食健人。

薏苡仁

种出交趾，昔马援载之而归者。一种圆而谷硬者，可穿作念佛数珠，即菩提子也。

味：甘，微寒，无毒。治：筋急拘挛，不可屈伸，久风湿痹下气。久服轻身益气。除筋骨中邪气不仁，利肠胃，消水肿，令人能食。炊饭作面食，主不饥，温气。煮饮，止消渴，杀蛔虫，治肺痿、肺气积脓血，咳嗽涕唾上气。煎服，破毒肿，去干湿脚气大验，健脾益胃，补肺清热，去风胜湿。炊饭食，治冷气。煎饮，利小便热淋。薏苡仁，属土，阳明药也，故能健脾益胃。虚则补其母，故肺痿、肺痈用之。筋骨之病，以治阳明为本，故拘挛筋急风痹者用之。土能胜水，除湿，故泻痢水肿用之。辛稼轩[1]忽患疝疾，重坠大如杯。一道人教以薏珠，用东壁黄土炒过，水煮为膏，服数服，即消。附方：薏苡仁饭，治冷气，用薏苡仁。舂熟炊为饭食，气味欲如麦饭乃佳，或煮粥亦好。薏苡仁粥。治久风湿痹，补正气，利肠胃，消水肿，除胸中邪气，治筋脉拘挛，薏苡仁为末，同粳米煮粥，日日食之良。风湿身疼，日晡剧者，张仲景[2]麻黄杏仁薏苡仁汤，治麻黄三两，杏仁二十枚，甘草、薏苡仁各一两，以水四升煮，取二升，分再服。水肿喘急，用郁李仁二两研，以水滤汁，煮薏苡仁饭，日二食之。沙石热淋，痛不可忍，用玉株，即薏苡仁也，子、叶、根皆可用，水煎热饮，夏月冷饮，以通为度。消渴饮水，薏苡仁煮粥饮，并煮粥食之。周痹缓急，偏者，薏苡仁十五两，大附子十枚炮为末，每服方寸匕，日三。肺痿咳唾，脓血，薏苡仁十两杵破，水三升，煎一升，酒少许，服之。肺痈咳唾，心胸痛闷者，以醇苦酒[3]煮薏苡仁，令浓，微温，顿服。肺有血。当吐出愈。肺痈咯血，薏苡仁三合捣烂，水二大盏，一盏入酒，少许，分二服。喉卒痈肿，吞薏苡仁二枚，良。痈疽不溃，薏苡仁一枚，吞之。孕中有痈，薏苡仁煮汁吞，频频饮之。牙齿䘌痛。薏苡仁、桔梗，生研末，点服。不拘大人、小儿，可服。

　　根，味：甘，微寒，无毒。治：下三虫，煮汁糜食，甚香。去蛔虫，大效。煮服堕胎，治

---

[1] 辛稼轩（1140—1207年）：名弃疾，南宋词人。

[2] 张仲景（约150～154年—约215～219年）：东汉医学家。

[3] 苦酒：醋的别称。

卒心腹烦满，及胸胁痛者，剉煮浓汁，服三升乃定。捣汁，和酒服，治黄疸有效。附方：黄疸如金，薏苡根煎汤，频服。蛔虫心痛，薏苡根一斤，切，水七升，煮三升服之，虫死尽出也。经水不通，薏苡根一两，水煎服之，不过数服，效。牙齿风痛。薏苡根四两，水煮含嗽，冷即易之。

叶，治：作饮气香，益中空膈。暑月煎饮，暖胃益气血。初生小儿浴之，无病。

胡麻

即芝麻，叶名青蘘，茎名麻秸。在胡地甚大，入中国则小，一名巨胜。

味：甘，气寒，无毒。治：虚劳，滑肠胃，行风气，通血脉，去头风，润肤。乳母食后，生吃一合，令子永不生热病。久食，抽人肌肤。生者性寒而治疾，炒则性热而发病，蒸食性温而充饥。附方：服食胡麻。用上党胡麻三斗，淘净，蒸九度，去皮炒香为末，用白蜜或枣膏为丸，温酒下，日三服。忌毒鱼、犬肉、生菜，服至百日，能除一切痼疾。一年身面光泽不饥，二年白发返黑，三年齿落更生。久服长生。治：诸虫咬，嚼生芝麻涂之，即愈。小儿头面诸疮。方同上。

叶，治：捣汁沐发，去风除垢，能令发常光润。以叶一握，同子五升捣和，浸三日，去滓沐发。

麻油，性冷，常用则发冷疾。滑骨髓。主：通大小肠，治蛔心痛。敷一切疮疥癣，杀诸虫。熬熟油，经宿即动风。有牙齿疾，并脾胃病者，切不可食。若煎炼食之，与火无异。治产妇胞衣不下。生油：摩踵，生秃发，治：瘑疮。

黄麻，治：破血，通小便。附方：热淋胀

痛，麻皮一两，炙甘草三分，水二盏，煎一盏服，日二取，效。**跌蹼折伤。**疼痛接骨方，黄麻烧灰、头发灰各一两，乳香五钱，为末，每服三钱，温酒下，立效。

麻根，治：捣汁或煮汁服，主瘀血、石淋，治产难胞不出，破血壅胀，带下崩中不止者，以水煮服之，效。治：热淋下血不止。取三九枚洗净，水五升，煮三升，分服，血止神验。根及叶捣汁服。治：挝打瘀血，心腹满，气短，及踠折骨痛不可忍者，皆效。无则以麻煮汁代之。

沤麻汁，治：止消渴，治瘀血。

麻蕡

音文，即今苎麻。蕡，其子也。

味：辛，平，有毒。主：劳伤，利脏下血，寒气破积，止痹散脓。多食，令见鬼狂走。久服，通神明，轻身。

麻子，味：甘，平，无毒。入足太阳经、手阳明经。

苘实

一名荣麻，即今贝母。

味：苦，平，无毒。主：赤白冷痢，破痈肿。亦可食。

罂粟

其囊如罂，中有细米，煮粥和饭可食。研浆同豆，粉可作腐，亦可取油。花开五色艳丽，又名丽春。

味：甘，平，无毒。行风气，逐邪，热疗反胃、胸中痰滞、丹石发动，不下食，和竹沥煮粥食，极佳。然性寒，以有竹沥，利大小肠，不宜多食。又，过度则动膀胱气。粟壳性涩，止泻痢，涩肠胃，凡人虚劳嗽咳，及热涩泻痢者，用之则效。然劫病之功固多，而杀人过于锋刃，慎之戒之。

小麦

味：甘，微寒，无毒。去皮则热，面热而麸凉。带皮用，主：除热，止烦渴咽干，养肝气，利小便，止漏血吐血，令女人易孕，养心病，煎汤饮。治：暴淋，熬末服，杀肠蛔虫。陈者煎汤饮，止虚汗。烧存性，油调涂诸疮，汤火伤灼，用小麦为饭，须晒干，以皮水润，舂去皮，可免面热之患。孙真人[①]曰："麦乃心之谷。"主养心气，心病宜食之。秋种冬长，春秀夏实，具四时之气，为五谷之贵。北地之麦日开花，南方夜开花，夜花故多阴寒，食之发病。附方：消渴心烦，用小麦作饭，及粥食。老人五淋，身热腹满，小麦一升，通草二两，水三升煮一升，饮之即愈。项下瘿气，用小麦一升，醋一升，渍之，晒干为末。以海藻洗研末三两，和匀，每以酒服方寸匕，日三。眉炼头疮，用小麦烧，存性为末，油调敷。白癜风癣，用小麦摊石上，烧铁物，压出油，搽之甚效。汤火伤灼，未成疮者，用小麦炒黑，麻入腻粉，油调涂之。如犯冷水，必致烂。金疮肠出。用小麦五升，水九升，煮取四升，绵滤取汁，待极冷，令病人卧席上，含汁喷之，肠渐入。

---

① 孙真人：即孙思邈（541—682年），唐代医学家。

浮麦，即水淘浮起者，焙用。味：甘、咸，寒，无毒。治：益气除热，止盗汗虚热，妇人劳热。

麦麸，治：时疾热疮、汤火疮，烂扑损伤，折瘀血。醋炒和面作饼，止泻痢，调中去热，健人。以醋拌蒸熟，袋盛包，治人马冷失，腰脚伤折处，止痛散血。醋蒸，熨手足风湿，痹痛寒湿脚气互易，至汗出，并良。末服止虚汗。麸乃麦皮也，与浮麦同性。而止汗之功次于浮麦，盖浮麦无肉也。凡疮痍肿烂沾渍，或小儿暑月出痘疮，溃烂不能着席睡卧者，并用夹褥，盛麸缝合藉卧，性凉而软。诚妙法也。附方：虚汗盗汗，用浮小麦，文武火炒为末，每服二钱半，米饮下，日三服，或煎汤代茶饮。产后虚汗，小麦麸、牡蛎等分为末，以猪肉汁调服，二钱，日二服。走气作痛，用酽醋拌麸皮炒热，袋盛熨之。灭诸瘢痕，春夏用大麦麸，秋冬用小麦麸，筛粉和酥，敷之。小儿眉疮，小麦麸炒黑，研末，酒调敷之。小便尿血。面麸炒香，以肥猪肉醮食之。

面，甘，温，有微毒。不能消热止烦。性壅热，小动风气，发丹石毒，多食长宿澼，加黑气。治：补虚。久食实人肤体，厚肠胃，强气力，养气补虚，助五脏。水调服，治人中暑，马病肺热敷痈肿，损伤散血止痛。生食利大肠。水调服，止鼻衄吐血。东南早湿，春多雨水，故面性热，食之烦渴，动风气。西北高燥而少雨，故其性温，北人禀厚，故常食而不病。西边面性凉，亦宜少食，不可与粟同食，惟萝卜、汉椒能解其毒。

麦粉，甘，凉，无毒。治：补中，益气脉，和五脏，调经络。又，炒一合，汤服，断下痢。醋熬成膏。消一切痈肿、汤火伤。

面筋，味：甘，凉，无毒。治：解热和中，劳热人。煮食之，宽中益气。

麦麨，即糗也，以麦蒸，磨成屑。味：甘，微寒，无毒。治：消渴止烦。

麦苗，味：辛，寒，无毒。治：消酒毒、暴热，酒疸目黄。并捣烂绞汁，日饮之，又解蛊毒。煮汁滤服，除烦闷，解时疾狂热，退胸膈热，利小肠。作齑食，益颜色。

麦奴，_{麦穗将熟时，上有黑霉者也。}治：热烦，天行热毒，解丹石毒。治：阳毒、温毒，热极发狂，大渴及温疟。

秆，治：烧灰，入去疣痣，蚀恶肉，膏中用。

大麦

味：咸、甘，温、微寒，无毒。主：消渴除热，调中益气，宽脏胃，化谷食，壮气血。又云：令人多热，为五谷长，平胃消食，疗胀暴食，亦令脚软，以其下气也。久食，令人头发不白，补虚劳，壮血脉，实五脏，益颜色，滑肌肥体，为面胜于小麦，无燥病。丹溪云："初熟时，人多炒而食之。有火，能生热病。"

麦蘖，补胃消食，破症结，冷气，止心腹胀满，止霍乱，下气消痰，催生落胎。亦行上焦，滞血。治产后秘结，膨胀不通，胃气虚者宜服之。以伐戊己①，腐但熟水谷。又，久食消肾，戒之。孙真人方，麦芒入目，煮大麦汁洗之，即出。

大麦奴，治：解热疾，消药毒。仙方：小便不通，用大秸煎浓汁，频服。

---

① 戊己（wù jǐ）：指一旬中的戊日和己日。古代以十天干配五方，戊己属中央，于五行属土，因以"戊己"代称土。

荞麦

味：甘，平，寒，无毒。实肠胃，益气力，续精神，久食动风，令人头眩。和猪肉食之，令人患风癞，脱发眉，虽动诸病，犹剉丹石，炼五脏滓秽，能消肠胃间积滞。神方：专治小儿火丹赤肿。以荞麦面、醋调敷之，立愈。又新方：烧荞麦穰作灰淋，可洗六畜疮，并驴马躁蹄，降气宽肠，消磨积滞，消热肿、风痛，除白浊、白带，脾积泄泻。以砂糖水调炒面二钱服。治：痢疾。炒焦，热水冲服。治：绞肠痧痛。秸，烧灰淋汁，取盐熬干，同石灰等分，蜜收。能烂痈疽恶肉，去靥痣最良。穰作荐①，避②壁虱。

苦荞麦

味：甘，温，有小毒。多食伤胃，发风动气，能发诸病，有黄疾人，尤当忌之。附方：明目枕。苦荞麦皮黑，豆皮绿。豆皮、决明子、菊花同作枕，虽年至老耄，明察秋毫，其效如神。

雀麦

米，味：甘，平，无毒。治：充饥滑肠。

苗，味：甘，平，无毒。治：女人产不出，煮汁饮之。附方：胎死腹中，胞衣不下。上充心，用

---

① 荐：草席子，草垫子。
② 避：原为"辟"。

雀麦一把，水五升，煮二升，温服。

穬麦

又名芒粟。

味：甘，无毒。主：轻身除热，久服令人多力健行。作糵温，消食和中。作饼食，不动气，甚益人。

黑豆

味：甘，平，寒，无毒。散五脏结积，除胃热，逐水气，消肿胀，散瘀血，治湿痹。炒食，消谷气，止膝痛，腹胀，乍食体重。忌食猪肉，凡十岁以下小儿不宜食，恐一时食肉，拥气致危。煮食，及饮汁，甚凉，解热毒，大小便血，并解乌头、附子、丹石诸毒。一种小黑豆尤佳。入盐煮熟时，常食之，最能补肾。产宝方：治产后中风，角弓反张，口禁挛搐，五缓六急，手足麻痹，头旋眼眩，呕吐烦闷，恶血不下。用黑豆一升，炒令极熟，热投清酒三升，令热饮，自半钟至一钟，得微汗身润，风邪出矣。如无前症，产后消饮，亦能逐败血，散结气，除痛免疾。李仙姑治女人少年鬓发黄白，用黑豆一升，青石榴一个，捶碎，好醋三升，同煮豆烂，去豆不用，再煎至升，收贮，每早敷发，则润黑矣。《衍义》①云：“煮食则凉，炒食则热，作腐则寒，作豉

---

① 《衍义》：即《本草衍义》，北宋寇宗奭撰，刊于1116年。

则冷，作酱则平，牛食则温，马食则凉。"陶华①以黑豆入盐煮，时常食之，最能补肾，盖豆乃肾之谷，以盐通肾，所以妙也。李守愚每晨水吞黑豆，一名马料豆。二七枚。谓之五脏谷，到老不衰。

大豆黄卷

名豆糵。黑大豆为糵牙，生五寸长便干之，名为黄卷。

味：甘，平，无毒。治：湿痹，筋挛膝痛，五脏不足，胃气结积，益气止痛。去黑皮润肌肤，破妇人恶血，除胃中积热，消水病胀满。

大黄豆

有黑、白、黄、褐、青、斑数色，黑者名乌豆，可入药，作豉黄者，可作腐榨油，及合酱炒食而已。

味：甘，温，无毒。治：宽中下气，利大肠，消水胀肿毒。研末，熟水和，涂痘后痛。附方：痘后生疮。黄豆烧黑研末，香油调涂。

豆油，味：辛、甘，热，微毒。治：涂疮疥。秸，烧灰，入点痣，去恶肉。

白豆

即今之饭豆。

---

① 陶华（1369—1463? 年）：明代医家，浙江余杭人。原作"马华"，据汪颖《食物本草》改。

味：平，无毒。补五脏，暖肠胃，益气和中。调十二经脉之气，杀鬼气，用以作酱、作腐极佳。

赤小豆

豆中作药最有功者。一切痈疽肿毒疮疥，水调涂之，立愈。其性粘，干则难揭，入苎根末即不粘。

味：甘、酸，平，无毒。主：下水，排脓血，去热肿，止泻痢，通小便，消胀满，除烦渴，下乳汁，解小麦毒。久食令人虚，黑瘦枯燥。和鲤鱼煮食，愈脚气水肿，痢后气满，不能饮食。宜煮食之，不可同鱼鲊食。又云，能去衣上油迹。《产书》[①]云："治女人乳汁不行，煮汁饮之即下。"《广利方》[②]：治诸般无名肿毒。痈疽初起时，用小豆为末，井水调敷，毒气立散。又解小麦毒。东坡方：治中酒。呕吐烦乱，煮赤小豆汁，徐徐饮之，即愈。又方，治：小儿火丹赤毒。上下走，用豆为末，好醋调敷效。《食疗方》：治男妇水肿腹胀，腿足脚气浮肿。以红豆煮汁，用鲤鱼作羹食。

子：湿水自小便中出，即愈。

花：名腐婢，解酒毒，令人多饮不醉。

①《产书》：南宋王岳撰于宋宁宗年间（1195—1224年）的妇产科著作，今佚，其佚文可见于《医方类聚》。

②《广利方》：唐代医方书，今佚。

绿豆

味：甘，寒，无毒。主：消渴，治丹毒，消烦热，除风疹和五脏，安精神，行经脉，厚肠胃，补中益气，解一切食物诸药，牛马金石等毒，消肿下气。用以作枕，能明目，治头风。皮寒，肉平，用之勿去皮，始疗病。磨粉作饼炙佳。一云为粉烫皮，能解酒毒，以水调服之，亦能解菰砒毒，其叶亦能下气。

豌豆

即寒豆。

味：甘，平，无毒。调荣卫，益中平气。又云，食之动气。治消渴，淡煮食之良。治寒热，除吐逆，止泻痢，利小便，腹胀满，下乳汁，杀鬼毒，解乳石毒。其性属土，故脾胃中用之。

扁豆

即羊眼豆。

味：甘，平，微温，无毒。主：和中下气，治霍乱、吐痢转筋，解一切草木及酒毒；生嚼，亦解河豚鱼毒。花：主女子赤白带下，干末米饮和服。有黑白二种，黑者少冷，患寒热病，及患冷气，人未可食。叶：治霍乱转筋。捣汁入醋少许，温服之。又治蛇咬，捣敷立效。藤：治霍乱。同芦蒋、人参、仓米等，分煎服。附方：霍乱吐利，扁豆、香薷各一升，水六升，煮一升，分服。霍乱转筋，白扁豆为末，醋和服。消渴饮水，金豆丸：用白扁豆浸去皮为末，以天花粉汁同蜜和丸，梧子大，金薄[①]为衣，每服二三十丸，天花粉汁下，日二服。忌炙煿，酒色，次服滋肾药。血崩不止，白扁豆花焙干为末，每服二钱，空心以豆煮饮，入盐少许，调下即效。一切泻痢，白扁豆花正开者，择净勿洗，以滚汤沦过，和猪脊筋一条，葱一根，胡椒七粒，酱半勺就以沦豆花汁，和面，包作小馄饨，炙熟食之。赤白带下，白扁豆炒为末，用米饮，每服二钱。毒药堕胎，女人服草药堕胎腹痛者，生白扁豆去皮为末，米饮服方寸匕，煎浓汁饮亦可。中砒霜毒，白扁豆生研水，绞汁饮。六畜肉毒，白扁豆烧存性，研涂，水服之良。诸鸟肉毒，生扁豆末，冷水服之。恶疮痂痒。作痛，以扁豆捣涂，痂落即愈。

蚕豆

豆荚如蚕，故名。又谓其蚕时始熟，故名。张骞使外国，得此种以归。

味：甘，温，气微辛。主：快胃，利五脏。多食则发胀，可合酱，炒食。

豇豆

有白、红、紫、赤、斑驳数色，长尺许，如带，老时子最香。此豆可菜、可果、可谷，备用最多。豆中上品。

味：甘、咸，平，无毒。治：理中益气，补肾健胃，和五脏，调荣卫，生精髓，止消渴、吐逆、泻痢、小便数，解鼠、蛇毒。

---

① 金薄：同"金箔"。

刀豆

形如挟剑，故名。嫩时酱食、蜜煎皆佳，老则收子，同鸡、猪肉煮食最佳。

味：甘，平，无毒。治：温中下气，利肠胃，止呃逆，益肾补元。暖而补元阳。人病后呃逆不止，令取刀豆子，烧存性，白汤调服，二钱即止。此亦取其下气归元，而逆自止也。

黎豆

味：甘，微温，有小毒，多食令人闷。治：温中益气。

凡裙带豆、毛豆、虎爪豆、劳豆、筋豆、蛾眉豆，其种不同，俱可食。

大豆豉

淡豉，味：苦，寒，无毒。治：伤寒头痛，寒热瘴气，恶毒烦躁，满闷虚劳，喘急，两脚疼冷，杀六畜胎子诸毒。治：时疾热病，发汗。熬末能止盗汗，除烦，生捣为丸服。治：寒热风，胸中生疮，煮服。治：血痢、腹痛，研涂阴茎生疮。治：疟疾骨蒸，中毒药蛊气，犬咬。下气调中。治：伤寒无毒，发瘢呕逆。

蒲州豉，味：咸，寒，无毒。治：解烦热热毒，寒热虚劳，调中发汗，通关节，杀腥气，伤寒鼻塞。陕州豉，汁：亦除烦热。造淡豉法：用黑大豆二三斗，六月内，淘净水，浸一宿，沥干蒸熟，取出摊席上，候微，温蒿覆。每三日一看，候黄衣上遍，不可太过。取晒簸净，以水拌，干湿得所，以汁出指间为准。安瓮中筑实，桑叶盖，厚三寸，密封泥，于日中晒七日，取出曝一时，又以水拌入瓮，七次，再蒸过，摊去火气，瓮收筑封，即成矣。造咸豉法：用大豆一斗，水浸三日，淘蒸摊署，候上黄，取出簸净，水淘晒干，每四斤入盐一斤，姜丝半斤，椒、橘、苏、茴、杏仁拌匀，入瓮。上面水浸过一寸，以叶盖封口，晒一月乃成也。造豉汁法：十月至正月，用好豉三升，清麻油熬令烟断，以一升拌豉蒸过，摊冷晒干，拌再蒸，凡三遍。以白盐一斗捣和，以汤淋汁三四斗，入净釜，下椒、姜、葱、橘丝同煎，三分减一，贮于不津器中，香美绝胜也。有麸豉、瓜豉、酱豉诸品，皆可为之。但充食品，不入药用也。

豆黄

造法：用黑豆一斗，蒸熟铺席上，以蒿覆之，如䭷酱法。待上黄，取出晒干，捣末收用。

味：甘，温，无毒。忌猪肉。治：湿痹膝痛，五脏不足气，胃气结积，壮气力，润肌肤，益颜色，填骨髓，补虚，能食，肥健人。以炼猪脂和丸，每服百丸，神验秘方也。肥人勿服。生嚼涂阴痒，汗出。附方：脾弱不食，饵此当食，大豆黄二升，大麻子三升，熬香，为末。每服一合，饮下，日四五服，任意。打击青肿。大豆黄为末，水和涂之。

豆腐

味：甘、咸，寒，有小毒。治：宽中益气，和脾胃，消胀满，下大肠浊气。清热散血。性平，发肾气，疮疥、头风，杏仁可解。有人好食豆腐，中毒，医不能治，作腐家言，莱菔入汤中，则腐不成，遂以莱菔汤下药而愈，大抵暑月恐有人汗，尤宜慎之。

饭

诸谷皆可为之。

新炊饭，治：人尿床，以热饭一盏倾尿床处，拌与食之，勿令病者知。又，乘热敷肿毒，良。

寒食饭，馈饭也。治：灭瘢痕及杂疮，研末敷之。烧灰酒服，治食饮成积，黄瘦腹痛者，甚效。伤寒食后复发，用此饭烧研末，饮服二三钱，效。

祀灶饭，治：卒噎，取一粒食之，即下，烧研搽鼻中疮。

盆边零饭，治：鼻中生疮，烧研敷之。

齿中残饭，治：蝎咬毒痛，敷之即止。

飧饭，飧，音孙，即水饭也。治：热食，解渴除烦。

荷叶烧饭，治：厚脾胃，通三焦，资助生发之气。

青精干石䭀

音信。《本草》名乌饭，谓以酒、蜜、药草辈溲而曝之也。

味：甘，平，无毒。治：日进一合不饥。益颜色，坚筋骨，能行。益肠胃，补髓，灭三虫。久服，变白却老。

粥

小麦粥，治：止消渴烦热。

寒食粥，用杏仁和诸花作之。治：咳嗽，下血益气，调中。

　　糯米、秫米、黍米粥，味：甘，温，无毒。
治：益气，治脾胃虚寒，泻痢，吐逆，小儿痘疮
白色。

　　粳米、籼米、粟米、粱米粥，味：甘，平、
温，无毒。治：利小便，止烦渴，养脾胃。粟米粥，
气薄味淡，阳中之阴也，所以淡渗下行，能利小便。一人病淋，素不服
药，于令专啖粟米粥，绝去他味，旬余减，月余痊，此五谷治病之理也。
每晨起，食粥一大碗，空腹胃虚，谷气便作，所补不细。又极柔腻，与肠
胃相得，最为饮食之妙诀。

　　赤小豆粥：利小便，消水肿、脚气，辟邪疠。

　　绿豆粥：解热毒，止烦渴。

　　御米粥，治：反胃，利大肠。

　　薏苡仁粥：除湿热，利肠胃。

　　莲子粉粥：健脾胃，止泻痢。

　　芡实粉粥：固精气，明耳目。

　　菱实粉粥：益肠胃，解内热。

　　粟子粥：补肾气，益腰脚。

　　薯蓣粥：补精，固肠胃。

　　芋粥：宽肠胃，令人不饥。

　　百合粉粥：润肺调中。

　　萝卜粥：消食利膈。

　　胡萝卜粥：宽中下气。

　　马齿苋粥：治痹消肿。

　　油菜粥：调中下气。

　　莙荙菜粥：健胃益脾。

　　波稜菜粥：和中润燥。

　　荠菜粥：明目利肝。

　　芹菜粥：去伏热，利大小肠。

芥菜粥：豁痰辟恶。

葵菜粥：润燥宽肠。

韭菜粥：温中暖下。

葱豉粥：发汗解肌。

茯苓粉粥：清上实下。

松子仁粥：润心肺，调大肠。

酸枣仁粥：治烦热，益胆气。

花椒粥：辟瘴御寒。

茴香粥：和胃治疝。

苏子粥：下气利膈。

竹叶汤粥：止渴清心。

枸杞子粥：补精血，益肾气。

薤白粥：治老人冷痢。

胡椒粥、茱萸粥、辣米粥：并治心腹疼痛。

麻子粥、胡麻粥、郁李仁粥：并润肠治痹。

生姜粥：温中辟恶。

酥蜜粥：养心肺。

猪肾粥、羊肾粥、鹿肾粥：并补肾虚诸疾。

羊肝粥、鸡肝粥：并补肝虚明目。

牛乳粥：补虚羸。

羊汁粥、鸡汁粥：并治劳损。

鸭汁粥、鲤鱼汁粥：并消水肿。

鹿角胶入粥：食助元阳，治诸虚。

炒面入粥：食止白痢。

烧盐入粥：食止血痢。

麨

河东人以麦为之，北人以粟为之，东人以粳米为之，炒干饭磨成也。为干糇粮。

米麦麨，味：甘、苦，微寒，无毒。治：寒中，除热渴，消石气。和水服，解烦热，止泻，实大肠。炒米汤，止烦渴。

糕

以黍、糯合粳米磨粉而成者，又以粢米粉合豆末、糖蜜蒸成者曰饵。

味：甘，温，无毒。粳米糕易消导，粢糕难克化，损脾或积，小儿尤宜禁之。粳糕：养胃，厚肠，益气和中。粢糕：益气暖中，缩小便，坚大便，效。附方：老人泄泻。干糕一两，姜汤泡化，代饭。

粽

名角黍，俗作粽，五月五日为祭屈原，作此投江，以饲蛟龙也。

味：甘，温，无毒。治：五月五日取粽尖，和截疟药，良。

寒具

名捻头，又名环饼，即今馓子也。以糯粉和面入盐，捻成环钏之行，油煎食之。

味：甘，咸，无毒。治：利大小便，润肠胃，温中益气。

蒸饼

以小麦面为之。

味：甘，平，无毒。治：消食，养脾胃，温中化滞，益气和血，止汗，利三焦，通水道。附方：积年下血，寒食蒸饼、乌龙尾各一两，皂角七挺，去皮酥炙为末，蜜丸，米饮，每服二十丸。崩中下血，陈年蒸饼，烧存性，米饮，服二钱。盗汗自汗，每夜卧时，带饥吃蒸饼一枚，不过数日乃止。一切折伤，寒食蒸饼为末，每服二钱，酒下，甚验。汤火伤灼。馒头、饼，烧存性，研末，油调遍敷之。

女曲

蒸小麦为饭，和成毊之，待上黄衣，取晒。

味：甘，温，无毒。治：消食下气，止泻痢，下胎，破冷血。

黄蒸

磨米麦粉毊成，待其薰蒸成黄，又名麦黄。

味、治：并同女曲。温补，能消诸生物。温中下气，消食除烦，治食黄汗。附方：瘟黄疸疾，或黄汗染衣，涕唾皆黄。用好黄蒸二升，每夜以水二升，浸微暖，于铜器中，平旦绞汁，半升，极效。

曲

名酒母，以米麦曲包毊而成者，陈者炒香入药，更佳。

小麦曲，味：甘，温，无毒。麸皮曲，凉，入大肠经。治：消谷止痢，平胃气，消食痔，治小儿食痫。调中下气，开胃，疗脏腑中风寒。主霍乱、心膈气，痰逆，除烦，破症结。补虚，去冷气，除肠胃中塞，不下食，令人有颜色。落胎，并下鬼胎。止河鱼之疾。

大麦曲，味：同前。治：消食和中，下生胎，破血。取五升，以水一斗煮三沸，分五服，其子如糜，令母肥盛。

面曲、米曲，味：同前。治：消食积、酒积、糯米积，研末酒服立愈。其功同小麦曲。

附方：米谷食积，炒曲末，白汤调服二钱，日三服。三焦滞气，陈曲炒、莱菔子炒，等分。每用三钱，水煎，入麝香少许服。小腹坚大，如盘，胸满，不能消化。用曲末，汤服方寸匕，日三。水痢百起，六月六日曲炒黄，马蔺子等分，为末，米汤服方寸匕。无马蔺子，用牛骨灰代之。赤白痢下，水谷不消，以曲熬粟米粥，服方寸匕，日四五服。酒毒便血，曲一块，湿纸包煨，为末，空心米，饮服二钱，神效。伤寒食复，曲一饼，煮汁饮之，良。胎动不安，或上抢心，下血者，生曲研末，水和绞汁，服三升。狐刺尿疮。曲末和独头蒜，杵如麦粒，纳疮孔中，虫出愈。

神曲

取诸神会聚之日造之，故名神曲。

味：甘、辛，温，无毒。阳中之阳也，入足阳明经。凡用须火炒黄，以助土气，陈久者良。治：化水谷宿食，症结积滞，健脾暖胃。养胃气，治赤白痢。消食下气，除痰逆霍乱，泻痢胀满诸疾，其功与曲同。闪挫腰痛者，煅过淬酒温服有效。妇人产后欲回乳者，炒研，酒服二钱，日二即止，甚验。五月五日，或六月六日，或三伏日，用白面百斤，青蒿自然汁三升，赤小豆末、杏仁泥各三升，苍耳自然汁、野蓼自然汁各三升，以配白虎、青龙、朱雀、玄武、勾陈[①]、螣蛇六神，用汁和面、豆、杏仁作饼，麻叶或楮叶包罨，如造酱黄法，待生黄衣，晒收之。神曲治目病，生用能发其生气，熟用能敛其暴气也。

红 曲

以白粳米作饭为之，闽出者佳。其米过心者。谓之生黄，入酒及鲊醢中，鲜红可爱，入腐豉更美。

味：甘，温，无毒。酿酒则辛热，有小毒，发肠风痔瘘、脚气、哮喘痰嗽。治：消食活血，健脾燥胃，治赤白痢下水谷。酿酒，破血行药势，杀山岚瘴气，治打扑损伤。治女人血气痛，及产后恶血不尽，擂，酒饮之，良。

饴 糖

用麦蘖，或谷芽煎熬而成者。

味：甘，大温，无毒。多食动脾气。饴糖属土而成于火，大发湿中之热。凡中满吐逆、秘结牙𧏾、赤目疳病者，切宜忌之，生痰动火最甚。甘属土，肾病毋多食甘，甘伤肾，骨痛而齿落，皆指此类也。治：补虚乏，止渴去血。补虚冷，益气力，止肠鸣咽痛，治吐血，消痰润肺止嗽。健脾胃，补中，治吐酸，打损瘀血者，熬焦酒服，能下恶

---

① 勾陈：麒麟。

血。又，伤寒大毒嗽，于蔓菁、蕹汁中煮一沸，顿服之，良。脾弱不思食，人少用，能和胃气。亦用和药，解附子、草乌头毒。

酱

面酱、咸豆酱、甜酱、豆油大麦酱、麸酱，皆咸、甘。

味：咸，冷，无毒。治：除热，止烦满，杀百药及热汤火毒。杀一切鱼肉、菜蔬、蕈毒，并治蛇、虫、蜂、虿等毒。酱汁灌入下部，治大便不通。灌耳中，治飞蛾、虫、蚁入耳。涂狾犬①咬及汤、火伤灼未成疮者，有效。又中砒毒，调水服即解。附方：手指掣痛，酱清和蜜，温热浸之，愈乃止。病疬风驳，酱清和石硫黄细末，日日揩之。妊娠下血，豆酱二升，去汁取豆，炒研。酒服方寸匕，日三。妊娠尿血，豆酱一大盏熬干，生地黄二两为末，每服一钱，米饮下。浸淫疮癣，酱瓣和人尿，涂之。解轻粉毒。服轻粉口破者，以三年陈酱化水，频漱之。当以豆酱陈久者佳，小麦酱杀药力，不如豆酱。

榆仁酱

取榆仁，水浸一伏时，袋盛，揉洗去涎，以蓼汁拌晒，如此七次，同发过面曲。如造酱法下盐晒之，每一升曲四斤，盐一斤，水五斤。

味：辛美，温，无毒。治：利大小便，心腹恶气，杀诸虫。不宜多食。

---

① 狾犬：狂犬。

芜荑酱

造法与榆仁酱同。

味：辛美，微臭，温，无毒。多食落发。杀三虫，功力强于榆仁酱。北人亦多食奶酪酥脯甘美之物，皆生虫之萌也。而不生虫者，盖食中多胡荽、芜荑、卤汁，杀九虫之物也。

醋

醋有数种，如米醋、麦醋、曲醋之类，惟米醋陈久者可入药，谷气全也。

米醋，味：酸、苦，温，无毒。大麦醋微寒，余醋并同。多食损人肌脏。多食损筋骨，亦损胃。不益男子，损人颜色。醋发诸药，不可同食。酸属木，脾病毋多食酸。酸伤脾，肉腫[①]而唇揭。服茯苓、丹参，人不可食醋。治：消痈肿，散水气，杀邪毒。理诸药，消毒。治产后血晕，除症块坚积，消食，杀恶毒，破结气，心中酸水痰饮。下气除烦，治妇人心痛血气，并产后及伤损，金疮出血昏晕，杀一切鱼、肉、菜毒。酸磨青木香，止卒心痛、血气痛。浸黄蘗含之，治口疮。调大黄末，涂肿毒。煎生大黄服，治痃癖甚良。散瘀血，治黄疸、黄汗。米醋：三伏时用仓米一斗，淘净蒸饭，摊冷盦黄，晒簸，水淋净。别以仓米二斗蒸饭，和匀入瓮，以水淹过，密封暖处，三七日成矣。糯米醋：秋社日，用糯米一斗淘蒸，用六月六日造成小麦大曲和匀，用水二斗，入瓮封酿，三七日成矣。粟米醋：用陈粟米一斗，淘浸七日，再蒸淘熟，入瓮密封，日夕搅之，七日成矣。米醋比诸醋

---

① 腄（zhù）：义同"皱"。

最酽，入药多用，用之谷气全也，故胜糟醋。产妇房中，常以火炭沃醋气为佳，酸益血也。以磨雄黄，涂蜂虿毒，亦取其收而不散之义。今人食酸则齿软，谓其水生木，水气弱，木气强，故如是。一婢抱儿落炭火上烧灼，以醋泥敷之，旋愈无痕。

附方：**身体卒肿**，醋和蚯蚓屎，涂之。**白虎风毒**，以三年酽醋五升，煎五沸，切葱白三升，煎一沸滤出，以布染乘热裹之，痛止乃已。**霍乱吐痢**，盐、醋，煎服甚良。**霍乱烦胀**，未得吐下，以好苦酒①三升饮之。**足上转筋**，以故绵浸醋中，甑蒸热裹之，冷即易，勿停，取瘥止。**出汗不滴**，瘦怯腰脚，并耳聋者，米醋浸荆三棱，夏四日，冬六日，为末。醋汤调下二钱，即瘥。**腋下胡臭**，三年酽醋，和石灰敷之。**沥疡风病**，醋和硫黄末敷之。**痈疽不溃**，苦酒和雀屎如小豆大，敷疮头上，即穿也。**舌肿不消**，以醋和釜底墨，敷舌之上下，脱则更敷，须臾即消。**木舌肿强**，糖、醋，时时含漱。**牙齿疼痛**，米醋煮枸杞白皮一升，取半升，含漱即瘥。**鼻中出血**，醋和胡粉、半枣许服。醋和土涂阴囊，干即易之。**塞耳治聋**，以醇醋微火炙附子，削尖塞之。**面黯雀卵**，苦酒浸木，常常拭之。**中砒石毒**，饮酽醋，得吐即愈，不可饮水。**服硫发痈**，酢和豉，研膏敷之，燥则易。**食鸡子毒**，饮醋少许即消。**浑身虱出**，方见《石部·盐石》。**毒杀伤螫**，清醋急饮一二碗，令毒气不散，然后用药。**蝎刺螫人**，醋磨附子汁，敷之。**蜈蚣咬毒**，醋磨生铁，敷之。**蜘蛛咬毒**，同上方。**蠼螋尿疮**，以醋和胡粉，敷之。**诸虫入耳**，凡百节、蚰蜒、蚁入耳，以苦酒注入，起行即出。**汤火伤灼**，即以酸醋淋洗，并以醋泥涂之甚妙，亦无瘢痕也。**狼烟入口**，以醋少许，饮之。**足上冻疮**，以醋洗足，研藕敷之。**胎死不下**，月未足者，大豆煮醋服三升，立便分解，未下再服。**胞衣不下**，腹满则杀人。以水入醋少

---

① 苦酒：醋的别称。

许，嚏面，神效。**鬼击卒死**，吹醋少许入鼻中，**乳痈坚硬**，以罐盛醋，烧热石投之二次，温渍之。冷则更烧石投之。不过三次即愈。**疗肿初起**。用面围住，以针乱刺疮上，铜器煎醋沸，倾入围中，令容一盏，冷即易，三度，根即出也。

酒

酒有秫、黍、粳、糯、粟、曲、蜜、葡萄等类种，惟米酒可以入药。

米酒，味：苦、甘、辛，大热，有毒。久饮伤神损寿，软筋骨，动气痢。醉卧当风，则成癞风。醉浴冷水成痛痹。服丹砂人饮之，头痛吐热。凡酒，忌诸甜物。酒浆照人无影，不可饮。祭酒自耗，不可饮。酒合乳饮，令人气结。同牛肉食，令人生虫。酒后卧黍穰，食猪肉，患大风。酒后食芥及辣物，缓筋骨。酒后饮茶，伤肾脏，腰脚重坠，膀胱冷痛，兼患痰饮水肿、消渴挛痛之疾。一切毒药，因酒得者难治。又酒得咸而解者，水制火也，酒性上而咸润下也。又畏枳椇、葛花、赤豆花、绿豆粉者，寒胜热也。治：行药势，杀百邪恶毒气。通血脉，厚肠胃，皮肤散湿气，消忧发怒，宣言畅意。养脾气，扶肝，除风下气。解马肉、桐油毒，丹石发动诸病，热饮之甚良。

糟底酒：三年腊糟下取之。开胃下食，暖水脏，温肠胃，消宿食，御风寒，杀一切蔬菜毒。止呕哕，摩风瘙，腰膝疼痛。

老酒：腊月酿造者，可经数十年不坏。和血养气，暖胃辟寒，发痰动火。

春酒：清明酿造者，亦可经久。常服令人肥白。蠷螋尿疮，饮之至醉，须臾虫出如米也。

社坛余作酒，治：小儿语迟，纳口中佳。又以喷屋四角，辟蚊子。饮之治聋。

糟笋节中酒，味：咸，平，无毒。治：饮之，主哕气呕逆，或加小儿乳，及牛乳同服。又摩瘑疬风。

东阳酒，味：甘、辛，无毒。治：用制诸药良。大寒凝海，惟酒不冰，明其性热，独冠群物。药家多用以行其势，人饮多则体疲、神昏，是其有毒故也。三人冒雾晨行，一人饮酒，一人饱食，一人空腹。空腹者死，饱食者病，饮酒者健。此酒势辟恶，胜于作食之效也。

附方：惊怖卒死，温酒灌之即醒。鬼击诸病，着人如刀刺状，胸膈腹内切痛，不可抑按。或吐血、鼻血、下血，一名鬼排，以醇酒吹两鼻内。马气入疮，或马汗、马毛入疮，皆致肿痛烦热，入腹则杀人。多饮醇酒，至醉即愈，妙。虎伤人疮，但饮酒，常令人醉，当吐毛出。蛇咬成疮，暖酒淋洗疮上，一日三次。蜘蛛疮毒，方同上。毒蜂蜇人，方同上。咽伤声破，酒一合，酥一匕，干姜末三匕，和服，日二次。三十年耳聋，酒三斤，渍牡荆子一升，七日去滓，任性饮之。天行余毒，手足肿痛欲断，作坑深三尺，烧热灌酒，着履居坑上，以衣拥之，勿令泄气。下部痔慝①，掘地作小坑，烧赤，以酒沃之，纳吴茱萸在内坐之，不过三度良。产后血闷，清酒一升，和生地黄汁煎服。身面疣目，盗酸酒醇，洗而咒之曰："疣疣，不知羞。酸酒醇，洗你头。急急如律令。"咒七遍，自愈。断酒不饮，酒七升，朱砂半两，瓶浸紧封，安猪圈内，任猪摇动，七日取出，顿饮。丈夫脚冷，不随、不能行者，用醇酒三斗，水三斗，入瓮中，灰火温之，渍脚至膝。常着灰火，勿令冷，三日止。海水伤裂。凡人为海水咸物所伤，及风吹裂，痛不可忍，用蜜半斤，水酒三十斤，防风、当归、羌活、荆芥各二两，为末，煎汤浴之，一夕即愈。

---

① 痔慝（tè）：严重的痔疮。慝：邪恶；罪恶；恶念。

附：诸酒方

愈疟酒：治诸疟疾，频频温饮之。四月八日，水一石，曲一斤为末，俱投水中。待酢煎之，一石取七斗。待冷，入曲四斤。一宿，上生白沫起。炊秫一石冷投①，三日酒成。

屠苏酒：元旦饮之，辟疫疠一切不正之气。造法：用赤木桂心七钱五分，防风一两，菝葜五钱，蜀椒、桔梗、大黄五钱七分，乌头二钱五分，赤小豆十四枚，以三角绛囊盛之，除夜悬井底，元旦取出置酒中，煎数沸。举家东向，从少至长，次第饮之。药滓还投井中，岁饮此水，一世无病。

逡巡酒：补虚益气，去一切风痹湿气，多服益寿耐老，好颜色。造法：三月三日收桃花三两三钱，五月五日收马蔺花五两五钱，六月六日收脂麻花六两六钱，九月九日收黄甘菊花九两九钱，阴干。十二月八日收腊水三斗，待春分，取桃仁四十九枚好者，去皮尖，白面十斤正，同前花和作曲，纸包四十九日。用时，白水一瓶，曲一丸，面一块，封良久成矣。如淡再加一丸。

五茄皮酒：去一切风湿痿痹，壮筋骨，填精髓。用五茄皮②洗刮去骨煎汁，和曲、米酿成，饮之。或切碎袋盛，浸酒煮饮。或加当归、牛膝、地榆诸药。

白杨皮酒：治风毒脚气，腹中痰癖如石。以白杨皮切片，浸酒起饮。

女贞皮酒：治风虚，补腰膝。女贞皮切片，浸酒煮饮之。

仙灵皮酒：治偏风不遂，强筋坚骨。仙灵皮一斤，袋盛，浸无灰酒③二斗，密封三日，饮之。

---

① 投：原作"酸"，据《本草纲目》改。
② 五茄皮：即五加皮。
③ 无灰酒：不放草木灰的酒，古人在酒内加石灰以防酒酸，但能聚痰，所以药用须无灰酒。

薏苡仁酒：去风湿，强筋骨，健脾胃。用绝好薏苡仁粉，同曲、米酿酒，或袋盛煮酒饮之。

天门冬酒：润五脏，和血脉，久服除五劳七伤，癫痫[①]恶疾。常令酒气相接，勿令大醉，忌生冷。十日当出风疹毒，三十日乃已，五十日不知风吹也。冬月用天门冬去心煮汁，同曲、米酿成。初熟微酸，久乃味佳。

百灵藤酒：治诸风。百灵藤十斤，水一石，煎汁三斗，入糯米三斗，神曲九两[②]，如常酿成。三五日，更炊糯饭投之，即熟。澄清日饮，以汗出为效。

白石英酒：治风湿周痹，肢节湿痛，及肾虚耳聋。用白石英、磁石煅醋淬七次各五两，绢袋盛，浸酒中，五六日，温饮，酒少更添之。

地黄酒：补虚弱，壮筋骨，通血脉，治腹痛，变白发。用生肥地黄绞汁，同曲、米封密器中，五七日启之，中有绿汁，真精英也，宜先饮之，乃滤汁藏贮。加牛膝汁效更速，亦有加群药者。

牛膝酒：壮筋骨，治痿痹，补虚损，除久疟。用牛膝煎汁，和曲、米酿酒，或切碎袋盛浸酒，煮饮。

当归酒：和血脉，坚筋骨，止诸痛，调经水。当归煎汁，或酿或浸，并如上法。

菖蒲酒：治三十六风，一十二痹，通血脉，治血痿，久服耳目聪明。石菖蒲煎汁，或酿或浸，并如上法。

枸杞酒：补虚弱，益精气，去冷风，壮阳道，止目泪，健腰脚。用甘州枸杞子煮烂捣汁，和曲、米酿酒，或以子同生地黄袋盛，浸酒饮。

人参酒：补中益气，通治诸虚。用人参末，同曲、米酿酒，或袋盛，浸酒煮饮。

---

① 癫痫：原缺"痫"字，据《本草纲目》改。
② 两：原作"斤"，据《本草纲目》改。

薯蓣酒：治诸风眩晕，益精髓，壮脾胃。用薯蓣粉，同曲、米酿酒，或同山茱萸、五味子、人参诸药，浸酒煮饮。

茯苓酒：治头风虚眩，暖腰膝，主五劳七伤。用茯苓粉同曲、米酿酒，饮之。

菊花酒：治头风，明耳目，去痿痹，消百病。用甘菊花煎汁，同曲、米酿酒，或加地黄、当归、枸杞诸药，亦佳。

黄精酒：壮筋骨，益精髓，变白发，治百病。用黄精、苍术各四斤，枸杞根、柏叶各五斤，天门冬三斤，煮汁一石，同曲十斤，糯米一石，如常酿酒饮。

桑葚酒：补五脏，明耳目。治水肿，不下则满，下之则虚，入腹则十无一活。用桑葚捣汁煎过。同曲、米如常酿酒。

术酒：治一切风湿筋骨诸病，驻颜色，耐寒暑。用术三十斤，去皮捣以东流水三石，渍三十日，取汁，露一夜，浸曲、米酿成饮。

蜜酒：孙真人治风疹、风癣，用沙蜜一斤，糯饭一升，曲五两，熟米五升，同入瓶内，封七日成酒。寻常以蜜入酒代之，亦良。

蓼酒：久服，聪明耳目，脾胃健壮。以蓼煎汁，和曲、米酿酒饮。

姜酒：治偏风。中恶疰忤，心腹冷痛。以姜浸酒。暖服一碗即止。一法，用姜汁和曲，造酒如常，服之佳。

葱豉酒：解烦热，补虚劳，治伤寒头痛寒热，及冷痢肠痛，解肌发汗。并以葱根、豆豉浸酒煮饮。

茴香酒：治肾气痛，偏坠牵引，及心腹痛。茴香浸酒煮饮之。舶茴尤妙。

缩砂酒：消食和中下气，止心腹痛。砂仁炒研，袋盛浸酒，煮饮。

莎根酒：治心中客热，膀胱胁下气郁，常忧不乐。以莎根一斤切，熬香，袋盛浸酒。日夜服之，常令酒气相续。

茵陈酒：治风疾，筋骨挛急。用茵陈蒿炙黄一斤，秫米一石，曲三斤，如常酿酒饮。

青蒿酒：治虚劳久疟。青蒿捣汁，煎过，如常酿酒饮。

百部酒：治一切久近咳嗽。百部根切炒，袋盛浸酒，频频饮之。

海藻酒：治瘿气。海藻一斤，洗净浸酒，日夜细饮。

黄药酒：治诸瘿气。万州黄药切片，袋盛浸酒，煮饮。

仙茅酒：治精气虚寒，阳痿膝弱，腰痛痹缓，诸虚之病。用仙茅九蒸九晒，浸酒饮。

通草酒：续五脏气，通十二经脉，利三焦。通草子煎汁，同曲、米酿酒饮。

南藤酒：治风虚，逐冷气，除痹痛，强腰脚。石南藤煎汁，同曲、米酿酒饮。

松液酒：治一切风痹脚气。于大松下掘坑，置瓮承取其津液，一斤酿糯米五斗，取酒饮之。

松节酒：治冷风虚弱，筋骨挛痛，脚气缓痹。松节煮汁，同曲、米酿酒饮。松叶煎汁亦可。

柏叶酒：治风痹疠节作痛。东向侧柏叶煮汁，同曲、米酿酒饮。

椒柏酒：元旦饮之，辟一切疫疠不正之气。除夕以椒三七粒，东向侧柏叶七枝，浸酒一瓶饮之。

竹叶酒：治诸风热病，清心畅意。淡竹叶煎汁，如常酿酒饮。

槐枝酒：治大麻痿痹。槐枝煮汁，如常酿酒饮。

枳茹酒：治中风身直，口僻眼急。用枳谷刮茹，浸酒饮之。

牛蒡酒：治诸风毒，利腰脚。用牛蒡根切片，浸酒饮之。

巨胜酒：治风虚痹弱，腰膝疼痛。用巨胜子二升炒香，薏苡仁二升，生地黄半斤，袋盛浸酒饮之。

麻仁酒：治骨髓风毒痛，不能动者。取大麻子中仁炒香，袋盛浸酒饮之。

桃皮酒：治水肿，利小便。桃皮煎汁，同秫米酿酒饮。

红曲酒：治腹中及产瘀血。红曲浸酒，煮饮之。

神曲酒：治闪肭腰痛。神曲烧赤，浸酒煮饮之。

柘根酒：治耳聋。方具柘根下。

磁石酒：治肾虚耳聋。用磁石、木通、菖蒲等分，袋盛酒浸，日饮。

蚕沙酒：治风缓顽痹，诸节不遂，腹内宿痛。用原蚕沙炒黄，袋盛浸酒饮。

花蛇酒：治诸风顽痹，恶疮疥癞。用白花蛇一条，袋盛，同曲置于缸底，糯饭盖之，三七日取酒饮。有药煮酒方。

乌蛇酒：治疗、酿法同上。

蚺蛇酒：治诸风痛痹，癞风恶疮。用蚺蛇一斤，羌活一两，袋盛，同曲置于缸底，糯米盖之，酿酒饮，亦可浸酒。

蝮蛇酒：治恶疮诸瘘，恶风顽痹癫疾。取活蝮蛇一条，同酒一斗，封埋马溺处，周年取出，蛇已化，每服数杯。

紫酒：治卒风，口偏不语，及角弓反张，烦乱欲死，及鼓胀不消。以鸡屎白一升炒焦，投酒中待紫色，去滓频饮。

豆淋酒：破血去风，治男子中风，阴毒腹痛，小便尿血，妇人产后一切中风诸病。用黑豆炒焦，以酒淋之，温饮。

霹雳酒：治疝气偏坠，妇人崩中下血，胎产不下。以铁器烧赤，浸酒饮之。

龟肉酒：治十年咳嗽。酿法详见龟条。

虎骨酒：治臂胫疼痛，历节风，肾虚，膀胱寒痛。虎胫骨一具，炙黄，捶碎，同曲、米如常酿酒饮。亦可浸酒饮之。

麋骨酒：治阴虚肾弱，久服令人肥。白麋骨煮汁，同曲、米如常酿酒饮之。

鹿头酒：治虚劳不足，消渴，夜梦鬼物，补肾精气。鹿头煮烂捣泥，连汁和曲、米酿酒饮，少入葱、椒。

鹿茸酒：治阳虚痿弱，小便频数，劳损诸虚。用鹿茸、山药、酒服之。

戊戌酒：大补元阳，其性大热，阴虚无冷病人不宜饮之。用黄狗一只煮糜，连汁和曲、米酿酒饮之。

羊羔酒：大补元气，健脾胃，益腰肾。宣和化成殿真方：用米一石如常浸浆，嫩肥羊肉七斤，曲十四两，杏仁一斤同煮烂，连汁拌末，入木香一两同酿，勿犯水，十日熟，极甘滑。一法：羊肉五斤蒸烂，酒浸一宿，入消梨七个，同捣取汁，和曲、末酿酒饮之。

腽肭脐酒：助阳气。益精髓。破症结冷气。大补益人。腽肭脐酒浸擂烂，同曲、米如常酿酒饮之。

烧 酒

味：辛、甘，大热，有大毒。过饮败胃伤胆，丧心损寿，甚则黑肠腐胃而死。与姜、蒜同食，令人生痔。盐、冷水、绿豆粉解其毒。治：消冷积寒气，燥湿痰，开郁结，止水泻，治霍乱、吐疾、噎膈，心腹冷痛，阴毒欲死，杀虫辟瘴，利小便，坚大便，洗赤目肿痛，有效。烧酒，纯阳毒物也。面有细花者为真。与火同性，得火即燃，同乎焰硝。北人四时饮之，南人止暑月饮之。其味辛、甘，升阳发散；其气燥热，胜湿祛寒。故能开怫郁而消沉积，通膈噎而散痰饮，治泄疟而止冷痛也。辛先入肺，和水饮之，则抑使下行，通调水道，而小便长白。热能燥金耗血，大肠受刑，故令大便燥结，与姜、蒜同饮即生痔也。若夫暑月饮之，汗出而膈快身凉；赤目洗之，泪出而肿消赤散，此乃从治之方焉。过饮不节，能杀人顷刻。近来市沽，又加以砒石、草乌、辣灰、香药，助而引之，是假盗以刃矣。善摄生者宜戒之。有人病赤目，以烧酒入盐饮之，而痛止肿消。盖烧酒性走，引盐通行经络，使郁结开而邪热散，此反治劫剂也。暹罗酒以烧酒复烧二次，入珍宝异香。其坛每个以檀香十数斤烧烟熏，如漆，然后入酒蜡封，置土中二三年，绝去烧气，取出用之。曾有人携至舶，能饮三四杯即醉。有积病者，饮一二杯即愈，且杀蛊。予亲见二人饮此，打下活虫长二寸许，谓之鱼蛊云。附方：冷气心痛，烧酒入飞盐饮，即止。阴毒腹痛，烧酒温饮，汗出即止。耳中有核，如枣核大，痛不可忍者，以火酒滴入，仰之半时，即可钳出。**风虫牙痛，**烧酒浸花椒，频频嗽之。**呕逆不止。**真火酒一杯，新汲井水一杯，和服甚妙。寒湿泄泻，小便清者，以头烧酒饮之，即止。寒痰咳嗽。烧酒四两，猪脂、蜜、香油、茶末各四两，同浸酒内，煮成一处。每日挑食，以茶下之，取效。

葡萄酒

酿酒，味：甘、辛，热，微毒。有热疾、齿疾、疮疹，不可饮。治：暖腰肾，驻颜色，耐寒。

烧酒，味：辛、甘，大热，有大毒。大热大毒，甚于烧酒。北人习而不觉，南人切不可轻生饮之。治：益气调中，耐饥强志，消痰破癖。

糟

酒糟，味：甘、辛，无毒。治：温中消食，除冷气，杀腥，去草、菜毒，润皮肤，调脏腑。罯扑损瘀血，浸水洗冻疮，捣敷蛇咬、蜂叮毒。酒糟有曲蘖之性，能活血行经止痛，故治伤损有功。治腕折，伤筋骨，痛不可忍者，用生地黄一斤，藏瓜姜糟一斤，生姜四两，都炒熟，布裹罨伤处，冷即易之。又，只用藏瓜姜糟一物，入赤小豆末和匀，罨于断伤处，以杉片或白桐片夹之，云不过三日，即痊可也。附方：**手足皴裂，**红糟、腊猪脂、姜汁、盐等分，研烂，炒热擦之，裂内甚痛，少顷即合，再擦数次即安[1]。**鹤膝风病，**酒醅四两，肥皂一个去子，芒硝一两，五味子一两，砂糖一两，姜汁半瓯。研匀，日日涂之，加入烧酒尤妙也。**暴发红肿，**痛不可忍者，腊糟糟之。**杖疮青肿。**用湿绵

---

[1] 即安：就向好的方向发展。

纸铺伤处，以烧过酒糟捣烂，厚铺纸上。良久，痛处如蚁行，热气上升即散。

大麦醋糟，味：酸，微寒，无毒。治：气滞风壅，手臂脚膝痛，炒热布裹慰之，三两换当愈。

干饧糟，味：甘，温，无毒。治：反胃吐食，暖脾胃，化饮食，益气缓中。饧以蘗成，暖而消导，故其糟能化滞缓中，养脾止吐也。用干饧糟六两，生姜四两，二味同捣作饼，或焙或晒，入炙甘草末二两，盐少许，点汤服之。附方：脾胃虚弱。平胃散等分末一斤，入干糖糟炒二斤半，红枣三百个，煮取肉焙干，通为末，逐日点汤服。

---卷四 菜部---

沈云将曰：古者谷不熟，曰饥；菜不熟，曰馑。是以三农生九谷，场圃艺①草木，以备饥馑。菜之于人，顾可忽乎？明初周宪王②图草木之可以济生者四百余种，为《救荒本草》，至今传颂海内。夫阴之所生，本在五味；阴之五官，伤在五味。谨和五味，脏腑以通，气血以流，骨正筋柔，腠理以密，可以延年却病。观夫《内则》有训，食酱有方，良有以也。夫蔬者，疏也。《素问》云："五谷为养，五菜为充。"所以辅佐谷气，疏通壅滞也。但五气之良，毒各不同，五味之所入，有偏胜，民生日用而不知。乃搜可茹之草，凡七十二种为菜部。

萝卜

即莱菔，生沙壤，味甘平；生瘠土者，坚辣。可生可熟，可菹可酱，可豉可醋，可糟可腊，蔬中上品。

味：甘，温、平，无毒。散气，利大小便，及炮煮食。大下气，消谷去痰癖，利关节，炼五脏恶气，治面毒，并豆腐毒。止咳嗽，疗肺痿吐血，温中，补不足。能肥健人，润肤肌。生汁主

---

① 艺（jì）：草生多貌。
② 周宪王：明太祖朱元璋第五子朱橚（1361—1425年），撰有《救荒本草》，记载灾荒时可食用的野生植物。

消渴，治噤口痢，大验。同猪羊肉、鲫鱼煮食，更补。服地黄、何首乌等药者，食之无补，且发白。大者坚而皆熟食之，化痰消谷；小者脆而宜生啖之，止渴宽中。丹溪云：“熟者多食，停滞膈间成溢饮，以其甘多辛少也。”苗：名芜菁，味辛，凉，治乳痈初肿痛，作寒热，取以去土。不必洗净，用盐少许捣和，敷乳患处，热即换之。冬无叶，根亦可代。子即莱菔，治黄疸，皮肤及目黄如金色，小水热赤，用子碾为末，白滚汤调服。产宝方：治妊娠水道不通，用子为末，灯心汤下。千金方：治黄汗，染衣皆黄，用子为末，水调下。丹溪方：用莱菔子治喘嗽，下气消食，以冲墙壁[①]。水研服，吐风痰；醋研涂，消肿毒。

胡萝卜

元时始自胡地来。气味似莱菔，故名。有黄、赤二种。苗叶似蒿，不可食。子似莳萝，可和食料。

味：甘，平，无毒。宽中下气，散肠胃邪滞。

韭菜

可以根分，可以子种。蕞生丰本，一月割一次，其根虽久不伤，故名曰韭。冬日，浙人用粪土草灰培壅，北人移植土窖中，皆不使见风，则其叶长可五六寸，黄嫩香美，名曰韭黄。豪贵皆珍之。春夏最盛此菜，

① 以冲墙壁：朱丹溪云：“莱菔子治痰有冲墙倒壁之功”，意思是治痰效果明显。

可生可熟，可菹可炙，乃菜中之最有益者。但韭与葱蒜食之，能使口气及便溺多恶臭，闺阁中多憎之。道家以韭、薤、蒜、芸薹、胡荽为五荤，佛家以大蒜、小蒜、兴渠、慈葱、茖葱为五荤，兴渠即阿魏也，皆系辛熏之物，生食增恚，熟食发媱，有损性灵，故绝之也。

味：辛、微酸，温，无毒。归心下气，安五脏，除肠热，令人能食，利病人，可久食。又云，益阳事，暖腰膝，止泄尿血，除胸腹冷痛痃癖①。春食香，夏食臭，冬食动宿饮，五月食，昏人乏力。不可与牛肉、与蜜同食，酒后亦宜忌食。丹溪云："韭汁冷饮，下肠中瘀血，甚验。"以其属金，而有水与土，其性急，又能充肝气，多食则神昏。初生小儿，以汁灌之，即吐恶血，永无病。其子治虚劳，损肾，梦遗滑精，溺白，用子为末，空心温酒调服。未出土者为韭黄，食之动滞气；其花动风；根，治诸癣，主养发。大抵葱、韭皆宜常食，葱冷而韭温，于人最有益。

薤

音械，即小蒜也。

味：辛、苦，气温，入手阳明经，归脾经，无毒。主：金疮、疮败，轻身不饥，耐老，宜心，归骨，菜中之芝也。除寒热，温中消谷，主霍乱，腹中不安，散结痢，止久痢、冷泄，及妇人赤白带下，通神安魄，续筋骨，解骨鲠，食之即下。有赤白二种，白者味美而补，赤者苦而无

---

① 痃癖：病名，指脐腹或胁肋部时有筋脉攻撑急痛的病症。

味。又云，白色者虽有辛而不晕五脏。凡用葱、薤①，皆去青留白，以白冷而青热也。故断赤痢，取薤白同黄蘗煮服，以其性冷而解毒也。又治霍乱干呕不息，煮汁服之。又捣生汁，治疥疮，及犬虎吠。又治产后诸痢并汤火伤。但发热病，食不可与牛肉同食，令人作症瘕。又与蜂蜜相反。千金方：蛇、虫、沙虱咬毒，捣小蒜敷之，即愈。

葱

葱，叶温，白与须平。味：辛，无毒。主：明目，补中不足。其茎白，入手太阴经、足阳明经，可作汤。主伤寒寒热、中风、面目肿、骨肉疼、喉痹不通，安胎。归目，除肝②邪，利五脏，益瞳精，杀百药毒，通大小肠。疗霍乱转筋、奔豚气、脚气、心腹痛、目眩及心迷闷，止衄，汗蔽不出，能达表和里，除肝经邪气，解百药毒，杀一切鱼肉毒。又治打扑损并刀伤杖疮。连根用，主伤寒头痛。茎叶用盐研，贴蛇伤水肿，治蚰蜒毒。此冻葱也，经冬不凋，不结子，分茎莳③种，茎叶俱软，气味香佳，切忌与蜜同食。又一种楼葱，即龙瓜葱，亦冻类。又胡葱、汉葱、茖葱，数种不同，大抵以发散为功，多食昏神，只调和食品可也。花与吴茱萸，煎服治心痛。葱白：

---

① 薤：原作"韭"，与意不符，据明卢和《食物本草》改。
② 肝：原作"奸"，与意不符，据明卢和《食物本草》改。
③ 莳：移栽。

治磕打伤损，头脑破骨，及手脚骨折，或指头破裂，血流不止。用葱白捣烂，焙热封裹损处，甚效。产乳方：治妊娠四五个月，初胎下血者，取葱白一大把，煎汤饮之，即安。集要方：治大小便不通，杵葱白填脐中，艾火灸七壮，立下。

胡葱

味：辛，温平。消谷下气，杀虫。久食伤神，令人多忘，损目，发痼，胡臭。人不可食，食之，臭愈甚。

胡荽

又名芫荽，张骞使西域得其种归，今处处有之。石勒讳"胡"，故并汾[①]人呼为香荽，子、华皆辛香可用。

味：辛，气温，微毒。主：消谷、治五脏、补不足，利大小肠，通小腹气及心窍，拔四肢热，止头痛。久食损人精神，令人多忘，发腋臭、口臭，脚气金疮。久病人食之脚软。根，发痼疾。子：主小儿秃疮，油煎敷之，主蛊、五痔，及食肉中毒，吐下血不止，煮令取汁服。又治小儿痘疹不出，欲令速出，用酒煎沸，勿令泄气，候冷去滓，微微从项以下喷身令遍，除面勿喷，包暖即出。

---

① 并汾：并州（今山西太原）、汾州（今山西隰城），指今山西中部地区。

小 蒜

味：辛，温，有小毒，归脾肾。主：霍乱、腹中不安，消谷理胃温中，除邪痹、毒气、丁疮等毒。华佗用蒜、薤吐人恶物，云即是此。不可与鱼脍同食，与蜜相反。千金方：治蛇、虫、沙虱咬毒，捣小蒜敷之。

大 蒜

味：辛，气温，有毒，属火。主：散痈肿、䘌疮①，除风邪，杀毒气，消食下气，健胃化肉食，破冷气，烂痃癖，辟瘟疫瘴气，伏邪恶蛊毒、蛇虫、溪毒。治中暑霍乱转筋腹痛，烂嚼，温水送之。又鼻衄不止，捣碎，涂脚心，止，即拂去。此物性最热，气极晕，煮为羹臛，甚俊美，熏气亦微下气温中，消谷。生食伤肝气，损目光，面无颜色，又伤肺伤脾，引痰助火，昏神。醋浸经年者佳。叶亦可食，独子者攻毒，如痈疽发背，恶疮肿核初发，取紫皮独头者，切片贴肿心，炷艾灸其上，觉痛即起，焦者用新者再灸。疮初痛者，灸不痛；不痛者，灸痛，痒者分然。以多灸为良，无不效者。疣赘之类，亦以此灸之。一切肿毒，用独头蒜三四颗，捣烂入麻油，和研厚，贴肿处，干再易之。又治鱼骨鲠，以蒜塞鼻中，自出。又治毒蛇咬，捣蒜敷，立愈。

---

① 䘌（nì）疮：病名，指妇人阴户生疮。

蔓菁

又名芜菁，其根即莱菔类。

味：温，无毒。利五脏，消食益气，令人肥健，可常食，其子能明目。北方种之甚多，春食苗，夏食心，秋食茎，冬食根，菜中最有益于用者。南方地不同，所种形类皆变。

菘菜

茎园厚者名白菜，茎扁而白黄嫩脆美者名黄芽菜。北方肥大者，一本重十斤。

味：甘，温，无毒。利肠胃，除胃中烦，解酒渴，去鱼腥，消食下气，治瘴，止热嗽胃膈闷。或食之觉冷，姜能制之。一云，夏至前食，发皮肤风痒，动气发病。紫花菘，行风气，去邪热。其花头，糟食美。服甘草勿食。其子作油，敷头长发，涂刀不锈。音秀。北人居南方不胜地土之宜，遂病忌菘菜。牛肚菘，叶最厚，味甘；紫菘，叶薄细，味少苦；白菘，似蔓菁，犹一类也。北地无菘，即传种到彼，形色俱变。

芥菜

气味辛烈，菜中之介然者，食之有刚介之气，故字从介子。研末泡过为芥酱，和入蔬菜，辛香可人口。

味：辛，气温，无毒。归鼻，除肾邪，利九窍，明耳目，安中，除邪气，止咳嗽冷气，去头面风。多食动风气，生食发丹石。不可同兔肉食，食则生恶疮；同鲫鱼食，发水肿。子：主敷射工及㿉气、疝气，发汗，胸膈痰冷，面黄。又和药为膏，治骨节痛，治风肿毒及麻痹；醋研敷之，扑损瘀血、腰痛肾冷；和生姜研，微暖，涂贴心痛，酒醋服。丹溪云："痰在皮里膜外，非此不能达。"又治游肿诸毒，用子为末，猪胆调和如泥，敷之。但其类多。青芥叶粗大，味辣，妙；紫芥作齑佳；白芥尤辛美。俱入药，出太原。有便血痔漏者忌之。

苋 菜

味：甘，寒，无毒。通九窍。又云，食之动风，令人烦闷，冷中损腹。子，主：青盲白翳，明目，除邪，利大小便，利九窍，治赤白痢，去寒热，杀蛔虫。久服益气力，轻身不饥。叶，忌与鳖同食。丹溪云："苋有六种，人苋、赤苋、白苋、紫苋、五色苋，其一即马齿苋也，下血。又入血分且善走，与马齿同食，下胎临产煮食，易产。又有野生一种灰条苋，亦可食，亦入药。"治：蛇虫射工螫者，以紫苋菜捣汁，倾一升，敷伤处即愈。菜子，治：肝经风热，上攻眼目，赤痛生翳，遮障不明，青盲赤瞎，并宜服之。为末，每夜茶服方寸匕。

马 齿 苋

又名五行草，俗名酱瓣草。

味：酸，气寒，性滑，无毒。主：目盲白翳，利大小便，止赤白下，去寒热，杀诸虫，止渴，破症结痈疮。服之长年不老，和梳垢，封丁肿。又烧为灰，和陈醋淬，先灸丁肿后封之，根即出。又敷豌豆疮，良。生捣汁服，当利下恶物，去白虫，亦治痔痢。子：可明目，又主三十六种风结疮，以水煮，澄清，内蜡三两，煎成膏涂之。又涂白秃湿癣，敷杖疮，又疗多年恶疮，又治马咬马汗，射工毒。一种叶大者不堪，唯叶小而节间有水银者可用，去茎用叶。此菜感阴气之多，而生食之，宜和以蒜。余见苋菜下。治大人、小儿血痢，捣汁一合，入蜜二匙，空心温饮。产宝方：治产后血痢，脐腹疼痛，小便不利，捣汁三合，煎沸入蜜一合，搅服之。广利方：治大人、小儿一切肿毒火丹恶疮，捣汁敷之。

葵菜

吴瑞[1]曰：即蜀葵、锦葵，今人未有食之者。

味：甘，气寒，阴中之阳，无毒。为百菜长，滑利不可多食。能宣导积壅，主：客热，利小便，治恶疮及带下，散脓血恶。煮食，主丹石，发结热。叶：烧为末，敷金疮，捣碎敷汤火疮。炙煮与小儿食，治热毒。下痢及大小丹痢，捣汁服。孕妇煮食之，易产。其心伤人，不可食。其叶黄而茎赤者，勿食。不可与鲤鱼、黍米同食。天行症后，食之失明。花，治：淋涩、水肿，催生落胎，并一切疥疮、小儿风疹。子，

---

[1] 吴瑞：元代医家，撰有《日用本草》。

有赤白二种，赤者治赤带，白者治白带，空心酒调末，服之。又，赤治血燥，白治气燥，并痎疟[1]。又冬葵子，秋种经冬至春始结子者，主脏腑寒热，羸瘦，五癃，利小便，疗妇人乳难，下乳汁，久服坚骨，长肌肉，轻身延年。产难取一二合杵破，水煮服之。痈疖未溃者，水吞三五粒，便作头出脓。根，主：恶疮，疗淋，利小便，服丹石人宜之。

落葵菜

又名胡胭脂，俗名滕儿菜。

味：酸，寒，无毒。主：滑中，散热。其子紫色，女人以渍粉敷面，鲜华可爱。取蒸晒干，按去皮，取仁细研，和白蜜敷之，甚妙。被犬咬者，食此菜，终身不愈。

茄

一名落苏，茄种不一。摘叶布路以灰，围之，其实必繁，谓之嫁茄。交岭有茄树，年久生茄，大如瓜。

味：甘，寒，有小毒。动风发疮，乃痼疾，患冷人尤不可食，蔬圃中惟此无益。丹溪谓："茄属土，故甘而喜降火。"用根煎汤洗足疮，蒂烧灰治口疮，甚效。皆甘以暖火之意。又用根及枯茎并叶煎汤，洗冻疮，并烧灰敷穿烂处，即愈。秋

---

[1] 痎（jiē）疟：疟疾的统称，也指常年不愈的老疟。

茄尤不宜食。鬼遗方：治磕打损伤肌肤青肿，用枝上老黄大茄子一个，切作一指厚片，瓦上培干为末，临睡酒调二钱服，一夜即消。

菠薐菜

一名菠菜。茎叶柔脆，可口。根赤色，味更美。种子时，须砑开浸胀，必过月朔乃生，亦异种也。

味：冷，微毒。利五脏，通肠胃，解热毒、酒毒。北人多食肉与面，食此则平。南人多食鱼鳖水米，食此则冷，故多食冷大小肠，发腰痛，令人脚弱不能行。一云，服丹石人，食之佳。刘禹锡《佳话录》云：此菜来自西域颇稜国，误呼菠薐。《艺苑雌黄》亦云。

苦荬

野生，叶大，味欠佳。

味：冷，无毒。疗面目黄，强力，止困，敷蛇虫咬良，又汁敷疔肿，根即出。蚕妇食之，坏蚕蛾。

莙荙

即莙蒿菜，道家忌之，一名恭菜[①]。

味：平淡，微毒。补中下气，理脾胃，去头风，利五脏冷气。多食则动气。先患腹冷人，食

---

① 恭菜：即"甜菜"。

之破腹。茎：灰淋汁洗衣，洁白如玉色。

荠菜

即野菜，一名护生菜。取其茎作挑灯杖，可辟蚊蛾。因其能护庇众生，故名。

味：甘，气温，无毒。主：利肝气，和中。其实：名菥蓂子，主明目，目暴赤痛，去障翳。根：汁点目中亦效。根烧灰治赤白痢，蜜汤调。其花：辟诸虫，三月三日日未出，采放床席下，甚妙。

青菜

味：甘，平。四季常有，通肠胃结滞，利大小便，和中下气。

白菜

味：甘，温，无毒。主：通利肠胃，除胸烦，解毒酒。

芹菜

味：甘，无毒。主：女子崩中带下，止血养精，保脉益气，令人肥健嗜食。又止烦热渴燥，去伏热，杀药毒。置酒酱中香美，和醋食损齿。作菹者食生啖并得。又有荻芹、赤芹、水芹，荻芹根美，赤芹茎、叶俱佳，水芹滑地所生，不及高田者宜人。三八月勿食，恐病蛟龙瘕。

恭菜

一名莙荙菜，冷气人不可食，多食动气破腹。

味：甘、苦，大寒。主：时行壮热，解风热毒，止热痢，开胃通膈。又治小儿热毒。其花与根，妇人宜食。夏日，作饭最凉。

雍菜

味：甘，平，无毒。治：解胡蔓草毒，即葛根毒，煮食之。捣汁和酒服，治难产。蔓生，花白，摘其苗，以土壅之即活。与野葛相伏，取汁滴野葛即死。

蓴菜

多食发痼疾，生热。

味：辛，温，无毒。治：腹内冷气，消食，利胸膈，豁冷疾心腹痛。

荇菜

生湖陂中，叶紫、赤，圆径寸余，浮水面，茎如银股，上青下白。《诗》所谓"参差荇菜"是也，可淹为菹。

紫菜

生海中。凡海中之菜，皆有毒。

味：甘，寒。下热解烦，疗瘿瘤结气。多食令人腹痛，发气，吐白沫，饮少醋即消。其中有小螺蛳，误食损人，须择出，凡海菜皆然。凡瘿结积块之疾，宜常食紫菜，乃咸能软坚之义。

鹿角菜

生东南海中石崖间，久浸则化为胶。

大寒，无毒。下热动风，疗小儿骨蒸，解面热。不可久食，发痼疾，损经络血气，令脚冷痹，损腰肾，少颜色。

白花菜

一名羊角菜，又一种名黄花菜，即同此类。

味：甘，气臭，性寒。生食苦，淹以为菹。治：下气，煎洗痔，敷风湿痹痛，酒止疟。多食，动风气，滞腑脏，令人胃闷满，伤脾。

生菜

味：苦，寒。解热毒，消酒毒，止渴，利大小肠。

羊蹄菜

以形似名。

味：苦，寒，无毒。根用醋磨，涂癣疥速效。治：疬疡风，并大便卒涩不通，喉痹卒不能语，肠风痔血，产后风，剉根取汁，煎服殊验。《诗》曰"言采其蕒"即此。

苦荬

菜似鹤嘴，一花结子一丛。子有白毛茸，茸随风飘扬，落地即生。蚕子见之即烂，故蚕妇恶之。

味：苦，寒，无毒。主：五脏邪气伤谷，胃痹肠癖消热，并治恶疮。久服，安心益气，聪察少卧，轻身耐老，耐饥寒，调十二经脉。虽冷，甚益人。捣汁饮，除面目及舌下黄，其白汁涂疔肿，拔根，滴痈上立溃，点痣自落，敷蛇咬，明目，治诸痢、血淋痔。

东风菜

春多东风，此菜先春而生，故名。

味：甘，寒，无毒。主：风毒壅热，头痛目眩，肝热眼赤。入羹臛煮食甚美。此菜生平泽，茎高二三尺，叶似杏叶而长，极厚且软，上有细毛，先春而生，故有东风之号。

油菜

味：甘。主：滑胃，通结气，利大小便。冬种春长，形色俱似白菜，根微紫，抽嫩心，开黄花，取其薹为菜茹甚佳。子枯，取以榨油，味如麻油，但略黄耳。

黄瓜菜

名黄花菜。

形似油菜，但味：少苦，微寒，无毒。治：通结气，利肠胃，性亦相类。生平泽中，取为羹，茹亦甚香美。

藕丝菜

味：甘、涩，性寒。解热渴烦毒，下瘀血，即今鸡头子菅也。

莫菜

味：酢而滑。生水浸湿地，去皮肤风热。茎大如箸，赤节，节生一叶，似柳叶而厚且长，有毛刺。可为羹，始生时，又可生食。

芸薹菜

胡臭人不可食。道家特忌，以为五荤之一。

味：甘，温，无毒。散游风、丹种、乳痈，煮食。主：腰脚痹，破症瘕结血，多食损阳气，发疮口齿痛，又生腹中诸蛊。子：取油敷头发，长而黑。下产后瘀血。治女人吹乳，小儿火丹，捣烂敷之。有人骨肉疼痛，额角红肿，痛不可忍，取叶捣敷，随手而愈。

蕫菜

此下四种皆远方所出。叶止霍乱，与香薷同功。

味：甘，寒，无毒。主：蛇蝎毒，及消痈肿，捣汁洗马毒疮，治鼠瘘、瘰疬，生疮结核，下瘀血，止霍乱。久食，除心烦热。

翘摇菜

生平泽中，紫花，蔓生，茎叶柔婉，有翘然一摇之状，故名。其实以油炒之，缀以米掺佳，作羹尤佳。

味：辛，平，无毒。主：破血止血生肌，充生菜食之。又主五种黄病，煮熟食，甚益人。和五脏，明耳目，去热风，令人轻健。活血明目，用豆为末，甘草汤，日服二钱。热疟不止。捣汁服之。

荏菜

味：辛，温，无毒。主：调中，去臭气。子：主咳逆，下气温中，补体。可以榨油生食，止渴润肺。

蘮勒菜①

味：辛，温，微毒。调中消食，去恶气，消水气，宜生食。多食壅关节，涩荣卫，令血脉不

① 蘮勒菜：即"罗勒菜"。

行，动风，发脚气。烧灰疗齿根烂疮，子：主目翳，风赤眵泪。根：主小儿黄烂疮，煅末敷之，甚效。北人呼之为兰香是也。

繁缕

一名鹅肠菜，一名滋草，蔓生，甚繁，中有一缕，故名。似鸡肠而味甘，咀之无涎，以此为别。

味：酸，平，无毒。合鮧[1]鲊食，发消，一令人多忘。治积年恶疮、痔不愈，破血下乳汁，产妇宜食之。产后腹有块痛，以酒炒，绞汁温服。又暴[2]干为末，醋糊和丸，空腹服五十丸，取下恶血。治恶疮有神效之功，捣汁涂之作菜食，益人。须五月五日者乃验。能去恶血，不可久食，恐血尽也。附方：食治乌髭，繁缕为齑，久久食之，能乌髭发。小便卒淋，繁缕草满两手，水煮，常常饮之。产妇有块，方见上。丈夫阴疮。茎及头溃烂，痛不可忍，久不瘥者，以五月五日繁缕烧焦五分，入新出蚯蚓屎二分，入少水和研，作饼贴之，干即易。禁酒面五辛及热食等物，甚效。

鸡肠草

似鹅肠而色深，但鹅肠无涎，作蔬不及鹅肠。生嚼涎滑至粘，小儿用以掇蝉，并拤蜘蛛网。

味：微辛、苦，平，无毒。治：毒肿，止小便、痢，疗蝹蜫溺疮，主遗溺，洗手足伤水烂。

① 鮧：音蛆，鳝鱼属。
② 暴：同"曝"。

五月五日，作灰和盐，疗一切疮及风丹，遍身痒痛。亦可捣封，日五六易之。作菜食益人，去脂膏毒气。又烧敷疳䘌。取汁和蜜服，疗小儿赤白痢甚良。研末或烧灰，揩齿，去宣露。

水苦荬

根，味：微苦、辛，寒，无毒。治：风热上壅，咽喉肿痛，及项上风疬。以酒磨服。

翻白草

一名天藕。人多生食之，荒年人掘以和饭。

根，味：甘、微苦，平，无毒。治：吐血，下血，崩中，疟疾、痈疮。

仙人杖草

味：甘，小温，无毒。治：作茹食，去痰癖，除风冷，久服长生，坚筋骨，令人不老。

蒲公英

一名黄花地丁，花如金簪，独脚如丁，故名。脚中白汁如乳，故治乳。花开飞絮，落地即生。

苗，味：甘，平，无毒。治：妇人乳痈水肿，煮汁饮及封之，立消。解食毒，散滞气，化热毒，消恶肿，结核丁肿，掺牙，乌须发，壮筋骨。白汁涂恶刺、狐尿刺疮，即愈。附方：还少丹。越王曾遇异人，得此方，至老不衰。用蒲公英一斤，一名耩耨草，又名蒲公罂，生平泽中，三四月甚有之，秋亦有花，连根带叶，取一斤洗净，勿令见天日，阴干。入斗子解盐[1]一两，香附子五钱，二味为细末，入蒲公草内淹一宿，分为二十团，用皮纸三四层裹扎定，用六一泥即蚯蚓粪如法固济，入灶内焙干，乃以武火煅通红为度，冷定取出，去泥，为末，早晚擦牙漱之，吐咽任便，久久方效。

生瓜菜

味：甘，微寒，无毒。治：走注攻头面四肢，及阳毒伤寒，壮热头痛，心神烦躁，利胸膈，捣汁饮之。又，生捣贴肿。

蕺菜

名鱼腥草。

叶，味：辛，微温，有小毒。多食令人气喘。食蕺不利人脚，恐由闭气，故也。令小儿食之，便觉脚痛。小儿食之，三岁不行。久食发虚弱，损阳气消精髓。素有脚气人食之，一世不愈。治：蛷螋尿疮。淡竹筒内煨熟，捣敷恶疮、白秃，散热毒，痈肿、疮痔、脱肛，断痁疾，解硇毒。附方：背疮热肿，蕺菜捣汁涂之，留孔以泄热毒，冷即易之。痔疮肿痛，鱼腥草一握，煎汤熏洗，仍以草挹，痔即愈。疔毒作痛，鱼腥草捣烂敷之，痛一二时，不可去草，痛后一二日即愈。小儿脱肛，鱼腥草擂如泥，先以朴硝水洗过，用芭蕉叶托住药坐之，自入也。虫牙作痛，鱼腥草、花椒、菜子油[2]等分，捣匀，入泥少许，

---

① 解（hài）盐：山西运城解池出产的盐。

② 菜子油：即“菜籽油”。

和作小丸，如豆大，随看左右，塞耳内两边轮换，不可一齐用，恐闭耳气塞。一日夜取看，有细虫为效。**断绝疟疾**，紫蔀一握，捣烂绢包，周身摩擦，得睡有汗即愈。临发前一时作之。**恶蛇虫伤**。鱼腥草、皱面草、柏树叶、草决明，一处杵烂，敷之甚效。

茼蒿

一名蓬蒿。

味：甘，平，无毒。主：安心气，养脾胃，消痰饮，利肠胃。多食动风气，熏人心，令气满。

水芹

味：甘，平，寒，无毒。主：女子赤白带下，止血养精，益气保血脉，消烦渴，令人肥健，嗜食利齿。

蒌蒿

多生江边。

味：甘、辛。生水泽中，叶似艾，青白色，长数寸，食之香脆而美。叶可为茹。又一种曰莪蒿，曰邪蒿，作羹臛，俱绝佳。

蕨

生山中者有毒，澄其粉而食。

味：甘，寒，滑。去暴热，利水道，令人睡弱。与小儿食之，脚软不能行。又云，寒，补五脏不足，气壅经络，筋骨间毒气，令人消阳事，眼暗、鼻塞、腹胀、发落，非良物也。根：烧灰油调，敷蛇蝎毒。附方：肠风热毒。蕨菜花焙为末，每服二钱，米饮下。

《搜神记》曰：郗鉴镇丹徒，二月出猎，有甲士折一枝食之，觉心中淡淡成疾，后吐出一小蛇，悬屋前，渐干成蕨。遂明此物不可生食也。

水蕨

似蕨，生水中。

味：甘、苦，寒，无毒。治：腹中痞积，淡煮食，一二日即下恶物。忌杂食，一月余乃佳。

薇

薇生水旁，叶似萍。蒸食利人。

味：甘，寒，无毒。治：久食不饥，调中，利大小肠，利水道，下浮肿，润大肠。

鹿藿

名野绿豆，鹿喜食之，故名。其子大如椒子，黑色，可煮食，或磨面作饼蒸食。

味：苦，平，无毒。治：蛊毒，女子腰腹痛，肠痈、瘰疬，疗疡气，止头痛。

灰藋

其子炊为饭，香滑。若生墙下、树下者，不可用。

茎、叶，味：甘，平，无毒。治：恶疮，虫、蚕、蜘蛛等咬，捣烂和油敷之。亦可煮食、作汤，浴疥癣风瘙。烧灰纳齿孔中，杀虫䘌。含漱，去甘疮。以灰淋汁，蚀息肉，除白癜风，黑子面䵟，着肉作疮。附方：疔疮恶肿。野灰藋芽叶烧灰，拨破疮皮，唾调少许点之，血出为度。子、仁，味：甘，平，无毒。治：炊饭，磨面食，杀三虫。

藜菜

处处有之，即灰藋之红心者。初生可食，老可为杖。《诗》"北山有莱"即此。

叶，味：甘，平，微毒。治：杀虫，煎汤洗虫疮，漱齿䘌，捣烂涂诸虫伤，去癜风。附方：白癜风。红灰藋五斤，茄子根茎三斤，苍耳根茎五斤，并晒干烧灰，以水一斗，煎汤淋汁，熬成膏，别以好乳香半两，铅霜一分，腻粉一分，炼成。牛脂二两，和匀，每日涂三次。茎，治：烧灰和荻灰、蒿灰，等分，水和蒸，取汁煎膏。点疣、赘、黑子，蚀恶肉。

醍醐菜

味：甘，温，无毒。治：月水不利，捣叶绞汁，和酒煎服一盏。附方：伤中崩赤。醍醐榨汁，拌酒煎沸，空心服一盏。附录：茅膏菜，味甘，平，无毒。煮服，主赤白久痢。生茅中，高一尺，有毛，如油腻粘人手，子作角生。鸡侯菜，味辛，温，无毒。久食温中益气。孟娘菜，味苦，小温，无毒。主妇人腹中血结，羸瘦；男子阴囊湿痒。强阳道，令人健行不睡。补虚，去痔瘘、瘰疬、瘘瘤。生四明诸山，冬夏常有，叶似升麻，方茎，山人采茹之。优殿。味辛，温，无毒。温中去恶气，消食。生安南，人种为茹。以豆酱食之，芳香好味。

秦荻藜

生下湿地，所在有之。人所啖者，此物于生菜中最香美。

味：辛，温，无毒。治：心腹冷胀，下气消食。和酱、醋食之，破气甚良。又末之，和酒服，疗心痛，悒悒塞满气。子：治肿毒，捣末和醋封之，日三易。

五辛菜

元旦、立春，以葱、蒜、韭、蓼、蒿、芥辛嫩之菜，杂和食之，取迎新之义，谓之五辛盘。

味：辛，温，无毒。热病后食，多损目。治：岁朝食之，助发五脏气。常食温中去恶气，消食下气。

生姜

能疆御百邪，故谓之姜。

味：辛，微温，无毒。去皮则热，留皮则凉。辛而甘温，气味俱厚，浮面片，扬也。秦椒为之使，杀半夏、莨菪毒，恶[①]

---

① 恶（wù）：与某物相恶。药物或食物的配伍关系有相须、相使、相畏（或相杀）、相恶、相反等关系。相恶是指两种药物（食物）合用，一种药物（食物）能够降低另一种药物（食物）的功效，甚至作用相互抵消。

黄芩、黄连、天鼠粪。治：久服去臭气，通神明，归五脏，除风邪寒热，伤寒头痛，鼻塞，咳逆。上气，止呕吐，去痰下气，去水气满，疗咳嗽时疾。和半夏，主心下急痛；和杏仁作煎，下急痛气，实心胸拥隔冷热气，神效；捣汁和蜜服，治中热呕逆，不能下食散烦闷，开胃气；汁作煎服，下一切结实，冲胸膈恶气，神验。除壮热，治痰喘胀满，冷痢腹痛，转筋心满，去胸中臭气、狐臭，杀腹内长虫。益脾胃，散风寒。解菌、蕈诸物毒。生用发散，熟用和中。解食野禽中毒，成喉痹；浸汁点赤眼；捣汁和黄明胶熬，贴风湿痛，甚妙。

干生姜

主治：嗽，温中，治胀满，霍乱不止，腹痛、冷痢、血闭，病人虚而冷，宜加之。姜屑和酒服，治偏风。肺经气分之药，能益肺。姜枣，味辛、甘，专行脾之津液，而和荣卫。药中用之，不独专于发散也。生姜之用有四：制半夏、厚朴之毒，一也；发散风寒，二也；与枣同用，辛、温，益脾胃元气，温中去湿，三也；与芍药同用，温经散寒，四也。姜为呕家圣药，盖辛以散之。呕乃气逆不散，此药行阳而散气也。夜间勿食生姜，姜气温，主开发，夜则气本收敛，反开发之，则违天道矣！若有病人，则不然也。俗言："上床萝卜下床姜。"姜能开胃，萝卜消食也。凡早行、山行，宜含一块，不犯雾露清湿之气，及山岚不正之邪。凡中风、中暑、中气、中毒、中恶、干霍乱，一切卒暴之病，用姜汁与童尿服，立可解散。盖姜能开痰下气，童尿降火也。治痢方：以生姜切细，和好茶一两碗，任意呷之便瘥。若是热痢，留姜皮；冷痢，去皮。因姜能助阳，茶能助阴，二物皆消散恶气，调和阴阳，且解湿热及酒食暑气之毒，不问赤白，通宜用。附方：痰澼卒风，生姜二两，附子一两，水五升，煮取二升，分再服。忌猪肉、冷水。胃虚风热，用姜汁半杯，生地黄汁少许，蜜一匙，水三合，和服之。疟疾寒热，生姜四两，捣自然汁一酒杯，露一夜。于发日五更面北立，饮即止。未止再服。寒热痰嗽，初起者，烧姜一块，含咽之。咳嗽不止，生姜五两，饧半升，火煎热食，服三四次即效。久患咳噫，生姜汁半合，蜜一匙，煎温呷服，三服愈。小儿咳嗽，生姜四两，煎汤浴之。暴逆气上，嚼姜两三片，屡效。干呕厥逆，频嚼生姜，呕家圣药也。呕吐不止，生姜一两，醋浆二合，银器煎取四合，连滓呷之。又杀腹内长虫。心痞呕哕，心下痞坚。生姜八两，水三升煮一升，半夏五合，洗水五升，煮一升，取汁同煮一升半，分再服。反胃羸弱，用母姜二斤，捣汁作粥食。用生姜切片，麻油煎过为末，软拌蘸末嚼咽。霍乱欲死，生姜五两，牛儿屎一升，水四升煎二升，分再服即止。霍乱转筋，入腹欲死。生姜三两，捣，酒一升煮三两沸服，仍以姜捣贴痛处。霍乱腹胀，不得吐下。用生姜一斤，水七升煮二升，分三服。腹中胀满，绵裹煨姜，内下部，冷即易之。胸胁满痛，生姜一斤，捣渣留汁，慢炒待润，以绢包于患处，款款熨之。冷再以汁炒，再熨。良久，豁然宽快也。大便不通，生姜削，长二寸，涂盐内下部，立通。消渴饮水，干生姜末一两，以鲫鱼胆汁和丸悟子大，每服七丸，米饮下。湿热发黄，生姜时时周身擦之，其黄自退也。一方，加茵陈蒿尤妙。暴赤眼肿，用古铜钱刮姜取汁，于钱唇点之，泪出，今日点，明日愈。一治暴风客热，目赤睛痛肿者，腊月取生姜捣，绞汁，阴干，取粉入铜青末，等分，每以少许沸汤泡，澄清温洗，泪出，妙。舌上生胎，诸病热胎，以布染开水抹，后用姜片时时擦之，自去。满口烂疮，生姜自然汁，频频漱吐。亦可为末搽之，甚效。牙齿疼痛，老生姜瓦焙，入枯矾末同擦之。有人日夜呻吟，用之即愈。喉痹毒气，生姜二斤捣汁，蜜五合，煎匀。每服一合，日五服。中莨菪毒、中诸药毒、猘犬伤人，并饮生姜汁，即解。虎伤人疮，内服生姜汁，外以汁洗之，用白矾末敷上。蝮蛇螫人，姜末敷之，干即易。蜘蛛咬人，炮姜切片，贴之良。刀釜金疮，生姜嚼敷，勿动，次日即生肉，甚妙。闪拗手足，生姜、葱白捣烂，和面炒热，盦之。跌蹼伤损，姜汁和酒调生面，贴之。百虫入耳，姜汁少许滴之。腋下狐臭，姜汁频涂，绝根。赤白癜风，生姜频擦之，良。两耳冻疮，生姜自然汁，熬膏涂。发背初起，生姜一块，炭火炙，一层刮一层为末，以猪胆汁调涂。诸疮痔漏，用生姜连皮切大片，涂白矾末，炙焦研细，贴之勿动，良。产后血滞，冲心不下。生姜五两，水八升，煮服。产后肉线，老姜连皮三斤捣烂，入麻油二斤拌匀，炒干。先以熟绢五尺折作方结，令人轻轻盛起肉线，使之屈曲，作三团纳入产户，乃以绢袋盛姜，就近熏之，冷则更换。熏一日夜，缩入大半，二日尽入也。脉溢怪症。生姜自然汁和水各半盏服，即安。

姜皮，味：辛，凉，无毒。治：消浮肿、腹胀、痞满，和脾胃，去翳。叶，味：辛，温，无毒。治：食鲙成症，捣汁饮即消。附方：打伤瘀血。姜叶一升、当归三两为末，温酒服。

干姜

作干姜法：水淹三日，去皮，置流水中，六日更刮去皮，晒干置瓷坛中，酿三日乃成。

味：辛，温，无毒。久服令人目暗，余同生姜。孕妇不可食干姜，令胎内消，盖其性热而辛散，故也。治：胸满，咳逆上气，温中，止血，出汗，逐风湿痹，肠澼下痢，生者尤良。寒冷腹痛，中恶霍乱，胀满，风邪诸毒，皮肤间结气，止唾血。治腰肾中疼冷，冷气，破血去风，通四肢关节，开五脏六腑，宣诸络脉，去风毒冷痹，夜多小便。消痰下气，治转筋吐泻，腹脏反胃，干呕，瘀血扑损，止鼻红，解冷热毒。开胃，消宿食，主心下寒痞，目睛久赤。干姜气薄味厚，半沉半浮，可升可降，阳中之阴也。又曰，大辛大热，阳中之阳。其用有四：通心助阳，一也；去脏腑沈①寒痼冷，二也；发诸经之寒气，三也；治感寒腹痛，四也。生则逐寒邪而发表，炮则除胃冷而守中。同五味子，用以温肺；同人参，用以温胃。干姜入肺中利肺气，入肾中燥下湿，入肝经引血药生血，同补阴药，亦能引血药入气分生血，故血虚发热、产后大热者用之。止唾血、痢血，须炒黑用之。有血脱色白而夭不泽，脉濡者，此大寒也，宜干姜之辛温以阴血，甘热以温经。附方：**脾胃虚冷**，干姜，浆水煮透，取出焙干捣末，粥饮，丸梧子大，每服三五十丸，白汤下。**脾胃虚弱**，饮食难化，无力，肌瘦，用干姜炒研四两，以白饧切块，水浴过，入铁铫溶化，和丸梧子大。每空心米饮下三十丸。**头晕吐逆**，冒冷生痰也。用川干姜炮二钱半，甘草炒一钱二分，水一钟半，煎减半服。累用有效。**心脾冷痛**，用干姜、高良姜，等分，炮研末，糊丸梧子大。每食后，猪皮汤下三十丸。**心气卒痛**，干姜末，米饮服一钱。**中寒水泻**，干姜炮研粥，饮服二钱，立效。**寒痢青色**，干姜切大豆大，每米饮服六七枚，日三夜一，累用得效。**血痢不止**，干姜烧黑存性，放冷为末，每服一钱，米饮下，神妙。**脾寒疟疾**，用干姜、高良姜，等分为末，每服一钱，水一盏，煎至七分服。**冷气咳嗽**，干姜末，热酒调服半钱，或饧糖。**虚劳不眠**，干姜为末，汤服三钱，取微汗出。**吐血不止**，干姜为末，童子小便调服二钱良。**鼻衄不止**，干姜削尖②煨，塞鼻中即止。**齆鼻不通**，干姜末蜜调，塞鼻中。**冷泪目昏**，干姜粉一字泡汤点，洗之。**赤眼涩痛**，白姜末水调贴足心，甚妙。**目忽不见**，令人嚼母姜，以舌日舐六七次，以明为度。**目中卒痛**，干姜削圆，贴内背中，有汗出，拭之。未尽更易。**牙痛**

---

① 沈：旧同"沉"。

② 尖：原作"煎"，据意改。

不止，姜炮川椒，等分为末，掺之。**痈疽初起**，干姜一两，炒紫研末，醋调敷四围，留头自愈。**瘰疬不敛**，干姜为末，姜汁打糊和作剂，以黄丹为衣，每日随疮大小，入药在内，追脓尽，生肉口合为度。如不合，以葱白汁调大黄末搽之，即愈。**虎狼伤人**，干姜末敷之。**猘犬伤人**，干姜末水调二匕，生姜汁服亦良，并以姜炙热熨之。**蛇蝎螫人**。干姜、雄黄等分为末，袋盛佩之，蝎螫即以敷之，便定。

茴 香

煮臭肉，下少许，即无臭气；酱入末亦香，故曰"回香"。大茴香性热，多食伤目、发疮，食料不宜过用。

子，味：辛，平，无毒。苦、辛，微寒，涩。苦、辛，得酒良，炒黄用。阳也，浮也，入手、足少阴、太阳经。**治**：诸瘘霍乱，及蛇伤。膀胱胃间冷气，及育肠气，调中、止痛、呕吐。治干湿脚气，肾劳癫疝，阴疼，开胃下气，补命门不足，暖丹田。附方：**瘴疟发热**，连背项者，茴香子，捣汁服之。**大小便闭**，鼓胀气促。八角茴香七个，大麻仁半两，为末。生葱白三七根，同研煎汤，调五苓散末服之，日一服。**小便频数**，茴香不拘多少淘净，入盐少许，炒研为末，炙糯米糕蘸食之。**伤寒脱阳**，用茴香末，以生姜自然汁调，抟腹上。外用茴香末，入益元散服之。**肾虚腰痛**，茴香炒研，以猪腰子剖开，掺末入内，湿纸裹煨熟。空心食之，盐酒送下。**腰痛如刺**，用八角茴香炒研，每服二钱，食前盐汤下。外以糯米一二升，炒热，袋盛，拴于痛处。**腰重刺胀**，八角茴香，炒，为末，食前酒服二钱。**疝气入肾**，茴香炒作二包，更换熨之良。**小肠气坠**，用八角茴香、小茴香各三钱，乳香少许，水服取汗。用大茴香一两，花椒五钱，炒研，每酒服一钱。**膀胱疝痛**，用舶茴香、杏仁各一两，葱白焙干五钱，为末。每酒服二钱，嚼胡桃送下。**胁下刺痛**，小茴香一两炒，枳壳五钱麸炒，为末。每服二钱，盐酒调服，神效。**辟除口**

臭，茴香煮羹，及生食并得。蛇咬久溃。小茴香捣末敷之。

　　茎、叶，味：与子同。治：煮食，治卒恶心，腹中不安；治小肠气，卒肾气冲胁，如刀刺痛，喘息不得。生捣汁一合，投热酒一合，和服。恶毒痈肿，用茴香苗叶，捣汁一升服之，日三四服。其滓以贴肿上，冬月用根。

蒔蘿

即小茴香。

　　苗，味：辛，温，无毒。治：下气，利膈。子，味：辛、温，无毒。治：小儿气胀，霍乱呕逆，腹冷不下食，两胁痃满，健脾开胃气，温肠，杀鱼肉毒，补水脏，治肾气，壮筋骨。主膈气，消食，滋食味。

竹笋

旬外为竹，旬内为筍①，故从竹、从旬，作"笋"非。

　　诸竹笋，味：甘，微寒，无毒。诸笋皆发冷血及气。笋同羊肝食，令人目盲。治：消渴，利水道，益气可久食，利膈下气化热，消痰爽胃。

　　苦竹笋，气味：苦、甘，寒。治：不睡，去面目并舌上热黄，消渴，明目，解酒毒，除热气，健人。理心烦闷，益气力，利水道，下气化

---

① 筍：即"笋"。古代笋写作"筍"，"笋"为俗字，这里是指"笋"字写法不正确。

痰，理风热脚气，并蒸煮食之。治出汗，中风，失音。干者烧研入盐，擦牙疳。

篁竹笋，治：消渴，风热，益气力，发气胀，蒸煮炒食皆宜。

淡竹笋，即中母笋。味：甘，寒。治：消痰，除热狂壮热，头痛头风，并妊妇头旋颠仆，惊悸，瘟疫，迷闷。小儿惊痫，天吊。多食，令人发迷闷、脚气。

箭笋，新可食，作笋干佳。但硬而难化，不可与小儿食。

青笋，味：甘。止肺痿、吐血、鼻衄。治：五痔，并妊娠。

猫笋，味：甘，温。生于冬不出土者，曰冬笋，又名潭笋。利九窍，通血脉，治吐血、衄血及产后心腹痛，一切血症。食之肥白人。小儿痘疹不出，煮粥食，即有发生之意。

筀笋，味亦然。大抵笋类滋味爽人，然性冷难化，不益脾胃，是宜少食。唯素患痰疾之人，最宜多食。

桃竹笋，味：苦，有小毒。主治：六畜疮中蛆。捣碎纳之，蛆尽出。

刺竹笋，味：甘、苦，有小毒。食之落人发。

酸笋，味：酸，凉，无毒。治：作汤食，止渴，解酲，利膈。

芦笋，味：甘，寒，无毒。治：隔寒客热。止渴，利小便，解诸毒。其根：疗五噎膈气，烦闷吐逆，不纳饮食。日日煎浓汤饮，甚效。又解河豚毒。

蒲笋：去热燥，利小便。

芋

芋有六种，青芋、紫芋、真芋、白芋、连禅芋、野芋。野芋名老芋，形叶相似如一根，有大毒，并杀人，不可食。一名土芝，一名蹲鸱。有水、旱二种，水种者味胜，其茎作羹，美甚。浙人取茎作饧，名乌花饧。

芋子，味：辛，平，滑，有小毒。生则有毒，味苳不可食。性滑下石，服饵家所忌。多食动宿冷，多食难克化，滞气困脾。治：宽肠胃，充饥肤，滑口，冷啖，疗烦热止渴，令人肥白。开胃通肠闭。产妇食之，破血。饮汁，止血渴，破宿血，去死肌。和血煮食，甚下气，调中补虚。十月后，晒干收之，冬月食，不发病。芋以姜同煮过，换水再煮，方可食之。附方：腹中癖气，生芋子一斤压破，酒五斤，渍二七日，空腹每饮一升，神良。身上浮风，芋煮汁浴之，慎风半日。疮冒风邪，肿痛，用白芋烧灰敷之，干即易。头上软疖。用大芋捣敷之，即干。

叶、茎，味：辛，冷，滑，无毒。治：除烦止泻，疗妊妇心烦迷闷，胎动不安。又，盐研敷蛇虫咬，并痈肿毒痛，及罯毒箭。梗擦蜂螫尤良，汁涂蜘蛛伤。刘阳隐居王屋山，见一蜘蛛，为蜂所螫，坠地腹鼓欲裂，徐行入草，啮破芋梗，以疮就啮处磨之，良久腹消如故。自后用治蜂螫验。附方：黄水疮。芋苗晒干，烧存性，研搽。

附录：野芋。形叶与芋相似，芋种三年不采，成秏芋，并能杀人。误食之，烦闷垂死者，惟以土浆及粪汁、大豆汁饮之，则活矣。野芋根辛冷，有大毒。醋摩敷虫疮恶癣。其叶捣涂毒肿。初起无名者即消，亦治蜂、虿螫，涂之良。

土芋

根，味：甘、辛，寒，有小毒。治：解诸药毒。生研水服，当吐出恶物便止。煮熟食之，甘美不饥，厚人肠胃，去热嗽。

白苣

味：苦，寒，无毒。治：补筋骨，利五脏，开胸膈拥气，通经络，止脾气，令人齿白，聪明少睡，可煮食之。解热毒、酒毒，止消渴，利大小肠。

莴苣

自莴国来，故名。江南人盐晒压实，以备方物，名莴苣笋。

味：苦，冷，微毒。久食昏人目，患冷人不宜食。莴苣有毒，百虫不敢近，蛇虺触之，则目瞑不见物。人中其毒，以姜汁解之。紫莴苣有毒，入烧炼用。治：利五脏，通经脉，开胸膈，功同白苣。利气，坚筋骨，去口气，白齿牙，明眼目，通乳汁，利小便，杀虫蛇毒。附方：乳汁不通，莴苣菜煎酒服。小便不通，莴苣菜捣敷脐上即通。小便尿血，同上方，甚效。沙虱水毒，莴苣菜捣汁，涂之良。蚰蜒入耳，莴苣叶干者一分，雄黄一分，为末，糊丸枣核大，蘸生油，塞耳中引出。百虫入耳。莴苣捣汁，滴入，自出也。

子，主治：下乳汁，通小便。治：阴肿、痔漏、下血，伤损作痛。

莼

又一种石莼，生南海石上，似紫菜，色青。

味：甘，寒，无毒。主：消渴热脾，同鲫鱼作羹，最佳。下水，利小便，解百药毒及蛊气，下气，止呕。其性滑，不益脾，多食发痔，损胃及齿、发、面色。三月至八月取者，味甜体滑；九月至十二月取者，味苦体涩。虽水草性冷，然食之拥气，大抵不宜多食。石莼：治风秘不通，五肠气，并脐下结气。煮汁治瘴疾。

石花菜

生南海沙石间，状如珊瑚，似鸡爪，略煮热成膏糊，贮盆内，冷则凝结，如琥珀，或糟酱美甚。

味：甘、咸，大寒，滑，无毒。治：去上焦浮热，发下部虚汗。

龙须菜

生东南海边石上，丛生无枝叶，一名石发。长尺余，以醋浸食，和肉蒸亦佳。

味：甘，寒，无毒。治：瘿结热气，利小便。

睡菜

五六月生田塘中，土人采根为盐菹，食之好睡。

味：甘、微苦，寒，无毒。治：心膈邪热，不得眠。

零余子

即山药藤上所结子也。长圆不一，皮黄肉白，煮肉去皮食之，胜于山药，美于芋子，霜后收。

味：甘，温，无毒。治：补虚损，强腰脚，益肾，食之不饥。

甘薯

南人用当米、谷、果食，蒸炙皆香美。

味：甘，平，无毒。治：补虚乏，益气力，健脾胃，强肾阴。功同薯蓣。

百合

百合，根大如蒜，众瓣合成。或云专治百合病，故名。味如山薯。此物花叶根皆四向，故一名强瞿。

根，味：甘，平，无毒。治：邪气腹胀，心痛，利大小便，补中益气。除浮肿胪胀，痞满寒热，通身疼痛，及乳难喉痹，止涕泪。百邪鬼魅，涕泣不止，除心下急满痛，治脚气、热咳。安心，定胆，益志，养五脏，治颠邪、狂叫、惊悸，产后血狂运。杀蛊毒气，胁痛乳痈，发背诸疮，心急黄疸，宜蜜蒸食之。治百合病，温肺止嗽。

花，主治：小儿天泡湿疮。暴干研末，菜子油涂，良。

子，主治：酒炒微赤，研末汤服，治肠风下血。

山丹

即红百合。燕齐人采其花之未开者，干而货之，名红花菜。

根，味：甘，凉，无毒。治：疮肿惊邪，女人崩中。

花，味：同根。治：活血，其蕊敷丁疮恶肿。

草石蚕

即今甘露子也。五月掘根蒸煮，食之味如百合，可为菜，又可充果。

味：甘，平，无毒。不宜生食及多食，生寸白虫，与诸鱼同食，令人吐。治：浸酒，除风破血；煮食，治溪毒；焙干，主走注风，散血止痛。其节亦可捣末酒服，和五脏，下气清神。

壶卢

名匏瓜。瓠味似冬瓜，小者名瓢。皆利水道，故夏月食之，不但堪烹食，且可为器。大者瓮盖；小者瓢樽系腰，可以浮水。为笙可以奏乐。肤瓢可以养猪，犀瓣可以浇烛，利用极矣。俗作葫芦，非。

壶瓠，味：甘，平，滑，无毒。甘冷多食，令人吐利。患脚气、虚胀、冷气者食之，永不除也。治：消渴恶疮，鼻口中肉烂痛。利水道，消热，服丹石人宜之。除烦，治心热，利小肠，润心肺，治石淋。浙人食匏瓜多吐泻，谓之发暴。盖此物以暑月壅成，故也。惟与香薷同食，则可免。

附方：腹胀黄肿。用亚腰壶卢连子烧存性，每服一个。食前温酒下，不饮酒者白汤下，十余日见效。

叶，味：甘，平，无毒。治：为茹耐饥。蔓、须、花，治：解毒。附方：预解胎毒。七八月，或三伏日，或中秋日，剪壶卢须如环子脚者，阴干，于除夜煎汤浴小儿，则可免出痘。

子，治：齿龈或肿或露，齿摇疼痛。用八两，同牛膝四两，每服五钱，煎水含漱，日三四次。

苦瓠

瓠即匏也。有甘苦二种，甘者大，苦者小。

瓤及子，味：苦，寒，有毒。治：大水，面目四肢浮肿，下水，令人吐。利石淋，吐呀嗽，囊结，痘蛊，痰饮。又煮汁渍阴，疗小便不通。煎汁滴鼻中，出黄水，去伤冷鼻塞，黄疸。吐蛔虫。治痈疽恶疮，疥癣龋齿，有虫蜃者。又可制汞。花：治一切瘘疮。霜后收曝，研末敷之。蔓，治：麻疮。煎汤浴之，即愈。

败瓠

瓠乃匏壶破开为之者，近世方药，亦时用之。当似苦瓠者为佳，年久者尤妙。

味：苦，平，无毒。治：消胀杀虫。治痔漏，下血崩中，带下赤白。

冬瓜

冬瓜，以其冬热也。子亦可食，其肉可蜜为果。凡收瓜，忌酒、漆、麝香、糯米，触之必烂。

白冬瓜，味：甘，微寒，无毒。治：小腹水胀，利小便，止渴。捣汁服，止消渴，烦闷，解毒，益气耐老，除心胸满，去头面热，消热毒、痈肿。切片摩痱子，甚良。利大小肠，压丹石毒。热者食之佳，冷者食之瘦。人煮食，练五脏，为其下气，故也。欲得体瘦轻健者，则可长食之；若要肥，则勿食也。凡患发背及一切痈疽者，削一大块置疮上，热则易之，分散热毒气，甚良。冬瓜性走而急，寇氏[1]谓其分散热毒气，盖亦取其走而性急也。久病者、阴虚者忌之。孙真人言：九月勿食，令人反胃。须霜降食之，乃佳。取瓜一颗，和桐叶与猪食之，一冬虽不多与诸物食，自然不饥，长三四倍也。附方：积消热渴，白瓜去皮，每食后吃三二两，五七度良。消渴不止，冬瓜一枚削皮，埋湿地中，一月取出，破开取清水日饮之。或烧热绞汁饮之。消渴骨蒸，大冬瓜一枚去瓤，入黄连末填满，安瓮内，待瓜消尽，同研，丸梧子大，每服三四十丸，煎冬瓜汤下。产后痢渴，久病津液枯竭，四肢浮肿，口舌干燥。用冬瓜一枚，黄土泥厚五寸，煨熟绞汁饮。亦治伤寒痢渴。小儿渴痢，冬瓜汁饮之。小儿魃病，寒热如疳。用冬瓜、萹蓄各四两，水二升，煎汤浴之。婴孩寒热，冬瓜炮熟，绞汁。水病危急，冬瓜不拘多少，任意吃之，神效无比。发背欲死，冬瓜截去头，合疮上，瓜烂截去，更合之。瓜未尽，疮已小敛矣。乃用膏贴之。痔疮肿痛，冬瓜煎汤洗之。马汗入疮，干冬瓜烧研，洗净敷之。食鱼中毒，冬瓜汁饮之良。面黑令白。冬瓜一个，竹刀去皮切片，酒一升半，水一升，煮烂，滤去滓，熬成膏，瓶收。每夜涂之。

瓜练，瓤也。味：甘，平，无毒。治：绞汁服，止烦躁热渴，利小肠，治五淋，压丹石毒，洗面澡身，去皯𪒠[2]，令人悦泽白皙。附方：消渴烦乱，冬瓜瓤干者一两，水煎饮。水肿烦渴。小便少者，冬瓜白、瓤，水煮汁，淡饮之。

---

① 寇氏：北宋医家寇宗奭，撰《本草衍义》。

② 皯（gǎn）𪒠（zèng）：脸上的黑斑。皯：黑色，也指黑斑。

白瓜子，冬瓜仁也。味：甘，平，无毒。性寒，久服寒中。治：令人悦泽，好颜色，益气不饥，久服轻身耐老，除烦满不乐。可作面脂，去皮肤风及黑䵟，润肌肤，治肠痈。附方：多年伤损，不瘥者，瓜子末温酒服之。消渴不止，小便多用。干冬瓜子、麦门冬、黄连各二两，水煎饮之。冬瓜苗叶，俱治消渴，不拘新、干。男子白浊，陈冬瓜仁炒为末，每空心，米饮服五钱。女子白带。方同上。

瓜皮，治：可作丸服，亦入面脂。主：驴马汗入疮肿痛。阴干为末，涂之。又主折伤损痛。附方：跌蹼伤损，用干冬瓜皮一两，真牛皮胶一两，剉入锅内，炒存性，研末，每服五钱，好酒热服。仍饮酒一瓯，厚盖取微汗，其痛即止，一宿如初，极效。损伤腰痛。冬瓜皮烧研，酒服一钱。

叶，主治：肿毒，杀蜂，疗蜂叮。主消渴，疟疾寒热。又焙研，敷多年恶疮。附方：积热泻痢。冬瓜叶嫩心，拖面煎饼食之。

藤，治：烧灰，可出绣黥。煎汤，洗黑䵟，并疮疥。捣汁服，解木耳毒。煎水，洗脱肛。烧灰，可淬铜铁，伏砒石。

南瓜

种出南番，转入闽浙，今燕京诸处亦有之矣。二月下种，宜沙沃地。

味：甘，温，无毒。多食发脚气、黄疸。不可同羊肉食，令人气壅。治：补中益气。

越瓜

又名菜瓜。越瓜，南北皆有，二三月下种，生苗就地引蔓，青叶黄花，并如冬瓜花，叶而小。夏秋之间结瓜，有青白二色，亦可作菹，可充果蔬，酱豉、糖醋藏浸皆宜。

味：甘，寒，无毒。生食多冷中动气，令人心痛，脐下症结，发诸疮。又令人虚弱，不能行。不益小儿。天行病后不可食。又不得与牛奶酪及鲊同食。菜瓜能暗人耳目，观驴马食之即眼烂，可知。治：利肠胃，止烦渴。利小便，去烦热，解酒毒，宣泄热气。烧灰敷口吻疮及阴茎热疮，和饭作鲊。久食益肠胃。

黄瓜

一名胡瓜。避石勒讳，故改黄瓜。张骞使西域得之。

味：甘，寒，有小毒。不可多食，动寒热，多疟病，积瘀热，发疰气，令人虚热上逆，少气，损阴血，发疮疥、脚气，虚胀百病。天行病后不可食之。小儿切忌滑中，生疳虫。不可多用醋。治：清热解渴，利水道。附方：小儿热痢，嫩黄瓜同蜜食，十余枚良。水病肚胀，用胡瓜一个破开，连子以醋煮一半至烂，空心俱食之，须臾下水也。咽喉肿痛，老黄瓜一枚，去子，入硝填满，阴干为末。每以少许吹之。火眼赤痛，五月取老黄瓜一条，上开小孔，去瓤，入芒硝令满，悬阴处，待硝透出刮下，留点眼，甚效。汤火伤灼。五月五日，掐黄瓜入瓶内，封，挂檐下，取水刷之，良。

叶，味：苦，平，有小毒。治：小儿闪癖，一岁用一叶，生捼搅汁服，得吐下，良。根，治：捣敷狐刺、毒肿。

丝瓜

嫩瓜及花，嫩叶卷丝，皆可食。一名天罗。经霜则枯，经丝罗织，故名。惟可藉靴履，涤釜器。

味：甘，平，无毒。入药用老者。治：痘疮不快，枯者烧存性，入朱砂研末，蜜水调服，甚妙。煮食，除热利肠。老者烧存性服，去风化痰，凉血解毒，杀虫，通经络，行血脉，下乳汁，治大小便下血，痔漏崩中，黄积，疝痛卵肿，血气作痛，痈疽疮肿，齿䘌，痘疹胎毒。暖胃补阳，固气和胎。丝瓜，本草诸书无考[1]，惟痘疮及脚痛方中烧灰用之，亦取其性冷解毒耳。丝瓜老者，筋络贯串，房膈联属。故能通人之脉格脏腑，而去风解毒，消肿化痰，祛痛杀虫，及治诸血病也。附方：痘疮不快，初出或未出，多者令少，少者令稀。老丝瓜近蒂三寸，连皮烧存性，研末，砂糖水服。痈疽不敛，疮口太深，用丝瓜捣汁，频抹之。风热腮肿，丝瓜烧存性，研末，水调搽之。肺热面疮，苦丝瓜、牙皂荚并烧灰，等分，油调搽。玉茎疮溃，丝瓜连子捣汁，和五倍子末，频搽之。坐板疮疥，丝瓜皮焙干为末，烧酒调搽之。天泡湿疮，丝瓜汁调辰粉，频搽之。手足冻疮，老丝瓜烧存性，和腊猪脂调之。肛门酒痔，丝瓜烧存性，研末，酒服二钱。痔漏脱肛，丝瓜烧灰、多年石灰、雄黄各五钱为末，以猪胆、鸡子清及香油和调，贴之，收上乃止。肠风下血，霜后干丝瓜烧存性，为末，空心酒服二钱。下血危笃，丝瓜烧存性，槐花减半，为末，每空心米饮服二钱。酒痢便血，腹痛，或如鱼脑五色者，干丝瓜一枚连皮烧研，空心酒服二钱。一方煨食之。血崩不止，老丝瓜烧灰，棕榈烧灰等分，盐酒或盐汤服。经脉不通，干丝瓜一个为末，用白鸽血调成饼，晒干研末。每服二钱，空心酒下。先服四物汤三服。乳汁不通，丝瓜连子烧存性研。酒服一二钱，被覆取汗即通。干血气痛，妇人血气不行，上冲心膈，变为干血气者，用丝瓜一枚烧存性，空心温酒服。小肠气痛，绕脐冲心，连蒂老丝瓜

① 本草诸书无考：语出汪颖《食物本草》。

烧存性，研末。每服三钱，热调酒下，甚者不过二三服即消。卵肿偏坠，丝瓜架上初结者，留下，待瓜结尽叶落取下，烧存性为末，炼蜜调成膏，每晚好酒服一匙。如在左，左睡；在右，右睡。腰痛不止，天罗布瓜子仁炒焦，擂酒服，以渣敷之。喉闭肿痛，天罗瓜研汁灌之。卒然中风，防风、荆芥一两，升麻半两，姜三片，水一盏。水半盏，以丝瓜子研，取浆半盏，和匀灌之。如手足麻痒，以羌活煎汤洗之。化痰止嗽，天罗，即丝瓜，烧存性为末。枣肉和丸，弹子大，每服一丸，温酒化下。风虫牙痛，经霜干丝瓜烧存性为末，擦之。风气牙痛，生丝瓜一个，擦盐火烧存性研末，频擦，涎尽即愈。腮肿，以水调贴之。食积黄疸，丝瓜连子烧存性，为末。每服二钱，因面得病面汤下，因酒得病温酒下，连进数服愈。小儿浮肿。天罗、灯草、葱白等分，煎浓汁服，并洗之。

叶，治：癣疮，频挼掺之，疗痈疽、丁肿、卵癞。附方：虫癣，清晨采露水丝瓜叶七片，逐片擦七下，如神。忌鸡、鱼发物。阴子偏坠，丝瓜叶烧存性三钱，鸡子壳烧灰二钱，温酒调服。头疮生蛆，头皮内时有蛆出，以刀切破，挤丝瓜叶汁搽之，蛆出尽，绝根。汤火伤灼，丝瓜叶焙研，入辰粉一钱，蜜调搽之。生者捣敷，一日即好。刀疮神药。古石灰、新石灰、丝瓜根叶切种放两叶者、生菜根各等分，捣一千下作饼，阴干为末，擦之。止血定痛生肌，如神效。

藤根，味：同上。治：齿䘌脑漏，杀虫解毒。附方：诸疮久溃，丝瓜儿根熬水扫之，大凉即愈。喉风肿痛，丝瓜根，以瓦瓶盛水浸，饮之。脑崩流汁，用丝瓜藤近根三五尺，烧存性。每服一钱，温酒下，以愈为度。牙宣露痛，《海上妙方》：用丝瓜藤阴干，临时火煅存性，研擦即止，最妙。咽喉骨鲠，七月七日，取丝瓜根阴干，烧存性。每服二钱，以原鲠物煮汤服之。腰痛不止。丝瓜根烧存性，为末。每温酒服二钱，神效甚捷。

苦瓜

一名锦荔枝，出南番。初生时皮青，煮肉及盐酱充蔬皆可。熟则色红如荔枝，自裂瓤，味甘。

味：苦，寒，无毒。治：除邪热，解劳乏，清心明目。子，味：苦、甘，无毒。治：益气壮阳。

稍瓜

味：甘，寒。治：利肠胃，去烦热，止渴，利小便，解酒热，宣泄热气，多食动气发疮，冷中，令脐下症痛，及虚弱不能行。小儿不宜食。不可同乳酪及鱼酢食。若空心食之，令胃脘痛。一云，和饭并齑食，亦益脾胃。

甜瓜

瓜种不一，甘肃及浙江者佳。子暴取仁，可充果食。凡瓜最忌麝香，触之甚至一蒂不生。

味：寒，无毒。少食。主：消渴，除烦热，利小便，通三焦壅塞。夏月不中暑气，并主口鼻疮。多食，令阴下湿痒生疮，动宿冷气并虚热，手脚无力。破腹落水沉者，双顶双蒂者，皆有毒，杀人，切不可食。取瓜蒂用槟榔裹，挂东墙风干，治身面四肢浮肿，下水杀虫毒，咳逆上气，风痫喉风痰涎。酒后反食诸果，病在胸腹中，皆吐下之。去鼻中息肉，疗黄疸及暴急。黄花，主：心痛咳逆。无发人，捣叶汁涂头上，发即出。

王瓜

一名土瓜。蔓生，嫩时可食。根如栝楼，澄粉甚白腻，掘二三尺乃得正根。味如山药。

味：苦，气寒，无毒。主：消渴内痹，瘀血月闭，寒热酸疼，益气愈聋。疗诸邪气，热结鼠瘘，散痈肿、恶血，止小便、数遗不禁。除黄疸，行乳汁，通经水。

酱瓜

即菜瓜。别种瓜，形如枕，宜生时剖开腌晒酱藏，以供蔬茹。熟则肉松不脆，不可作蔬矣。

味：甘，寒，有毒。治：利肠胃，止消渴，不可多食。

金鸡瓜

味：甘，平，无毒。主：五痔头风，小腹拘急，和五脏，醒酒。其本造屋，则屋中酒味皆淡。

西瓜

契丹破回纥，得此种，瓤如胭脂。凡瓜堪作果者，惟此最美。子生食、炒熟，皆佳。

味：甘，寒，无毒。治：消暑热，解烦渴，宽中下气，利小水。治：血痢。

芝

青芝生泰山，赤芝生霍山，黄芝生嵩山，白芝生华山，黑芝生常山，紫芝生高夏山谷。六芝皆六月八月采，此皆常芝也。若仙芝瑞草，凡百余种，食之能仙，皆不易得，故不具载。

青芝，一名龙芝。味：酸，平，无毒。治：明目补肝气，安精魂，仁恕。久食，轻身不老，延年神仙，不忘强志。

赤芝，一名丹芝。味：苦，平，无毒。治：胸中结，益心气，补中，增智慧，不忘。久食，轻身不老，延年神仙。

黄芝，一名金芝。味：甘，平，无毒。治：心腹五邪，益脾气，安神，忠信和乐。久食，轻身不老，延年神仙。

白芝，一名玉芝、素芝。味：辛，平，无毒。治：咳逆上气，益肺气，通利口鼻，强志意，勇悍，安魄。久食，轻身不老，延年神仙。

黑芝，一名玄芝。味：咸，平，无毒。治：癃，利水道，益肾气，通九窍，聪察。久食，轻身不老，延年神仙。

紫芝，一名木芝。味：甘，温，无毒。治：耳聋，利关节，保神，益精气，坚筋骨，好颜色。久服，轻身不老，延年，疗虚劳、治痔。

木耳

地生为菌，木生为蛾。以草覆朽木，即生。桑、槐、榆、楮、柳者，佳；杂木及怪形者，有毒，不可食。

味：甘，平，有小毒。多动风气，发痼疾，令人肋下急，损经络，背膊闷人。木耳恶蛇虫，从下过者，有毒。枫木上生者，令人笑不止；采归色变者，有毒；夜视有光者、欲烂不生虫者，并有毒。并生捣冬瓜蔓汁解之。赤色及仰生者，并不可食。**治**：益气不饥，轻身强志，断谷治痔。一人患痔，诸药不效，用木耳煮羹，食之而愈。**附方**：**眼流冷泪**，木耳一两烧存性，木贼一两，为末。每服二钱，以清米泔煎服。**血注脚疮**，桑耳、楮耳、牛屎菰各五钱，胎发灰，男用女、女用男三钱，研末，油和涂之。**崩中漏下**，木耳半斤，炒见烟，为末。每服二钱一分，头发灰三分，共二钱四分，以应二十四气，好酒调服，出汗。**新久泻痢**，干木耳一两炒，鹿角胶二钱半炒，为末。每服三钱，温酒调下，自止。**血痢下血**，木耳炒研五钱，酒服即可。亦用井花水服，或以水煮盐醋食之，以汁送下。**一切牙痛**。木耳、荆芥等分，煎汤频漱。

桑耳，桑上寄生。**味**：甘，平，有毒。黑者**主治**：女子漏下，赤白汁，血病。症瘕积聚，阴痛，阴阳寒热，无子。疗月水不调。其黄熟陈白者，止久泄，益气不饥；其金色者，治癖，饮积聚，腹痛。金疮。**治**：女子崩中带下，月闭血凝，产后血凝；男子痃癖，止血衄，肠风泻血。妇人心腹痛，利五脏，宣肠胃气，排毒气，压丹石人热发。和葱豉，作羹食。

槐耳，槐树上菌也。**味**：苦、辛，平，无毒。**治**：五痔脱肛，下血心痛，妇人阴中疮痛。治风破血，益力。

榆耳，八月采之。**治**：令人不饥。

柳耳，**治**：补胃理气。**附方**：**反胃吐痰**。柳树蕈五七个，煎汤服即愈。

柘耳，名柘黄。**治**：肺痈咳唾，脓血腥臭。不问脓成未成，用一两研末，同百齿霜二钱，糊丸梧子大，米饮下三十丸，效甚捷。

杨栌耳，味：平，无毒。治：老血结块，破血止血，煮服之。

杉菌

出宜州，生积年杉木上。

味：甘、辛，微温，无毒。治：心脾气疼，及暴心痛。

皂荚蕈

生皂荚树上木耳也，不可食。

味：辛，有毒。治：积垢作痛，泡汤饮之，微泄效。未已再服。又治肿毒初起，磨醋涂之，良。附方：肠风泻血。皂角树上蕈，瓦焙为末，每服一钱，温汤下。

香蕈

皆因湿气熏蒸而成。生山僻处者，有毒杀人。生深山烂枫木上，小于菌而薄，黄黑色，味甚香美，最为佳品。

味：甘，平，无毒。治：益气不饥，治风破血。松蕈治溲浊不禁，食之有效。

葛花菜

惟太和山采取。云乃葛之精华也。秋香浮空，如芝蕈涌出地上。其色赤脆，亦蕈类也。

味：苦、甘，无毒。治：醒神，治酒积。

天花蕈

又名天花菜，出山西五台山。形如松花而大，香气如蕈，白色，食之甚美。

味：甘，平，无毒。治：益气杀虫。

蘑菇蕈

又名肉蕈，出山东、淮北诸处，采之长二三寸，本小末大，白色，柔软，其中空虚，状如未开玉簪花，俗名鸡腿蘑菇，谓其味如鸡也。一种状如羊肚，有蜂窠眼者，名羊肚菜。

味：甘，寒，无毒。有毒动气发病，不可多食。治：益肠胃，化痰理气。

鸡坳

出云南，生沙地间，丁蕈也。又广西横州出雷菌，遇雷过即生，须疾采之。

味：甘，平，无毒。治：益胃，清神，治痔。

舵菜

海舶船上所生菌也。

味：咸、甘，寒，无毒。治：瘿结气，痰饮。

土菌

地生者为菌，木生者为檽，江东人呼为蕈。久阴便生，良毒不等，祸能伤命，不可不慎之。

味：甘，寒，有毒。菌子有数般，槐树上者良，野田中者有毒，杀人。又多发冷气，令人腹中微微痛。发五脏风拥经脉，动痔病，令人昏昏多睡，背膊、四肢无力。菌冬春无毒，夏秋有毒，有蛇虫从下过也。夜中有光者，欲烂无虫者，煮之不熟者，煮讫照人无影者，上有毛下无纹者，仰卷赤色者，并有毒杀人，中其毒者，地浆及粪汁解之。煮菌投以姜屑、饭粒，若黑色者杀人，否则无毒。凡中其毒者，必笑不止，解之以苦茗、白矾、匀新水并咽之，无不立愈。

治：烧灰，敷疮疥。

竹蓐

慈竹林夏月逢雨，滴汁着地，生蓐，似鹿角，白色，可食。

味：甘，咸，无毒。苦竹肉有大毒。治：一切赤白痢，和姜酱食之。苦竹肉灰汁炼过食，杀三虫毒邪气，破老血。

藋菌

生东海池泽及渤海、章武[1]。藋，音雚，乃雚苇之下生者，故名。

味：咸，平，有小毒。苦，得酒良，畏鸡子。治：心痛，温中，去长虫、白癜、蛲虫、蛇螫毒，症瘕诸虫。疽蜗，去蛔虫，寸白恶疮，除腹内冷痛。治：白秃。附方：蛔虫攻心。吐清汁者，雚菌一两，杵末，羊肉臛和食之，日一顿，大效。

---

[1] 章武：古县名，西汉时置，北齐废。西汉时黄河在此入海。治所在今河北省黄骅故县村。

地耳

石耳之属，生于地者也。状如木耳，春夏生，雨后即早采之。

味：甘，寒，无毒。治：明目益气，令人有子。

石耳

生天台、四明诸山石崖上，远望如烟。

味：甘，平，无毒。治：久食益色，至老不改，令人不饥，大小便少，明目益精。附方：泻血脱肛。石耳五两，炒白枯矾一两，蜜陀僧半两，为末，蒸饼丸梧子大，每米饮下二十丸。

枸杞

味：苦，寒。根：大寒。子：微寒，无毒。无刺者，是其茎叶，补气益精，除风明目，坚筋骨，补劳伤，强阴道，久食令人长寿。根名地骨寇。宗奭曰：枸杞当用梗皮，地骨当用根皮，其子当用红实。谚云："去家千里，莫食枸杞"言其补益强盛，无所为也。和羊肉作羹，和粳米煮粥，入葱豉五味，补虚劳尤胜。南丘多枸杞，村人多寿，食其水土也。润州①大井有老枸杞树，井水益人，名著天下。与乳酪相反。

① 润州：今江苏镇江。

茭苢①

即雕胡。

味：甘，冷，无毒。去烦热。又云，主：五脏邪气，肠胃痛热，心胸浮热，消渴，利小便，又名菰根。多食令人下焦冷，发冷气，伤阳道。糟食之甚佳，不可与蜜同食。

苦芙

味：苦，寒。主：面目遍身漆疮，并丹毒。生山谷下湿处，浙东人清明节争取嫩者生食，以为一年不生疮疥。又煎汤洗痔疮。甚验。村人捣去汁，和米为食。色青，久留不败。

山药

皮褐肉白，名山药。皮黄黑而扁，名薯蓣。郑越所生者名薯。

味：温，平，无毒。主：伤中，补虚羸，除寒热邪气。补中，益气力，长肌肉。又云，主头面游风，头风眼眩，下气。主腰痛，补劳瘦，充五脏，除烦热，强阴。凉而能补，润皮毛。主泄精、健忘，久服耳目聪明，轻身不饥，延年，定魄。《本草》谓之薯蓣，江南人又呼为薯。南地种之，但性冷于北地者耳。

① 茭苢：即茭白。

决明

花黄，庭中可植。

明目清心，去头眩风。味：甘，温。苗：高三二尺，春取为蔬。花与子：可点茶，又堪入蜜饯。

芎苗

味：辛，温，无毒。主：咳逆，定惊风，辟邪恶，除蛊毒、鬼疰，去三虫，久服通神。川中产者良，本地者点茶，亦清头目。

蒟蒻

又名生头、生戟，入喉出血，毒，猛不可食。

味：辛，寒。叶：与天南星相似，但茎斑花紫。南星茎无斑花黄，为异耳。性冷，主消渴，采其根捣碎，以灰汁煮之成饼，五味调和，为茹食。又蜀人取以作酱，味酢美。

假苏

味：辛，温，无毒。主：除寒热，鼠瘘、瘰疬、生疮、破结、聚气、下瘀血，除湿痹，辟邪气，通利血脉，传送五脏，能发汗、消渴、除冷风。治头风眩晕，妇人血风等。为要药，治产后血晕，并产后中风。身僵直者，捣为末，童便调，热服。口噤者，挑齿灌之，或灌鼻中，神效。末和醋，敷疔肿风毒，即瘥。初生新嫩者，辛香可啖，取之可作生菜，即今之荆芥也。

紫苏

味：辛、甘，气温。主：下气，除寒中，解寒发表。通心经，治心腹胀满，开胃下便，止脚气，通大小肠。煮汁饮之，治蟹毒。子：尤良。主肺气喘急，咳逆，润心肺，消痰气，腰脚中湿风结气，调中下气。止霍乱、呕吐、反胃，利大小便，破症结，消五膈。又杵为末，酒调服。有几种，面背皆紫者佳。主梦泄。一种水苏，主吐血、衄血、血崩、血痢，产后中风，下气，辟口臭，去毒恶气。久服通神明，轻身耐老。一名鸡苏。

薄荷

本名苛，辛辣之物，故猛政为苛政。

味：辛、苦，气凉、温，无毒，入手太阳经、厥阴经。主：贼风伤寒，发汗通利关节，去头脑风，及小儿风涎，惊风，壮热。乃上行之药，能引诸药入荣卫。又主风气壅，并下气，消宿食恶气，心腹胀满，霍乱，骨蒸劳热。用其汁与众药熬为膏，亦堪生食。大病后不可食，恐令汗出不止。猫食之即醉。一种名石薄荷，又云龙脑薄荷、南薄荷，又名水苏。

香薷

味：辛，气微温，无毒。止霍乱，腹痛吐下，下气除烦，调中温胃。治：伤暑。利小便，散水肿。又治口气。暑月煮以代茶，可消热病。又有一种香菜，味甘可食，三月种之。香薷宜冷不宜热，冷却暑气，热则无益。

苹

大者为苹，小者为萍。

味：辛、酸，寒，无毒。主：暴热身痒，下水气，入酒长须发。主消渴下气，久服轻身。季夏始生，可糁蒸为茹。《诗》所谓"采苹采藻"，以供祭祀者是也。

昔楚昭王渡江，获苹实如斗，剖而食之，甜如蜜，即此。秀结而成，不能常有。苹有三种，唯背赤者佳。

藻

有二种，皆可食。煮熟挼去腥气，米面糁蒸为茹，甚佳。饥年可以充食。一种海藻。味：苦寒，咸，无毒。主：瘿瘤气，颈下核，破散结气，痈肿，症瘕，坚气。腹中上下鸣，下十二水肿。疗皮间积聚，暴㿉，留气热结，利小便。一名海带，不可与甘草同食。

蒲蒻

味：甘，微寒。主：消渴。生啖之脆美。《诗》云："维笋及蒲"是也。

蓼

味：辛，气温，无毒。主：明目温中，耐风寒，下水气，面目浮肿，痈疡瘰疬，归鼻，除肾气。叶归舌，除大小肠气，利中，霍乱转筋。多取煮汤，及热捋脚，又捣敷小儿头疮。马蓼去肠中蛭虫，水蓼捣敷蛇咬。又煮渍脚捋之，消脚气肿，脚痛成疮，频淋洗之。此菜人所多食，或暴干蒸食更佳。

葛根

味：甘，寒，无毒。主：痈肿恶疮。冬月取生者，以水中揉出粉，成垛，煎沸汤，擘块，下汤中，良久色如胶，其体甚韧。以蜜汤拌食之，加生姜屑尤佳。治中热酒渴，多食利小便。切片点茶亦甘美。又生者煨熟食之，极补。

白蘘荷

微温。主：中蛊及疟。有赤白二种，根茎叶皆可为菹。

鹿葱

味：甘，凉，无毒。根，治：沙淋下水气，主酒疸。黄色通身者，捣汁服。嫩苗煮食，又主小便涩身，体烦热。

花，名宜男[1]，炒以煎茶。又安五脏，利心志，令人好欢乐忘忧，轻身明目，利胸膈。又名忘忧草。《诗》曰"焉得谖草"，亦即此也。

苜蓿

如灰料头而高大。多食，令冷气入筋中，即瘦人。同蜜食，令人下痢。

味：甘、淡。嫩采食之，利大小肠，去脾胃间邪热，干食益人。

马兰

味：辛，温。生水泽中，采为菜茹。根，治：呕血，擂汁饮之，立止。

黄精

《仙书》：太阳之草，名黄精，食之长生。太阴之草，名狗吻，食之即死。

---

[1] 花，名宜男：（鹿葱的）花的名字被称为宜男。《嘉祐本草》："萱根，一名鹿葱，花名宜男。"

味：甘，平，无毒。补中益气，除风湿，益脾润肺，九蒸九暴食之。又言饵之，可以长生。

甘露子

味：甘，平，无毒。一名滴露，利五脏，下气清神。

甘蓝

味：平。补骨髓，利五脏并关节，通经络中结气，明耳目，健人少睡，益心力，壮筋骨。治黄毒，煮作菹食，去心结伏气。

紫苑

药中多用。

味：苦、辛，温，无毒。主：咳嗽，寒热结气，去蛊毒、痿蹷，安五脏。疗咳唾脓血，补虚劳，消痰止渴，润肌肤，添骨髓。连根叶采之，醋浸，少入盐，收藏待用。其味辛香甚佳，号名仙菜，性怕盐，多则腐也。

---卷五　果部（上）---

沈云将曰：木实曰果，草实曰蓏[①]，丰凶可以济饥，疾病可以备药。《素问》云："五果为助。"以五味、五色应五脏。李、杏、桃、栗、枣。欲知五谷之丰歉，但看五果之盛衰。李主小豆，杏主大麦，桃主小麦，栗主稻，枣主禾。周官辨五地之物，山林宜皂物[②]，柞栗之属。川泽宜膏物，菱芡之属。五陵宜核物，桃李之属。甸师掌野果蓏，场人树果蓏珍异之物，以时藏之，可见果实之攸系重矣！博考果实，大约有阴阳、寒热之不同。然果实虽有阴阳、寒热之不同，大率皆地产阴物，阴物所以养阴，人病多属阴虚，宜食。但果实生冷，或成湿热，干则硬燥难化，或成积聚，小儿所忌。故有"火熟先君子，果熟后君子"之说，良有以也。至于凡果未成核者，能发痈疖及寒热；果双仁者，有毒；果落地下者，有毒；果忽异常者，恐根下有蛇穴，有毒。以上种种，皆能杀人，固所宜慎。即时果佳实，土产既异，良毒性殊，岂可纵嗜欲而不知物理乎？故集草木之实，切于食物者，凡一百一十八种，为《果部》。

李

一名嘉庆子。《两京记》云：东都嘉庆坊有美李，人称为嘉庆子。

---

① 蓏（luǒ）：瓜类植物的果实。
② 皂物：也作"皂物"，可做黑色染料。

今人呼干李为嘉庆子，久之呼名既熟，不复知其所自矣。《尔雅翼》云：李，木多子，故从木，从子。《梵书》名李曰"居陵迦"。博考李子其种类甚多，京口有麦李，麦秀时熟，小而肥甜。姑熟有南居李，解核如杏子形者。又有绿李、黄李、紫李、牛李、水李，并甘美堪食。独有野李味苦，止取核仁入药用。李时珍曰："李，绿叶白花，树能耐久，其种近百，其子大者如杯如卵，小者如弹如樱。其味有甘、酸、苦、涩数种，其色有青、绿、朱、紫、黄、赤、缥绮、胭脂、青皮、紫灰之殊；其形有牛心、马肝、奈李、杏李；核有离核、合核、无核、匾缝之异；其产有武陵、房陵诸李。早则麦李、御李，四月熟；迟则晚李、冬李，十月、十一月熟；又有季春李，冬花春实也。"北方一种御黄李，形大而肉厚核小，甘香而美；江南建宁一种均亭李，紫而肥大，味甘如蜜。有擘李，熟则自裂；有糕李，肥粘如糕。皆李之嘉美者也。今人用盐曝、糖藏、蜜煎为果，惟曝干白李有益，其法，夏季色黄时摘之，以盐挼去汁，含盐晒，剥去核复晒干，荐酒、作饤皆佳。

实，味：苦、酸，微温，无毒。其苦涩者，不可食，令人胪胀发虚热。临水食之，令发痰疟。不可合雀肉食、合蜜食，损五脏；不可合浆水食，发霍乱，涩气。服术[1]人忌之。治：曝食，去痼热，调中。去骨节间劳热。肝病宜食之。

核仁，味：苦，平，无毒。治：僵仆踒[2]折，瘀血骨痛。令人好颜色。女子小腹肿满。利小肠，下水气，除浮肿。治面䵳黑子。附方：女人面䵳，用李核仁去皮细研，以鸡子白和如稀饧涂之。至旦以浆水洗去，后涂胡粉，不过五六日效。忌见风。蝎虿螫[3]痛，苦李仁嚼涂之，良。

根白皮，味：大寒，无毒。治：消渴，止

---

① 术（zhú）：指白术。
② 踒（wō）：即扭伤。
③ 螫：同"蜇"。

心烦，逆奔豚气。治疮。煎水含漱，治齿痛。煎汁饮，主赤白痢。炙黄煎汤，日再饮之，治女人卒赤白下，有验。治小儿暴热，解丹毒。苦李根皮，味咸，治脚下气。主热毒烦躁。煮汁服，止消渴。附方：小儿丹毒，从两股走及阴头，用李根烧为末，以田中流水和涂之。咽喉卒塞。无药处，以皂角末吹鼻取嚏，仍以李树近根皮，磨水涂喉外，良验。

花，味：苦，香，无毒。治：令人面泽，去粉滓䵟䵩。

叶，味：甘、酸，平，无毒。治：小儿壮热，痁疾惊痫，煎汤浴之，良。附方：恶刺疮痛。李叶、枣叶捣汁点之，效。

树胶，味：苦，寒，无毒。治：目翳，定痛消肿。

杏

杏，种甚多，其金黄者名汉帝杏。相传汉武帝上苑之果也。《西京杂记》[1]云，蓬莱杏花五色，盖异种也。

实，味：酸，热，有小毒。生食多伤筋骨。杏之类梅者味酢，类桃者味甘。凡杏性皆热，小儿多食，致疮痈膈热。多食动宿疾，令人目盲，须眉落。多食，生痰热，昏精神，产妇尤忌之。

治：曝脯食，止渴，去冷热毒。心病宜食之。心之果，故宜食。

核仁，修治。五月采之。凡用杏仁，以汤浸去皮尖，炒黄，或用面麸炒过，凡用双仁者必拣去。每斤入白火石一斤，乌豆三

---

① 《西京杂记》：西汉刘歆撰笔记小说，记有"杏二：文杏，材有文采；蓬莱杏，东郭都尉于吉献一株，花杂五色，六出，云是仙人所食。"

合，以东流水同煮，从巳至午，取出晒干用。治风寒肺病药中，亦有连皮尖用者，取其发散也。**味：甘、苦，温，冷利，有毒。两仁者杀人，可以毒狗。**杏仁性热，因寒者可用。杏仁作汤，如白沫不解者，食之令气壅身热。汤经宿者动冷气。凡杏、桃诸花皆五出，若六出必双仁，为其反常，故有毒也。得火良，恶黄芩、黄芪、葛根，畏蘘草。**治：咳逆上气雷鸣，喉痹下气，产乳金疮，寒心贲豚。惊痫，心下烦热，风气往来。时行头痛，解肌，消心下急满痛，杀狗毒。解锡毒。治腹痹不通，发汗，主温病脚气，咳嗽上气喘促。入天门冬煎，润心肺。和酪作汤，润声气。除肺热，治上焦风燥，利胸膈气逆，润大肠气秘。杀虫，治诸疮疥，消肿，去头面诸风气瘤疱。**杏仁气薄，味厚，浊而沉坠，降也，阴也。入手太阴经。其用有三，润肺也，消食积也，散滞气也。杏仁散结润燥，除肺中风热咳嗽。杏仁下喘，治气也；桃仁疗狂，治血也。俱治大便秘，当分气、血。昼则便难，行阳气也；夜则便难，行阴血也。故虚人便闭，不可过泄。脉浮者属气，用杏仁、陈皮；脉沉者属血，用桃仁、陈皮。手阳明与手太阴为表里。贲门主往来，魄门主收闭，为气之通道，故并用陈皮佐之。**附方：杏金丹，**至五月杏熟自落，收仁六斗，以汤浸去皮及双仁者，用南流水三石和研，取汁两石八斗，去滓。以新铁釜用酥三斤，以糠火及炭燃釜，少少磨酥至尽，乃内汁入釜。釜上安盆，盆上钻孔，用弦悬车辖至釜底，以纸塞孔，勿令泄气。初着糠火，一日三动车辖，以滚其汁。五日有露液生，十日白霜起，又二日白霜尽，即金花出，丹乃成也。开盆炙干，以翎扫下，枣肉和，丸梧子大。每服三丸，空心暖酒下。至七日宿疾皆除，瘖盲挛跛、仙痔瘰痫疮肿，万病皆愈。久服通灵不死。**杏酥法，**去风虚，除百病。捣烂杏仁一石，以好酒二石，研滤取汁。一石五斗，入白蜜一斗五升搅匀，封于新瓮中，勿泄气。三十日看酒上酥出，即掠取纳瓷器中贮之。取其酒滓团如梨大，置空屋中，作格安之。候成饴脯状，旦服一枚，以前酒下。又法，治肺燥喘热，大肠秘，润五脏。用杏仁去皮研细，每一斤入水一升半，捣稠汁。入生姜四两，甘草一寸，银、石器中慢火熬成稀膏，入酥二两同收。每夜沸汤，点服一匙。**万病丸，** 男妇五劳七伤，一切诸疾。杏仁一斗二升，童子小便煮七次，以蜜四两拌匀，再以童便五升于碗内重蒸。取出日晒夜露数日。任意嚼食，即愈。**补肺丸，** 治咳嗽，用杏仁二大升，山中者不用，去双仁者，以童子小便二斗浸之，春夏七日，秋冬二七日，连皮尖于砂盆中研滤取汁，煮令鱼服沸，候软如面糊即成。以粗布摊曝之，可丸即丸服。食前后总须服三五十丸，茶、酒任下。忌白水粥。**咳嗽寒热，** 用杏仁半斤去皮尖，童子小便浸七日，漉出温水淘洗，砂盆内研如泥，以小便三升煎如膏。每服一钱，熟水下。妇人、室女服之，尤妙。**咳逆上气，** 不拘大人、小儿，以杏仁三升去皮尖，炒黄研膏，入蜜一升，杵熟。每食前含之，咽汁。**上气喘急，** 杏仁、桃仁各半两，去皮尖炒研，用水调生面和，丸梧子大。每服十丸，姜、蜜汤下，微利为度。**喘促浮肿，** 小便淋沥。用杏仁一两，去皮尖熬研，和米煮粥，空心吃二合妙。**头面风肿，** 杏仁捣膏，鸡子黄和涂帛上，厚裹之，干则又涂，不过七八次即愈。**风虚头痛，** 欲破者。杏仁去皮尖，晒干研末，水九升研滤汁，煎如麻腐状，取和羹粥食。七日后大汗出，诸风渐减。此法神妙，可深秘之。慎风、冷、猪、鸡、鱼、蒜、醋。**头面诸风，** 眼䐜鼻塞，眼出冷泪。用杏仁三升研细，水煮四五沸，洗头。待冷汗尽，三度愈。**偏风不遂，** 失音不语。生吞杏仁七枚，不去皮尖，逐日加至七七枚，周而复始。食后仍饮竹沥，以瘥为度。**破伤风肿，** 杏仁杵膏厚涂上，然[1]烛遥炙之。**金疮中风，** 角弓反张。用杏仁杵碎，蒸令气溜，绞脂服一小升，兼摩疮上，良。**温病食劳，** 杏仁五两，酢二升，煎取一升服之，取汗瘥。**心腹结气，** 杏仁、桂枝、橘皮、诃黎勒皮等分，为丸。每服三十丸，白汤下。无忌。**喉痹痰嗽，** 杏仁去皮，熬黄三分，和桂末一分，研泥，裹含

---

[1] 然：同"燃"。

之，咽汁。**喉热生疮，**方同上。**卒失音声，**方同上。**肺病咯血，**杏仁四十个，以黄蜡炒黄，研入青黛一钱，作饼。用柿饼一个，破开包药，湿纸裹煨，熟食之，取效。**卒不小便，**杏仁二七枚，去皮尖，炒黄研末，米饮服之。**血崩不止，**诸药不效，服此立止。用甜杏仁上黄皮，烧存性，为末。每服三钱，空心热酒服。**五痔下血，**杏仁去皮尖及双仁者，水三升研滤汁，煎减半，同米煮粥食之。**谷道①蜃痛，**肿痒。杏仁杵膏，频频敷之。**阴疮烂痛，**杏仁烧黑研成膏，时时敷之。**产门虫疽，**痛痒不可忍。用杏仁去皮烧存性，杵烂绵裹，纳入阴中，取效。**身面疣目，**杏仁烧黑研膏，擦破，日日涂之。**面上皯疱，**杏仁去皮，捣和鸡子白。夜涂之，旦以暖酒洗去。**耳出脓汁，**杏仁炒黑捣膏，绵裹纳入，三四易之，妙。**鼻中生疮，**杏仁研末，乳汁和敷。**疳疮蚀鼻，**杏仁烧，压取油敷之。**牙齿虫蜃，**杏仁烧存性，研膏发裹，纳虫孔中。杀虫去风，其痛便止。重者不过再上。**风虫牙痛，**杏仁针刺于灯上烧烟，乘热搭病牙上。又复烧搭七次。绝不疼，病牙逐时断落也。**小儿脐烂，**杏仁去皮研敷。**小儿咽肿，**杏仁炒黑，研烂含咽。**针入肉内，**不出者。双杏仁捣烂，以车脂调贴，其针自出。**狗咬伤疮，**烂嚼杏仁涂之。**食狗不消，**心下坚胀，口干发热妄语。杏仁一升去皮尖，水三升煎沸，去渣取汁，分三服，下肉为度。**一切食停，**气满膨胀，用红杏仁三百粒，巴豆二十粒同炒，色变去豆不用，研杏为末，橘皮汤调下。**白癜风斑，**杏仁连皮尖，每早嚼二七粒，揩令赤色。夜卧再用。**诸疮肿痛，**杏仁去皮，研滤取膏，入轻粉、麻油调搽，神效。不拘大人小儿。**小儿头疮，**杏仁烧研敷之。**蛆虫入耳。**杏仁捣泥，取油滴入，非出则死。

花，味：苦，温，无毒。治：补不足，女子伤中，寒热痹厥逆。

叶，治：人卒肿满，身面洪大，煮浓汁热

---

① 谷道：指肛门。

渍，亦少少服之。

枝，治：坠伤，取一握，水一升煮减半，入酒三合和匀，分服，大效。

根，治：食杏仁多，致迷乱将死。切碎煎汤服，即解。

巴旦杏

味：甘，平、温，无毒。治：止咳下气，消心腹逆闷。

梅

半黄者以烟熏之，为乌梅；青者盐淹曝干，为白梅。

实，味：甘、酸，平，无毒。多食损齿伤筋，蚀脾胃，令人发膈上痰热。服黄精人忌食之。食梅齿齼[1]者，嚼胡桃肉解之。食梅则津液泄者，水生木也。津液泄则伤肾，肾属水，外为齿故也。梅，花开于冬而实熟于夏，得木之全气，故其味最酸，所谓曲直作酸也。肝为乙木，胆为甲木。人之舌下有四窍，四窍通胆液，故食梅则津生者，类相感也。

乌梅，用须去核，微炒之。味：酸，温、平，涩，无毒。寒。忌猪肉。治：下气，除热烦满，安心，止肢体痛，偏枯不仁，死肌，去青黑痣，蚀恶肉。去痹，利筋脉，止下痢，好唾口干。水渍汁饮，治伤寒烦热。止渴调中，去痰治疟瘴，止吐逆霍乱，除冷热痢。治虚劳骨蒸，消酒毒，令人得

---

[1] 齼（chǔ）：牙酸。

睡。和建茶、干姜为丸服，止休息痢，大验。敛肺涩肠，止久嗽泻痢，反胃噎膈，蛔厥吐利，消肿涌痰，杀虫，解鱼毒、马汗毒、硫黄毒。

白梅，名盐梅、霜梅。取大青梅以盐汁渍之，日晒夜渍，十日成矣。久乃上霜。味：酸、咸，平，无毒。治：和药点痣，蚀恶肉。刺在肉中者，嚼敷之即出。治刀箭伤，止血，研烂敷之。乳痈肿毒，杵烂贴之，佳。除痰。治中风惊痫，喉痹痰厥僵仆，牙关紧闭者，取梅揩擦牙龈，涎出即开。又治泻痢烦渴，吐痢霍乱，吐下，下血血崩，功同乌梅。乌梅，脾、肺二经血分药也。能收肺气，治燥嗽。肺欲收，急食酸以收之。乌梅、白梅所主诸病，皆取其酸收之义。附方：痈疽疮肿，已溃、未溃皆可用。盐白梅烧存性为末，入轻粉少许，香油调，涂四围。消渴烦闷，乌梅肉二两，微炒为末。每服二钱，水二盏煎一盏，去滓，入豉二百粒，煎至半盏，温服。泻痢口渴，乌梅煎汤，日饮代茶。产后痢渴，乌梅肉二十个，麦门冬十二分，每以一升煮七合，细呷之。赤痢腹痛，用陈白梅同真茶、蜜水各半，煎饮之。便痢脓血，乌梅一两去核，烧过为末。每服二钱，米饮下，立止。久痢不止，用乌梅肉二十个，水一盏，煎六分，食前分二服饮。大便下血，及酒痢、久痢不止。用乌梅三两，烧存性为末，醋煮米糊和，丸梧子大。每服空心米饮下二十丸，日三。小便尿血，乌梅烧存性为末，醋糊丸梧子大，每服四十丸，酒下。血崩不止，乌梅肉七枚，烧存性研末，米饮服之，日二。大便不通，气奔欲死。乌梅十颗，汤浸去核，丸枣大。纳入下部，少时即通。霍乱吐痢，盐梅煎饮，细细饮之。蛔虫上行，出于口鼻。乌梅煎汤频饮，并吞之，即安。水气满急，乌梅、大枣各三枚，水四升，煮二升，纳蜜和匀，含咽之。心腹胀痛，短气欲绝者。乌梅二七枚，水五升，煮沸，纳大钱二七枚，煮二升半，顿服之。久咳不已，乌梅肉微炒，罂粟壳去筋膜蜜炒，等分为末。每服二钱，睡时蜜汤调下。痰厥头痛，如破者。乌梅肉三十个，盐三撮，酒三升，煮一升，顿服取吐即愈。**伤寒头痛**，肚热，胸中烦痛，四五日不解。乌梅十四枚，盐五合，水一升，煎半升，温服取吐。吐后避风，良。**折伤金疮**，干梅烧存性敷之，一宿瘥。**猘犬伤毒**，乌梅末，酒服二钱。**指头肿毒**，痛甚者。乌梅肉和鱼鲊捣，封之妙。**小儿头疮**，乌梅烧灰，生油调涂。**香口去臭**，暴干梅脯，常时含之。**硫黄毒发**。令人背膊疼闷，目暗漠漠。乌梅肉焙一两，砂糖半两，浆水一大盏，煎七分，呷之。

核仁，味：酸，平，无毒。治：明目，益气，不饥。除烦热。治代指忽然肿痛，捣烂和醋浸之。

花，味：酸、涩，无毒。

叶，味：酸，平，无毒。治：休息痢及霍乱，煮浓汁饮之。清水揉梅叶，洗焦葛衣，经夏不脱，有验。夏衣生霉点，梅叶煎汤，洗之即去，甚妙。附方：**中水毒病**，初起头痛恶寒，心烦拘急，旦醒暮剧。梅叶捣汁三升，饮之良。**下部虫蛋**，梅叶、桃叶一斛，杵烂蒸极熟，内小器中，隔布坐蒸之，虫尽死也。**月水不止**。梅叶焙，棕榈皮、灰，各等分为末，每服二钱，酒调下。

根，治：风痹。出土者杀人。初生小儿取根，同桃、李树根煮汤浴之，无疮热之患。煎汤饮，治霍乱，止休息痢。

榔梅

梅实，杏形桃核。相传真武折梅枝插于榔树，曰：吾道若成，花开果结。后果验。今树尚在五龙宫。

实，味：甘、酸，平，无毒。治：生津止渴，清神下气，消酒。

桃

桃实最多，故从木，从兆。桃生虫，以猪头汁烧之，即除桃。五年后以刀剥伤，其皮出脂液，则寿。

实，味：**辛、酸、甘，热，微毒。多食令人有热。** 能发丹石毒，生者尤损人。食桃饱，入水浴，令人成淋及寒热病。生桃多食令人膨胀及生痈疖，有损无益。五果列桃为下以此。桃与鳖同食，患心痛。服术人忌食之。**治：作脯食，益颜色。肺之果，肺病宜食之。**

冬桃：食之解劳热。

核仁，七月采，取仁阴干。凡使须去皮，用白术、乌豆，二味同。于地锅中煮，二伏时漉出。劈开，心黄如金色乃用。桃仁行血，宜连皮尖生用。润燥活血，宜汤浸去皮尖，炒黄用。或麦麸同炒，或烧存性，各随本方。双仁者有毒，不可食。味：**苦、甘，平，无毒。治：瘀血血闭，症瘕邪气，杀小虫。止咳逆上气，消心下坚硬，除卒暴击血，通月水，止心腹痛。治血结、血秘、血燥。通润大便，破畜血。杀三虫，又每夜嚼一枚和蜜，涂手、面，良。主血滞、风痹、骨蒸，肝疟寒热，鬼注疼痛，产后血病。** 桃仁苦重于甘，气薄味厚，沉而降，阴中之阳，手足厥阴经血分药也。苦以泄滞血，甘以生新血，故破凝血者用之。其功有四：治热入血室，一也；泄腹中滞血，二也；除皮肤血热燥痒，三也；行皮肤凝聚之血，四也。肝者血之源，血聚则肝气燥，肝苦急，急食甘以缓之。桃仁之甘以缓肝散血，故张仲景芪当汤用之，以治伤寒。**附方：延年去风，** 用桃仁五合去皮，用粳米饭浆同研，绞汁令尽，温温洗面极妙。**风劳毒肿，** 用桃仁一升去皮尖熬，令黑烟出，热研如脂膏。以酒三升搅和服，暖卧取汗。不过三度瘥。**骨蒸作热，** 桃仁一百二十枚，留尖去皮及双仁，杵为丸，平旦井花水顿服之。令尽量饮酒至醉，仍须任意吃水。隔日一剂。百日不得食肉。**上气喘急，** 方见杏仁。**上气**

咳嗽，胸满气喘。桃仁三两去皮尖，以水一大升研汁，和粳米二合，煮粥食之。卒得咳嗽，桃仁三升去皮杵，着器中密封，蒸熟晒干，绢袋盛，浸二斗酒中，七日可饮，日饮五合。卒然心痛，桃仁七枚去皮尖研烂，水一合服之。人好魇寐，桃仁熬去皮尖三七枚，以小便服之。崩中漏下，桃核烧存性研细，酒服方寸匕，日三。妇人难产，用桃仁一个劈开，一片书"可"字，一片书"出"字，吞之即生。产后身热，如火。皮如粟粒者，桃仁研泥，同腊猪脂敷之，日一易。产后血闭，桃仁二十枚去皮尖，藕一块，水煎服之，良。产后阴肿，桃仁烧研，敷之。男子阴肿，作痒。用桃仁炒香为末，酒服方寸匕，日二。仍捣敷之。小儿卵癞，方同上。小儿烂疮，初起肿浆似火疮，桃仁研烂敷之。小儿聤耳，桃仁炒研绵裹，日日塞之。风虫牙痛，针刺桃仁，灯上烧烟出，吹灭，安痛齿上咬之。不过五六次，即愈。唇干裂痛，桃仁捣和猪脂敷。大便不快。用桃仁三两去皮尖，吴茱萸二两，食盐一两，同炒熟，去盐、茱，每嚼桃仁五七粒。

桃毛，毛桃实上毛也。刮取用之。味：辛，平，微毒。治：破血闭，下血瘕，寒热积聚，无子，带下诸疾。疗崩中，破癖气。治恶鬼邪气。

桃枭，此是桃实着树，经冬不落者，正月采之，中实者良。味：苦，微温，有小毒。治：杀百鬼精物。杀精魅五毒不祥，疗中恶腹痛。治肺气腰痛，破血，疗心痛，酒磨暖服之。主吐血诸药不效，烧存性，研末，米汤调服，有验。治小儿虚汗，妇人妊娠下血，破伏梁结气，止邪疟。烧烟熏痔疮。烧黑油调，敷小儿头上肥疮软疖。

花，三月三日采，阴干之。桃花勿用干叶者，令人鼻衄不止，目黄。收花拣净，以绢袋盛，悬檐下令干用。味：苦，平，无毒。治：杀疰恶鬼，令人好颜色，悦泽人面，除水气，破石淋，利大小便，下三虫。消肿满，下恶气。治心腹痛及秃疮，利宿水痰饮，积滞，治风狂。研末，敷头上肥疮，手足瘑疮。

叶，采嫩者名桃心，入药尤胜。味：苦，平，无毒。治：除尸虫，出疮中小虫。治恶气，小儿寒热客忤。疗伤寒、时气、风痹无汗。治头风，通大小便，止霍乱腹痛。

茎及白皮，树皮、根皮皆可，用根皮尤良。并取东行者，刮去青皮，取白皮入药。味：苦，平，无毒。治：除邪鬼中恶腹痛，去胃中热。治痒忤心腹痛，解蛊毒，辟疫疠，疗黄疸。身目如金，杀诸疮虫。

桃胶，味：苦，平，无毒。治：炼服，保中不饥，忍风寒。下石淋，破血，治中恶痒忤。主恶鬼邪气。和血益气，治下痢，止痛。

栗

处处有之。惟兖州、宣州者胜。栗欲干收，莫如曝之；欲生收，莫如润沙藏之，至夏尚如新也。

实，味：咸，温，无毒。吴栗虽大，味短，不如北栗。凡栗日中暴干食，即下气补益；不而犹有木气，不补益也。火煨去汗，亦杀木气，生食则发气，蒸炒热食则壅气，凡患风水人不宜食，味咸生水也。栗作粉食，胜于菱、芡，但以饲孩儿，令齿不生。小儿不可多食，生则难化，熟则滞气，膈食生虫，往往致病。治：益气，厚肠胃，补肾气，令人耐饥。生食，治腰脚不遂，疗筋骨断碎，肿痛瘀血，生嚼涂之，有效。

栗楔，音屑。一球三颗，其中扁者栗楔也。治：筋骨风痛，活血尤效。每日生食七枚，破冷痃癖。又生嚼，署恶刺，出箭头，敷瘰疬肿毒痛。栗，肾之果也。肾病宜食之。相传有人患腰脚弱，往栗树下食数升，便能起行，此是补肾之义。然应生啖，若服饵，则宜蒸曝之。有人内寒暴泄如注，令食煨栗二三十枚，顿愈。肾主大便，栗能通肾，于此可验。**附方**：**小儿疳疮**，嚼栗子敷之。**苇刺入肉**，方同上。**马汗入肉**，成疮者方同上。**马咬成疮**，独颗栗子，烧研敷之。**小儿口疮**，大栗煮熟，日日与食之，甚效。**金刃斧伤**。用独壳大栗研敷，或仓卒嚼敷亦可。

栗莏，音孚。栗内薄皮也。**味**：甘，平，涩，无毒。**治**：捣散，和蜜涂面，令光，急去皱文[1]。**附方**：**骨鲠在咽**。栗子内薄皮烧存性，研末，吹入咽中即下。用栗子肉上皮半两为末，鲇鱼肝一个，乳香二钱半，共捣，丸梧子大。看鲠远近以线系绵裹一丸，水润吞之，提线钓出也。

栗壳，栗之黑壳也。**味**：同莏。**治**：反胃消渴。煮汁饮之。煮汁饮，止泻血。**附方**：**鼻衄不止**。累医不效。栗壳烧存性，研末，粥饮服二钱。

毛球，栗外刺包也。**治**：煮汁，洗火丹毒肿。

花，**治**：瘰疬。

树皮，**治**：煮汁，洗沙虱、溪毒。疗疮毒。治丹毒五色无常，剥皮有刺者，煎水洗之。根治偏肾气，酒煎服之。

天师栗

今武当山所卖娑罗子，恐即此物也。出西蜀青城山，相传张真人[2]学道于此所遗，故名。

味：甘，温，无毒。**治**：久食，已风挛。

---

① 皱文：同皱纹。
② 张真人：指张三丰。

枣

处处美枣不一。浙江金衢①出者，皮薄而皱，名"南枣"，味极美，补益之珍果也。

生枣，味：甘、辛，热，无毒。多食令人寒热，凡羸瘦者不可食。多食令人热渴膨胀，动脏腑，损脾元，助湿热。

大枣，八月采，曝干。此即晒干大枣也。味最良美，故宜入药。今人亦有用胶枣之肥大者。味：甘，平，无毒。有齿病、疳病、虫䘌，人不宜啖枣，小儿尤不宜食。又忌与葱同食，令人五脏不和；与鱼同食，令人腰腹痛。今人蒸枣多用糖、蜜拌过，久食最损脾，助湿热也。啖枣多，令人齿黄生䘌。治：心腹邪气，安中，养脾气，平胃气，通九窍，助十二经，补少气、少津液、身中不足，大惊四肢重，和百药，久服轻身延年。煮取肉，和脾胃药，甚佳。补中益气，坚志强力，除烦闷，疗心下悬，除肠澼，久服不饥神仙。润心肺，止嗽，补五脏，治虚损，除肠胃癖气。和光粉烧，治：疳痢。小儿患秋痢，与蛀枣食之良。杀乌头、附子、天雄毒。和阴阳，调荣卫，生津液。大枣气味俱厚，阳也。温以补不足，甘以缓阴血。邪在荣卫者，辛甘以解之。故用姜、枣以和荣卫，生发脾胃升腾之气。枣属土而有火，味甘性缓。甘先入脾，补脾者未尝用甘。故今人食甘多者，脾必受病也。枣为脾之果，脾病宜食之。谓治病和药，枣为脾经血分药也。若无故频食，则生虫损齿，贻害多矣。附方：调和胃气，以干枣去核，缓火逼燥为末，量多少入少生姜末，白汤点服。调和胃气甚良。反胃吐食，大枣一枚去核，用斑蝥一枚去头翅，入在内，煨

---

① 金衢：指金华和衢州。

熟去螯。空心食之，白汤下良。**小肠气痛，**大枣一枚去核，用斑蝥一枚去头翅，入枣内，纸包煨熟，去螯食枣，以桂心、荜澄茄汤下。**伤寒热病，**后，口干咽痛，喜唾。大枣二十枚，乌梅十枚，捣入蜜丸。含一杏仁，咽汁，甚效。**妇人脏燥，**大枣汤煮之，大枣十枚，小麦一升，甘草二两，每服一两，水煎服之，亦补脾气。**妊娠腹痛，**大红枣十四枚烧焦，为末，以小便服之。**大便燥塞，**大枣一枚去核，入轻粉半钱缚定，煨熟食之，仍以枣汤送下。**烦闷不眠，**大枣十四枚，葱白七茎，水三升，煮一升，顿服。**脯疽吐血，**因啖辛辣，热物致伤者。用红枣连核烧存性、百药煎煅过，等分为末。每服一钱，米饮下。**久服香身，**用大枣肉和桂心、白瓜仁、松树皮为丸，久服之。**走马牙疳，**新枣肉一枚同黄药烧焦为末，油和敷之。若加砒少许更妙。**诸疮久坏，**不愈者。枣膏三升，煎水频洗，取愈。**痔疮疼痛，**大肥枣一枚，剌去皮，取水银掌中以唾研。令极热，敷枣瓢上，纳入下部，良。**下部虫痒，**蒸大枣取膏，以水银和，捻长三寸，以棉裹夜纳下部中，明日虫皆出也。**卒急心疼，**《海上方》诀云："一个乌梅二个枣，七个杏仁一处捣。男酒女醋送下之，不害心痛直到老。"**食椒闭气。**京枣食之，即解也。

三岁陈枣核中仁，味：燔之，苦，平，无毒。治：腹痛邪气。恶气卒疰忤。核烧研，掺胫疮良。

叶，味：甘，温，微毒。散服使人瘦，久即呕吐。治：覆麻黄能令出汗，和葛粉揩热痱疮，良。治：小儿壮热，煎汤浴之。

木心，味：甘、涩，温，有小毒。治：中蛊腹痛，面目青黄，淋露骨立。剉取一斛，水淹三寸，煮至二斗澄清。煎五升，旦服五合，取吐即愈。又煎红水服之，能通经脉。

根，治：小儿赤丹。从脚跌起，煎汤频浴之。

皮，主治：同老桑树皮，并取北向者，等

分，烧研。每用一合，井水煎，澄取清，洗目。一月三洗，昏者复明。忌荤、酒、房事。

仲思枣

相传北齐有仙，仲思种此枣，因名。隋时信都郡[①]献此枣，长四寸，围五寸。

味：甘，温，无毒。治：补虚益气，润五脏，去痰嗽冷气。久服令人肥健，好颜色，神仙不饥。

苦枣

处处有之，色青而小，味苦不堪，人多不食。

味：苦，大寒，无毒。治：伤寒热伏在脏腑，狂荡烦满，大小便闭涩。取肉煮研，和蜜丸服。

梨

梨种殊多，并皆冷利，多食损人，故俗人谓之快果，不入药用。

味：甘、微酸，寒，无毒。多食令人寒中萎困。金疮、乳妇、血虚者，尤不可食。多食成冷痢。治：热嗽止渴。切片：贴汤火伤，止痛不烂。治客热，中风不语，治伤寒热发，解丹石热气，惊邪，利大小便。除贼风，止心烦气喘热狂。作浆：

---

① 信都郡：古郡名，今河北省衡水市冀州区一带。

吐风痰。卒暗风不语者，生捣汁频服。胸中痞塞热结者，宜多食之。润肺凉心，消痰降火，解疮毒、酒毒。附方：痰喘气急，梨剜空，纳小黑豆令满，留盖合住系定，糠火煨熟，捣作饼。每日食之，至效。暗风失音，生梨捣汁一盏饮之，日再服。小儿风热，昏懵躁闷，不能食。用消梨三枚切破，以水二升，煮取汁一升，入粳米一合，煮粥食之。赤目胬肉，日夜痛者。取好梨一颗捣绞汁，以绵裹黄连片一钱浸汁，仰卧点之。赤眼肿痛，鹅梨一枚捣汁，黄连末半两，腻粉一字，和匀绵裹浸梨汁中，日日点之。反胃转食。用大雪梨一个，以丁香十五粒刺入梨内，湿纸包四五重，煨熟食之。

花，治：去面黑粉滓。

叶，治：霍乱吐利[1]不止，煮汁服。作煎，治风。治：小儿寒疝。捣汁服，解中菌毒。附方：小儿寒疝，用梨叶浓煎七合，分作数服，饮之大良。中水毒病，用梨叶一把捣烂，以酒一盏搅饮。蚿蝼尿疮，出黄水，用梨叶一涂之，干即易。食梨过伤。梨叶煎汁解之。

木皮，治：解伤寒时气。

鹿梨

味：酸、涩，寒，无毒。治：煨食治痢。

根皮，味：同实。治：疮疥，煎汁洗之。附方：一切疮，鹿梨散：用鹿梨根、蛇床子各半斤，真剪草四两，硫黄三钱，轻粉一钱，为末，麻油调敷之。小儿涂干绢衣上着之，七日不解，自愈。一切癣。鹿梨根剖皮捣烂，醋和麻布包擦之。干者为末，以水和捣之。

---

① 利：同"痢"。

棠梨

即甘棠。

味：酸、甘、涩，寒，无毒。治：烧食，止滑痢。

枝叶，味：同实。治：霍乱吐泻不止，转筋腹痛。取一握，同木瓜二两煎汁，细呷之。附方：反胃吐食。棠梨叶油炒去刺，为末，每旦酒服一钱。

海红

又名海棠梨。

子，味：酸、甘，平，无毒。治：泻痢。

木瓜

凡使木瓜，勿犯铁器，以铜刀削去硬皮并子，切片晒干，以黄牛乳汁拌蒸，从巳至未，待如膏煎，乃晒用也。

味：酸，温，无毒。不可多食，损齿及骨。治：湿痹脚气，霍乱大吐下，转筋不止。治：脚气冲心。取嫩者一颗，去子煎服佳。强筋骨，下冷气，止呕逆，心膈痰唾，消食，止水利后渴不止，作饮服之。止吐泻奔豚，及水肿冷热痢，心腹痛。调荣卫，助谷气。去湿和胃，滋脾益肺。治：腹胀善噫，心下烦痞。木瓜入手、足太阴血分，气脱能收，气滞能和。木瓜得木之正，酸能入肝，故益筋与血。病腰肾脚膝无力，皆不可缺也。附方：脚气肿急，用木瓜切片，囊盛踏之。脚筋挛痛，用木瓜数枚，以酒、水各半，煮烂捣膏，乘热贴于痛处，以帛裹之，冷即换，日三五度。脐下绞痛，木瓜三片，桑叶七片，大枣三枚，水三升，煮半升，顿服即愈。**小儿洞痢，**木瓜捣汁服之。**霍乱转筋，**木瓜一两，酒一升，煎服。不饮酒者煎汤服。仍煎汤浸青布，裹其足。**霍乱腹痛，**木瓜五钱，桑叶三片，枣肉一枚，水煎服。**发槁不泽，**木瓜浸油。**反花痔疮，**木瓜为末，以鳝鱼身上涎贴之，以纸护住。**辟除壁虱。**以木瓜切片，铺于席下。

木瓜核，治：霍乱烦躁气急。每嚼七粒，温水咽之。

枝叶皮根，味：并酸、涩，温，无毒。治：煮汁饮，并止霍乱吐下转筋，疗脚气。枝：作杖，利筋脉。根、叶：煮汤淋足，可以已蹶。木材作桶，濯足甚益人。枝叶：煮汁饮，治热痢。

花，治：面黑粉滓。

楂子

音渣，名木桃。木瓜酸香而性脆，木桃酢涩而多滓，故谓之楂。

味：酸、涩，平，无毒。多食伤气，损齿及筋。治：断痢，去恶心咽酸，止酒痰黄水。煮汁饮，治霍乱转筋，功与木瓜相近。

榠楂

音冥渣。俗呼为木梨。气辛香，置衣箱中杀蠹虫。榠楂乃木瓜之大而黄色无重蒂者也，楂子乃木瓜之短小而味酢涩者也，楒梓则楂类之生于北土者也。三物与木瓜皆是一类各种，故其形状功用不甚相远。

味：酸，平，无毒。治：解酒去痰。食之去恶心，止心中酸水。煨食，止痢。浸油梳头，治发白、发赤。煮汁服，治霍乱转筋。

榲桲

音温孛。似楂子而小，置衣笥中亦香。

味：酸、甘，微温，无毒。发毒热，秘大小肠，聚胸中痰，壅涩血脉，不宜多食。治：温中下气，消食，除心间酸水，去臭，辟衣鱼。去胸膈积食，止渴除烦。将卧时，啖一两枚，生熟皆宜。主水泻肠虚烦热，散酒气，并宜生食。木皮治捣末敷疮。

山楂

音渣。名棠梂子，有赤、黄二色，肥者如小林檎，小者如指头。九月乃熟，小儿采而卖之。闽人取熟者去皮核，捣和糖、蜜，作为楂糕，以充果物。九月霜后取带熟者，去核曝干，或蒸熟去皮核，捣作饼子，日干用。

味：酸，冷，无毒。生食多令人嘈烦易饥，损齿。治：煮汁服，止水痢。沐头洗身，治疮痒。煮汁洗漆疮，多瘥。治腰痛有效。消食积，补脾，治小肠疝气，发小儿疮疹。健胃，行结气。治妇人产后儿枕痛，恶露不尽，煎汁入砂糖服之，立效。化饮食，消内积症瘕，痰饮痞满吞酸，滞血痛胀。化血块、气块，活血。山楂大能克化饮食。若胃中无食积，脾虚不能运化，不思食者，多服之，则反克伐脾胃生发之气也。凡脾弱食物不克化，胸腹酸刺胀闷者，于每食后嚼二三枚，绝佳。但不可多用，恐反克伐也。煮老鸡、硬肉，入山楂数颗即易烂。则其消肉积之功，益可推矣。一小儿，因食积黄肿，腹胀如鼓。偶往羊朹树[①]下，取食之至饱。归

---

① 羊朹树：山楂树。

而大吐痰水，其病遂愈。附方：**偏坠疝气**，山棠棣肉、回香炒研一两，为末，糊丸梧子大，每服一百丸，空心白汤下。**老人腰痛**，及腿痛。用棠棣子、鹿茸炙等分，为末，蜜丸梧子大，每服百丸，日二服。**肠风下血**，用寒药、热药及脾弱药俱不效者。独用山里果，俗名酸枣，又名鼻涕团，干者为末，艾汤调下，应手即愈。**痘疹不快**，干山楂为末，汤点服之，立出红活。又法，山楂五个，酒煎入水，温服即出。**食肉不消**。山楂肉四两，水煮食之，并饮其汁。

核，治：吞之，化食磨积，治癫疝。附方：**难产**。山楂核七七粒，百草霜为衣，酒吞下。

赤爪木[①]，味：苦，寒，无毒。治：水痢，头风身痒。根，主：消积，治反胃。茎叶，治：煮汁，洗漆疮。

庵罗果

梵音庵罗迦果。犹如清净果也。种本西域，果中极品，今准提大士右第五手所执果即此。

味：甘，温，无毒。动风疾，凡天行病及食饱后，俱不可食。同大蒜、辛物食，令人患黄。治：食之止渴。主：妇人经脉不通，丈夫营卫中血脉不行。久食令人不饥。

叶，治：渴疾，煎汤饮。

柰

名频婆。此有三种：大而长者为柰[②]；圆者为林檎，皆夏熟；小者

---

① 赤爪木：山楂树的木。
② 柰（nài）：绵苹果。

味涩，为棶，秋熟，一名棩子。

味：苦，寒，有小毒。多食令人肺壅胪胀，有病人尤甚。治：补中焦诸不足气，和脾。治卒食饱气壅不通者，捣汁服。益心气，耐饥。生津止渴。

林檎

果熟众禽来林，故名。又名文林郎果，唐高宗时李谨献五色林檎，帝赐谨为文林郎，故名。

味：酸、甘，温，无毒。多食令人百脉弱。多食发热及冷痰湿气，令人好睡，或生疮疖，闭百脉。其子食之，令人烦心。治：下气消痰，治霍乱肚痛。消渴者宜食之。疗水谷痢，泄精，小儿闪癖。附方：水痢不止，林檎半熟者十枚，水二升煎一升，并林檎食之。小儿下痢，林檎、查子同杵汁，任意服之。小儿闪癖。头发竖黄、瘰疬瘦弱者。干林檎脯研末，和醋敷之。

东行根，治：白虫、蛔虫，消渴、好睡。

柿

音柿，俗作柿[1]。非有七绝：一多寿，二多阴，三无鸟巢，四无虫蠹，五霜叶可玩，六嘉宾，七叶可临书。

烘柿，味：甘，寒，涩，无毒。生柿性冷，鹿心柿尤不可食，令人腹痛。凡柿皆凉，不至大寒，食之引痰，为其味甘也。口干者多食动风。凡柿同蟹食，令人腹痛作泻，二物俱寒也。一人食蟹，多

---

[1] 音柿，俗作柿：除本处两"柿"字，余处"柿"字原作"杮"。

食红柿，至夜大吐，继之以血，昏不省人。一道者云，惟木香可解。乃磨汁灌之，即渐苏醒而愈也。治：通耳鼻气，治肠补不足。解酒毒，压胃间热，止口干。续经脉气。饮酒食红柿，令人易醉，或心痛欲死。《别录》[1]言解酒毒，失之矣。

　　白柿、柿霜，白柿即干柿生霜者，其法用大柿去皮捻扁，日晒夜露至干，内瓮中，待生白霜乃取出。今人谓之柿饼，亦曰柿花。其霜谓之柿霜。味：甘，平，涩，无毒。干者性冷，生柿弥冷。生熏者性热。治：补虚劳不足，消腹中宿血，涩中厚肠，健脾胃气。开胃涩肠，消痰止渴，治吐血，润心肺，疗肺痿心热咳嗽，润声喉，杀虫。温补，多食去面黚。治反胃咯血，血淋肠澼，痔漏下血。霜：清上焦心肺热，生津止渴，化痰宁嗽，治咽喉口舌疮痛。干柿属金而有土，属阴而有收意，故止血治咳，亦可为助也。柿乃脾、肺血分之果也，其味甘而气平，性涩而能收，故有健脾、涩肠、治嗽、止血之功。盖大肠者，肺之合而胃之子也。真正柿霜，乃其精液，入肺病上焦药尤佳。刘掾云：病脏毒下血，凡半月，自分必死。得一方，只以干柿烧灰，饮服二钱，遂愈。又王璆《百一方》云：曾通判子病下血十年，亦用此方，一服而愈。为散为丸皆可，与本草治肠澼、消宿血、解热毒之义相合。则柿为太阴血分之药，益可征矣。有人三世死于反胃病，至孙得一方，用干柿饼同干饭日日食之，绝不用水饮。如法食之，其病遂愈。附方：**肠风脏毒，**方说见土。**小便血淋，**用干柿三枚烧存性，研末，陈米饮服。用白柿、乌豆、盐花煎汤，入墨汁服之。**热淋涩痛，**干柿、灯心等分，水煎日饮。**小儿秋痢，**以粳米煮粥，熟时入干柿末，再煮三两沸食之。妳[2]母亦食之。**反胃吐食，**干柿三枚，连蒂捣烂，酒服甚效。切勿以他药杂之。**痰嗽带血，**青州大

---

① 《别录》：即《名医别录》，汉末药学著作，辑者佚名。
② 妳：同"奶"。

柿饼，饭上蒸熟批开，每用一枚掺真青黛一钱，卧时食之，薄荷汤下。**产后咳逆**，气乱心烦。用干柿切碎，水煮汁呷。**妇人蒜发**，干柿五枚，以茅香煮熟，枸杞子酒浸焙研，各等分，捣丸梧子大，每服五十丸，茅香汤下，日三。**面生黚黯**，干柿日日食之。**鼻窒不通**，干柿同粳米煮粥，日食。**耳聋鼻塞**，干柿三枚细切，以粳米三合，豆豉少许煮粥，日日空心食之。**痘疮入目**，白柿日日食之，良。**臁胫烂疮**，用柿霜、柿蒂等分烧研，敷之甚效。**解桐油毒**。干柿饼食之。

乌柿，火熏干者。味：甘，温，无毒。治：杀虫，疗金疮、火疮，生肉止痛。治狗啮疮，断下痢。服药口苦及呕逆者，食少许即止。

𣠱柿，音览。水藏者性冷，盐藏者有毒。𣠱，藏柿也。水收、盐浸之外，又用以熟柿用灰汁澡三四度，令汁尽着器中，经十余日即可食，治病非宜。治：涩下焦，健脾胃，消宿血。

柿糕，用糯米洗净一斗，大干柿五十个，同捣粉蒸食。如干，入煮枣泥和拌之。治：作饼及糕与小儿食，治秋痢。黄柿和米粉作糗蒸，与小儿食，止下痢、下血有效。

柿蒂，味：涩，平，无毒。治：咳逆哕气，煮汁服。人之阴气，依胃为养，土伤则水挟相火，直冲清道而上作咳逆。古人以为胃寒，既用丁香、柿蒂，不知其孰为补虚，孰为降火？不能清气利痰，惟有助火而已。附方：咳逆不止。用柿蒂、丁香各二钱，生姜五片，水煎服。或为末，白汤点服。

水皮，治：下血。晒焙研末，米饮服二钱，两服可止。汤火疮，烧灰，油调敷。

根，治：血崩、血痢、下血。

椑柿

音卑士，名漆柿。捣碎浸汁谓之柿漆，可以染罾、扇诸物。柿大如杏，惟堪生啖，不可为干也。

味：甘，寒，涩，无毒。^{稗生啖性冷，服石家宜之，}
^{不入药用。不可与蟹同食。}治：压丹石药发热，利水，解
酒毒，去胃中热。久食，令人寒中。止烦渴，润
心肺，除腹脏冷热。

君迁子

名牛奶柿，生海南，子中有汁，如乳汁甜美。《吴都赋》"平仲君
迁"即此。

味：甘、涩，平，无毒。治：止消渴，去
烦热，令人润泽。镇心。久服，悦人颜色，令人
轻健。

安石榴

张骞使西域，得安石国榴种以归，故名。道家谓榴为"三尸酒"，
谓三尸虫得此即醉。

甘石榴，味：甘、酸，温，涩，无毒。多食
损人肺。^{多食损齿令黑。凡服食药物人忌食之。榴者，留也。其汁}
^{酸性滞，恋成痰。}治：咽喉燥渴。能理乳石毒，制三
尸虫。

酸石榴，味：酸，温，涩，无毒。治：赤白
痢腹痛，连子捣汁，顿服一枚。止泻痢、崩中、
带下。附方：肠滑久痢，^{用酸石榴一个煅烟尽，出火毒一}
^{夜，研末，仍以酸榴一块煎汤服，神效无比。}久泻不止，^{方同上。}
痢血五色，^{或脓或水，冷热不调。酸石榴五枚，连子捣汁二升，每}
^{服五合，神妙。}小便不禁，^{酸石榴烧存性，无则用枝烧灰代之，每}
^{服二钱，用柏白皮切焙四钱，煎汤一盏，入榴灰再煎至八分，空心温服，}

晚再服。撚①须令黑。酸石榴结成时，就东南枝上拣大者一个，顶上开一孔，入水银半两于中，原皮封之，麻扎定，牛屎封护，待经霜摘下，倾出壳内水，以鱼鳔笼指蘸水撚须，久久自黑也。

酸榴皮，凡使榴皮、叶、根勿犯铁，并不计干湿，皆以浆水浸一夜，取出用，其水如墨汁也。味：同实。治止下痢漏精。治：筋骨风，腰脚不遂。行布挛急疼痛，涩肠。取汁点目，止泪下。煎服，下蛔虫。止泻痢，下血脱肛，崩中带下。附方：粪前有血，令人面黄。用酢石榴皮炙，研末。每服二钱，用茄子枝煎汤服。肠滑久痢，用石榴一个劈破，炭火簇烧存性，出火毒，为末。每服一钱，别以酸石榴一瓣，水一盏，煎汤调和服，神妙异常。久泻，陈石榴皮酢者，焙研细末。每服二钱，米饮下。患二三年或二三月，百方不效者，服之便止，不可轻忽之也。小儿风痫。大生石榴一枝，割去顶，剜空，入全蝎五枚，黄泥固济，煅存性为末。每服半钱，乳汁调下。或防风汤下亦可。

酸榴东行根，味：同皮。治：蛔虫、寸白。青者，人染须用。治口齿病。止涩、泻痢、带下，功与皮同。

榴花，治：阴干为末，和铁丹服，一年变白发如漆。铁丹，飞铁为丹也，亦铁粉之属。干叶者治：心热吐血。又研末吹鼻，止衄血立效。亦敷金疮出血。附方：金疮出血，榴花半斤，石灰一升，捣和阴干。每用少许敷之，立止。鼻出衄血，酢榴花二钱半，黄蜀葵花一钱，为末。每服一钱，水一盏，煎服，乃止。九窍出血。石榴花揉，塞之取效，叶亦可。

橘

小曰橘，大曰柚。橘逾淮则为柚，橘下埋鼠则实繁。江浙闽楚皆有

---

① 撚：同"捻"。

之。味甘润香美，为果中贵品。

橘实，味：甘、酸，温，无毒。食之多痰，恐非益也。多食恋膈生痰，滞肺气。同螃蟹食，令人患软痈。治：甘者润肺，酸者聚痰。止消渴，开胃，除胸中膈气。橘皮下气消痰，其肉生痰聚饮，表里之异如此，凡物皆然。今人以蜜煎橘充果食甚佳，亦可酱菹也。

黄橘皮，名陈皮。橘皮疗气大胜。以东橘为好，西江者不如，须陈久者为良。以色红日久者为佳，故陈皮去白者曰橘红也。凡使勿用柚皮、皱子皮二件，须去白膜一重，剉细。味：苦、辛，温，无毒。治：胸中瘕热逆气，利水谷。久服去臭，顺气通神。下气，止呕咳，治气冲胸中。吐逆霍乱，疗脾不能消谷，止泄，除膀胱留热停水，五淋，利小便，去寸白虫。清痰涎，治上气咳嗽，开胃，主气痢，破症瘕痃癖，疗呕哕反胃嘈杂，时吐清水，痰痞痃疟，大肠闷塞，妇人乳痈。入食料，解鱼腥毒。橘皮气薄味厚，阳中之阴也。可升可降，为脾、肺二经气分药。留白则补脾胃，去白则理肺气。同白术则补脾胃，同甘草则补肺，独用则泻肺损脾。其体轻浮，一能导胸中寒邪，二破滞气，三益脾胃。加青皮减半用之去滞气，推陈致新。但多用久服，能损元气也。橘皮能散能泻，能湿能补能和，化痰治嗽，顺气理中，调脾快膈，通五淋，疗酒病，其功当在诸药之上。橘皮，苦能泄能燥，辛能散，温能和，其治百病，总是取其理气、燥湿之功。同补药则补，同泻药则泻，同升药则升，同降药则降。脾乃元气之母，肺乃摄气之钥，故橘皮为二经气分之药，但随所配而补泻升降也。陈皮、枳壳利其气而痰自下，盖此义也。同杏仁治大肠气闭，同桃仁治大肠血闭，皆取其通滞也。附方：宽中丸，治脾气不和，冷气胀满。用橘皮四两，白术二两，为末。酒糊丸梧子大，每食前木香汤下三十丸，日三服。橘皮汤，治男女伤寒并一切杂病呕哕，手足逆冷者。用橘皮四两，生姜一两，水二升，煎一升，徐徐呷之，即止。嘈杂吐水，真橘皮去白为末，五更安五分于掌心舐之，即睡，三日必效。皮不真则不验。霍乱吐泻，广陈皮去白五钱，真藿香五钱，水二盏，煎一盏，时时温服。用陈橘皮末二钱，汤点服。不省者灌之。仍烧砖沃醋，布裹砖，安心下熨之，便活。反胃吐食，真橘皮，以日照西壁土炒香为末。每服二钱，生姜三片，枣肉一枚，水二钟，煎一钟温服。卒然食噎，橘皮一两，汤浸去瓤，焙为末。以水一大盏，煎半盏，热服。诸气呃噫，橘皮二两去瓤，水一升，煎五合顿服，或加枳壳尤良。痰膈气胀，陈皮三钱，水煎热服。卒然失声，橘皮半两，水煎徐呷。经年气嗽，橘皮、神曲、生姜焙干等分，为末，蒸饼，和丸梧子大，每服三五十丸，食后、夜卧各一服。化食消痰，胸中热气。用橘皮半两微熬，为末，水煎，待茶细呷。下焦冷气，干陈橘皮一斤为末，蜜丸梧子大，每食煎温酒下三十丸。大肠闭塞，陈皮连白，酒煮焙研末，每温酒服二钱，米饮下可。途中心痛，橘皮去白，煎汤饮之，甚良。食鱼蟹毒，方同上。风痰麻木，用橘红一斤，逆流水五碗，煮烂去滓，再煮至一碗，顿服取吐，乃吐痰圣药也。不吐，加瓜蒂末。产后尿闭，不通者。陈皮一两去白为末，空心温酒服二钱，一服即止。产后吹奶，陈皮一两，甘草一钱，水煎服，即散。妇人乳痈，用真橘皮汤浸去白晒，面炒微黄，为末。每服二钱，麝香调酒下，初发者一服见效，名橘香散。鱼骨哽咽。橘皮常含，咽汁即下。

青橘皮，乃橘之未黄而青色者，薄而光，其气芳烈。今人多以小柑、小柚、小橙伪为之，不可不慎辨之。入药以汤浸去瓤，切片醋拌，瓦炒过用。味：苦、辛，温，无毒。治：气滞，下食，破积结及膈气。逆胁痛、小腹疝痛，消乳肿，疏肝胆，泻肺气。青皮乃足厥阴引经之药，能引食入太阴之仓。破滞削坚，皆治在下之病。有滞气则破滞气，无滞气则损真气。青皮乃肝、胆二经气分药，故人多怒有滞气，胁下有郁积，或小腹疝疼，用之以疏通二经，行其气也。若二经实者，当先补而后用之。又云，疏肝气加青皮，炒黑则入血分也。小儿消积多用青皮，最能发汗，有汗者不可用。久疟热甚，必结癖块，宜多服清脾汤。内有青皮疏利肝邪，则癖自不结也。附方：**理脾快气**，青橘皮一斤，日干焙研末，甘草末一两，檀香末半两，和匀收之。每用一二钱，入盐少许，白汤点服。**疟疾寒热**，青皮一两烧存性，研末。发前温酒服一钱，临时再服。**伤寒呃逆**，四花青皮全者，研末。每服二钱，白汤下。**产后气逆**，青橘皮为末，葱白、童子小便煎二钱服。**妇人乳嵒**①，因久积忧郁，乳房内有核如指头，不痛不痒，五七年成痈，名乳嵒，不可治也。用青皮四钱，水一盏半，煎一盏，徐徐服之，日一服。或用酒服。**聤**②**耳出汗**，青皮烧研末，绵包塞之。**唇燥生疮**，青皮烧研，猪脂调涂。

　　橘瓤，上筋膜，治：口渴、吐酒，炒熟煎汤饮，甚效。

　　橘核，凡用须以新瓦焙香，去壳取仁，研碎入药。味：苦，平，无毒。治：肾疰腰痛，膀胱气痛，肾冷。炒研，每温酒服一钱，或酒煎服之。治：酒瘟风鼻赤，炒研，每服一钱，胡桃肉一个，擂酒服，以瘥为度。小肠疝气及阴核肿痛，炒研五钱，老酒煎服，或酒糊丸服，甚效。橘核入足厥阴，与青皮同功，故治腰痛溃疝在下之病，不独取象于核也。《和剂局方》治诸疝痛及内溃、卵肿、偏坠，或硬如石，或肿至溃，有橘核丸，用之有效。品味颇多，详见本方。附方：**腰痛**。橘核、杜仲各二两炒，研末。每服二钱，盐、酒下。

　　叶，味：苦，平，无毒。治：导胸膈逆气，入厥阴，行肝气，消肿散毒，乳痈胁痛，用之行径。附方：**肺痈**。绿橘叶洗，捣绞汁一盏服之。吐出脓血，即愈。

---

① 嵒（yán）：同"岩"。

② 聤（tíng）：指耳病。

柑

南方果也。柑皮比橘粗厚，而味不苦。橘可久留，柑易腐败。柑畏冰雪，橘树略可，此柑、橘之别也。

味：甘，大寒，无毒。多食令人肺冷生痰，脾冷发痼癖，大肠泻痢，发阴汗。治：利肠胃中热毒，解丹石，止暴渴，利小便。附方：难产。柑橘瓤阴干，烧存性，研末，温酒服二钱。

皮，味：辛、甘，寒，无毒。橘皮苦辛温，柑皮辛甘寒，外形虽似，而气味不同。多食令肺燥。治：下气调中。解酒毒及酒渴，去白焙研末，点汤入盐饮之。治：产后肌浮，为末酒服。伤寒饮食劳复者，浓煎汁服。山柑皮，治：咽喉痛，效。

核，治：作涂面药。

叶，治：聤耳流水或脓血。取嫩头七个，入水数滴，杵取汁滴之，即愈。

橙

橘之美在肉，橙之美在皮。皮香馥郁，可和菹、盐，可为酱、齑，可蜜煎为橙膏，可糖制为橙丁，能解宿醉。

味：酸，寒，无毒。暖，多食伤肝气，发虚热。与獱①肉同食，发头旋恶心。治：洗去酸汁，切和盐、蜜，煎成贮食，止恶心，能去胃中浮风恶气。行风气，疗瘿气，发瘰疬，杀鱼蟹毒。

皮，味：苦、辛，温，无毒。治：作酱、醋

---

① 獱（biān）：古同"猵"，指一种獭。

香美，散肠胃恶气，消食下气，去胃中浮风气。和盐贮食，止恶心，解酒病。糖作橙丁，甘美，消痰下气，利膈宽中，解酒。附方：香橙汤，_{宽中}快气，消酒。用橙皮二斤切片，生姜五两切焙擂烂，入炙甘草末一两，檀香末半两，和作小饼。每嚼一饼，沸汤入盐送下。痔疮肿痛。隔年风干橙子，桶内烧烟熏之，神效。

核：治面黚粉刺，湿研，夜夜涂之。附方：闪挫腰痛。橙子核炒研，酒服三钱，即愈。

柚

音又。树似橙而实大小不一，小者如柑、如橙，大者如瓜、如升。其味甘，其气臭，其瓣坚而酸恶，其花香。

味：酸，寒，无毒。治：消食，解酒毒。治：饮酒人口气，去肠胃中恶气，疗妊妇不思食，口淡。

皮，味：甘、辛，平，无毒。治：下气，宜食，不入药。消食快膈，散愤懑之气，化痰。

枸橼

音矩员。产闽广，状如人手有指，故俗呼为佛手柑。皮皱而润，味甘带辛，清香袭人，可蜜煎果食。

皮瓤，味：辛、酸，无毒。治：下气，除心头痰水。煮酒饮，治痰气咳嗽。煎汤，治心下气痛。

根、叶，治：同皮。

金橘

名金相。藏绿豆中，可经久不变。

味：甘、酸，无毒。治：下气快膈，止渴解醒，辟臭。皮尤佳。

枇杷

叶似琵琶，故名。冬花春实，四月熟。杨万里诗："荔枝分与核，金橘却无酸。"古诗："摘尽枇杷一树金。"

实，味：甘、酸，平，无毒。多食发痰热，伤脾。同炙肉及热面食，令人患热黄疾。治：止渴下气，利肺气，止吐逆。主上焦，热润五脏。

叶，凡用须火炙，以布拭去毛，不尔射人肺，令咳不已。或以粟杆作刷刷之，尤易洁净。凡采得秤，湿叶重一两，干者三叶重一两，乃为气足，堪用。粗布拭去毛，以甘草汤洗一遍，用绵再拭干。每一两以酥二钱半涂上，炙过用。治胃病以姜汁涂炙，治肺病以蜜水涂炙，乃良。味：苦，平，无毒。煮汁饮之，则小冷。治：卒畹不止，下气，煮汁服。若不暇煮，但嚼汁咽，亦瘥。治呕哕不止，妇人产后口干。煮汁饮，主渴疾，治肺气热嗽，及肺风疮，胸面上疮。和胃降气，清热解暑毒，疗脚气。枇杷叶气薄味厚，阳中之阴。治肺胃之病，大都取其下气之功耳。气下则火降痰顺，而逆者不逆，呕者不呕，渴者不渴，咳者不咳矣。治肺热嗽甚有功，一妇人患肺热久嗽，身如火炙，肌瘦将成痨，以枇杷叶、木通、款冬花、紫菀、杏仁、桑白皮各等分，大黄减半，如常治干为末，蜜丸樱桃大。食后、夜卧各含化一丸，未终剂而愈矣。

附方：湿病发哕，因饮水多者，枇杷叶去毛炙香、茅根各半斤，水四升，煎二升，稍稍饮之。反胃呕哕，枇杷叶去毛炙、丁香各一两，人参二两。每服三钱，水一盏，姜三片煎。衄血不止，枇杷叶去毛，焙研细末。茶服一二钱，日三。**酒皶赤鼻**，枇杷叶、栀子仁等分，为末。每服二钱，温酒调下，日三。**面上风疮**，方同上。**痔疮肿痛**，枇杷叶蜜炙，乌梅肉焙，为末。先以乌梅汤洗，贴之。**痘疮溃烂。**枇杷叶煎汤洗之。

花，治：头风，鼻流清涕。辛夷等分，研末，酒服二钱，日二服。

木白皮，治：生嚼咽汁，止吐逆不下食，煮汁冷服尤佳。

杨梅

杭州、苏州最美。青时酸，红后变紫，味如蜜。糖制、腌藏、火酒浸皆可。树生癞，以甘草钉钉之即除。

实，味：酸、甘，温，无毒。热，微毒，久食令人发热，损齿及筋。忌生葱同食，发疮致痰。治：盐藏食，去痰止呕哕，消食下酒。干作屑，临饮酒时服方寸匕，止吐酒。止渴，和五脏，能涤肠胃，除烦愦恶气。烧灰服，断下痢甚验。盐者常含一枚，咽汁，利五脏下气。附方：**下痢不止**，杨梅烧研，每米饮服二钱，日二服。**头痛不止**，杨梅为末，以少许嗅鼻取嚏妙。**头风作痛。**杨梅为末，每食后薄荷茶服二钱。或以消风散同煎服。或同捣末，以白梅肉和，丸弹子大，每食后葱茶嚼下一丸。

核仁，治：脚气。

树皮及根，治：煎汤，洗恶疮疥癣。煎水，嗽牙痛。服之，解砒毒。烧灰油调，涂汤火伤。附方：**中砒毒。**心腹绞痛，或吐不吐，面青肢冷。用杨梅树皮煎汤二三碗，服之即愈。

樱桃

一名含桃。《礼记》：天子以含桃荐宗庙。先百果熟，故也。经雨则虫自内生，水浸良久，则虫出可食。

味：甘，热，涩，无毒。多食令人吐。有暗风人不可食，食之立发。伤筋骨，败血气，有寒热病人不可食。治：调中，益脾气，令人好颜色，美志。止泄精、水谷痢。小儿食之过多，无不作热。樱桃属火，性大热而发湿。旧有热病及喘嗽者，得之立病，且有死者也。

叶，味：甘，平，无毒。煮老鹅易软熟。治：蛇咬，捣汁饮，并敷之。

东行根，治：煮汁服，立下寸白蛔虫。

枝，治：雀卵斑黔。同紫萍、牙皁①、白梅肉研和，日用洗面。

花，治：面黑粉滓。

山樱桃

生山中，形相樱桃，而实异。可煮食，凡樱桃红熟时，须昼夜守护，不则诸鸟争食，无存矣。

实，味：辛，平，无毒。治：止泄、肠澼，除热，调中益脾气，令人好颜色，美志。止泄精。

银杏

形似杏，故名。核白，又名白果。叶如鸭脚，秋时深黄耐看。梅尧

---

① 皁：同"皂"。

臣诗：“鸭脚类绿李，其名因叶高。”

核仁，味：甘、苦，平，涩，无毒。多食令人胪胀，壅气动风。小儿食多昏霍，发惊引疳。同鳗鲡鱼食，患软风。治：生食引疳解酒，熟食益人。熟食温肺益气，定喘嗽，缩小便，止白浊。生食降痰，消毒杀虫。嚼浆涂鼻面手足，去皶疱、黵黯、皴皱，及疥癣、疳蟹、阴虱。能入肺经，益肺气，定喘嗽，缩小便。生捣能浣油腻，则其去秽浊之功，可类推矣。其花夜开，人不得见，盖阴毒之物，故又能杀虫消毒。然食多则收令太过，令人气壅生胀昏愦，故《物类相感》，白果食满千个者死。附方：寒嗽痰喘，白果七个煨熟，以熟艾作七丸，每果入艾一丸，纸包再煨香，去艾吃。小便频数，白果十四枚，七生七煨，食之，取效止。小便白浊，生白果仁十枚，擂水饮，日一服，取效止。赤白带下，下元虚惫。白果、莲肉、江米各五钱，胡椒一钱半，为末。用乌骨鸡一只，去肠盛药，瓦器煮烂，空心食之。肠风下血，银杏煨熟，出火气，食之，米饮下。肠风脏毒，银杏四十九枚，去壳生研，入百药煎末和，丸弹子大。每服二三丸，空心细嚼，米饮送下。牙齿虫蟹，生银杏，每食后嚼一二个，良。手足皴裂，生白果嚼烂，夜夜涂之。鼻面酒皶，银杏、酒醑糟同嚼烂，夜涂旦洗。头面癣疮，生白果仁切断，频擦之效。下部疳疮，生白果杵，涂之。阴虱作痒，阴毛际肉中生虫如虱，或红或白，痒不可忍者，白果仁嚼细，频擦之，取效。狗咬成疮，白果仁嚼细涂之。乳痈溃烂，银杏半斤，以四两研酒服之，以四两研敷之。水疔暗疔。水疔色黄，麻木不痛，暗疔疮口色红，使人昏狂，并先刺四畔，后用银杏去壳浸油中，年久者捣衋之。

胡桃

名核桃，又名羌桃。张骞使西域得来。闽广者壳厚、味涩、肉嵌、瓤隔，不堪食，荆襄者反是最美。

核仁，味：甘，平，无毒。性热，不可多食。多食动痰饮，令人恶心、吐水、动风，脱人眉。同酒食，多令人咯血，生痰，动火。胡桃属土而有火性，热。《本草》云：甘、平，是无热矣。然又云，动风脱人眉，非热何以伤肺耶？治：食之令人肥健，润肌，黑须发。多食利小便，去五痔。捣和胡粉，拔白须发，内孔中，则生黑毛。烧存性，和生脂研，敷瘰疬疮。食之令人能食，通润血脉，骨肉细腻。治损伤、石淋，同破故纸蜜丸服，补下焦。补气养血，润燥化痰，益命门，利三焦，温肺润肠，治虚寒喘嗽，腰脚重痛，心腹疝痛，血痢肠风，散肿毒，发痘疮，制铜毒。

油胡桃，味：辛，热，有毒。治：杀虫攻毒，治痈肿、疠风、疥癣、杨梅、白秃诸疮，润须发。破故纸属火，能使心包与命门之火相通。胡桃属水，主润血、养血，血属阴，阴恶燥，故油以润之。佐破故纸，有木火相生之妙。故古有云，黄檗无知母，破故纸无胡桃，犹水母之无虾也。油胡桃有毒，伤人咽肺，而疮科取之，用其毒也。附方：小便频数，胡桃煨熟，卧时嚼之，温酒下。石淋痛楚，便中有石子者。胡桃肉一升，细米煮浆粥一升，相和顿服，即瘥。风寒无汗，发热头痛。核桃肉、葱白、细茶、生姜等分，捣烂，水一钟，煎七分，热服，覆衣取汗。产后气喘，胡桃肉、人参各二钱，水一盏，煎七分，顿服。久嗽不止，核桃仁五十个煮熟去皮，人参五两，杏仁三百五十个麸炒，汤浸去皮，研匀，入炼蜜，丸梧子大。每空心细嚼一丸，人参汤下，临卧再服。食物醋心，胡桃烂嚼，以生姜汤下，立止。食酸齿龉，细嚼胡桃即解。误吞铜钱，多食胡桃，自化出也。胡桃与铜钱共食，即成粉，可证矣。揩齿乌须，胡桃仁烧过、贝母各等分，为散，日用之。**眼目暗昏**，四月内取风落小胡桃，每日午时食饱，以无根水[①]吞下，偃卧，觉鼻孔中有泥腥气为度。**赤痢不止**，胡桃仁、枳壳各七个，皂角不蛀者一挺，新瓦上烧存性，研为细末，分作八服，每临卧时一服，二更一服，五更一服，荆芥茶下。**血崩不止**，胡桃肉十五枚，灯上烧存性，研作一服，空心温酒调下，神效。**急心气痛**，核桃一个，枣子一枚，去核夹桃，纸裹煨熟，以生姜汤一钟，细嚼送下。永久不发，名盏落汤。**小肠气痛**，胡桃一枚烧灰研末，热酒服之。**便毒初起**，用胡桃七个，烧研酒服，不过三服见效。**鱼口毒疮**，端午日午时，取树上青胡桃筐内阴干，临时取烧为末，黄酒服。少行一二次，有脓自大便出，无脓即消，二三服平。**一切痈肿**，背痈、附骨疽，未成脓者。胡桃十个，煨熟去壳，槐花一两，研末杵匀，热酒调服。**疗疮恶肿**，胡桃一个平破，取仁嚼烂，安壳内，合在疮上，频换甚效。**痘疮倒陷**，胡桃肉一枚烧存性，干胭脂半钱，研匀，胡荽煎酒调服。**小儿头疮**，久不愈。胡桃和皮，灯上烧存性。碗盖出火毒，入轻粉少许，生油调涂，一二次愈。**酒皶鼻赤**，方见橘核。**聤耳出汁**，胡桃仁烧研，狗胆汁和作挺子，绵裹塞之。**伤耳成疮**，出汁者。用胡桃杵取油内入。**火烧成疮**，胡桃仁烧黑研敷。**压扑伤损**，胡桃仁捣和，温酒顿服，便瘥。**疥疮瘙痒**，油核桃一个，雄黄一钱，艾叶杵熟一钱，捣匀绵包，夜卧裹阴囊，历效。勿洗。

　　胡桃青皮，味：苦，涩，无毒。治：染髭及帛，皆黑。仙方取青皮压油，和詹糖香，涂毛发，色如漆也。附方：**乌髭发**，胡桃皮、蝌蚪等分，捣泥涂之，一染即黑。用青胡桃三枚和皮捣细，人乳汁三盏，于银、石器内调匀，搽须发三五次，每日用胡桃油润之，良。**疠疡风**，青胡桃皮捣泥，入酱清少许令匀，先以泔洗，后敷之。**白癜风**，青胡桃皮一个，硫黄一皂子大，研匀。日日掺之，取效。**嵌甲**。胡桃皮烧灰贴之。

---

① 无根水：指雨水。

皮，治：止水痢。春月研皮汁，沐头至黑。煎水，可染褐。

壳，治：烧存性，入下血、崩中药。

榛

榛有一种树，似栗而子小，形如橡子，味如栗，枝可为烛。一种枝叶如木蓼，子作胡桃味，久留亦油坏。

仁，味：甘，平，无毒。治：益气力，实肠胃，令人不饥健行。止饥，调中开胃，甚验。

阿月浑子

出西国诸番及岭南山谷，一岁名胡榛子，二岁名阿月浑子。波斯人呼为阿月浑子。

仁，味：辛，温，涩，无毒。治：诸痢，去冷气，令人肥健。治腰冷，阴肾虚痿弱，房中术多用之，得木香、山茱萸良。

无名木皮，味：辛，大温，无毒。治：阴肾痿弱，囊下湿痒，并煎汁浴，极妙。

橡子

生江南，皮、树如栗。有苦、甜二种，治作粉食、糕食。褐色甚佳。

仁，味：苦，涩，平，无毒。酸甘微寒，不可多食。治：食之不饥，令人健行，止泻痢，破恶血，止渴。

皮、叶，治：煮汁饮，止产妇血。嫩叶贴臁疮，一日三换，良。

钩栗

名甜槠子。

味：甘，平，无毒。治：食之不饥，厚肠胃，令人肥健。

橡实

名象斗。其壳煮汁，可染皂也。俭岁采以充饭，丰年可以肥猪。木质坚而重，可为栋柱，为炭亦坚。

实，治：霜后收采，去壳蒸之，从巳至未，剉作五片，日干。取子换水，浸十五次，淘去涩味，蒸极熟食之，可以济饥。味：苦，微温，无毒。治：下痢，厚肠胃，肥健人。涩肠止泻，煮食止饥，御歉岁。橡子非果、非谷而最益人，服食未能断谷，啖之尤佳。无气而受气，无味而受味，消食止痢，令人强健不倦。附方：水谷下痢，日夜百余行者。橡实二两，槠叶炙一两，为末。每服一钱，食前乌梅汤调下。血痢不止，上方，加缩砂仁半两。下痢脱肛，橡斗子烧存性研末，猪脂和敷。痔疮出血。橡子粉、糯米粉各一升，炒黄，滚水调作果子，饭上蒸熟食之，不过四五次效。

斗壳，治：入药并宜捣细，炒焦或烧存性，研用。味：涩，温，无毒。治：为散及煮汁服，止下痢，并可染皂。止肠风崩中带下，冷热泻痢，并染须发。附方：下痢脱肛，橡斗壳烧存，研末。猪脂和搽，并煎汁洗之。肠风下血，橡斗子壳，用白梅肉填满，两个合定，铁线扎住，煅存性，研末。每服二钱，米饮下。一方：用硫黄填满，煅研酒服。走马牙疳，橡斗壳入盐满，合定烧透，出火毒，研末，入麝香少许。先以米泔漱过，搽之。风虫牙痛。橡斗五个入盐在内，皂荚一条入盐在内，同煅过研末，日擦三五次，荆芥汤漱之良。

木皮、根皮，味：苦，平，无毒。治：恶疮，因风犯露致肿者，煎汁日洗，令脓血尽乃止，亦治痢。止水痢，消瘰疬。

槲实

俗谓之栎橿子。与栎相似，不堪充材，止堪作柴、作炭，所谓樗栎之材是也。

仁，味：苦，涩，平，无毒。治：蒸煮作粉，涩肠止痢，功同橡子。

槲叶，治：须微炙，令焦。味：甘、苦，平，无毒。治：疗痔，止血及血痢，止渴。活血，利小便，除面上皶赤。

木皮，俗名赤龙皮。味：苦，涩，无毒。治：煎服，除虫及漏，甚效。煎汤洗恶疮良。能吐瘰疬，涩五脏，止赤白痢，肠风下血。

卷六 果部（下）

荔枝

一名丹荔，一名离枝。李时珍曰："司马相如《上林赋》作离枝。"又按白居易云，若离本枝，一日色变，三日味变。则离枝之名，或取此义。荔枝生岭南及巴中，今闽之泉、福、漳州、兴化军，蜀之嘉、蜀、渝、涪州，及两广州郡皆有之。其品以闽中为第一，蜀州次之，岭南为下。其木高二三丈，自径尺至于合抱，类桂木、冬青之属。绿叶蓬蓬，四时荣茂不凋。其木性至坚劲，其花青白，结子喜双实，状如初生松球。壳有皱纹如罗，初青渐红。肉色淡白如肪玉，味甘而多汁。夏至将中，则子翕然俱赤，乃可食也。大树下子至百斛，五六月盛熟时，彼方皆燕会其下，以为玩赏，极量取啖，虽多亦不伤人，少过则饮蜜浆便解。荔枝始传于汉世，初惟出岭南，后出蜀中。故左思《蜀都赋》云："旁挺龙目，侧生荔枝。"白居易论之甚详。今闽中四郡所出特奇，蔡襄谱其种类至三十余品，肌肉甚厚，甘香莹白，非广蜀之比也。福唐岁贡白曝荔枝、蜜煎荔枝，俱为上方珍果。白曝须嘉实乃堪，其市货者，多用杂色荔枝入盐、梅曝成，皮色深红，味亦少酸，殊失本真。经曝则可经岁，商贩流布，遍及华夏，味犹不歇，百果之盛，皆不及此。李时珍曰："荔枝，炎方之果，其木耐久，其实生时肉白，干时肉红，日晒火烘，卤浸蜜煎，皆可致远。成朵晒干者谓之荔锦。"白乐天[①]《荔枝图序》[②]云："荔枝生巴峡间。树形团团如帷盖，叶如桂冬青，华如橘春荣，实如丹夏熟。朵如葡萄，核如枇杷，壳如红缯，膜如紫绡，瓤肉莹白如冰雪，浆液甘酸如醴酪。大略如彼，其实过之。若离本枝，一日而色变，二日而香变，三日而味变，四五

---

① 白乐天：即白居易。
②《荔枝图序》：原文有错漏，据通行本改。

日外，色香味尽去矣。"又蔡襄《荔枝谱》云：荔枝香气清远，色紫壳薄，核如丁香母。剥之如水晶，食之如绛雪，甘者为贵。麝香触之，花实尽落。又《夷坚志》云：莆田荔枝名品，皆出天成，形状百出，不似核种，不可以理求也。荔枝熟时人未采，则百虫不敢近。人才采之，乌鸟、蝙蝠之类，无不伤残之也。故采荔枝者必于日中采之，穷日之力，虽数十斛取之必尽。

实，味：甘，平，无毒。多食令人发虚热。生荔枝多食，发热烦渴，口干衄血。如过度，饮蜜浆一杯便解。荔枝气味纯阳，其性畏热，鲜者食多，即龈肿口痛，或衄血也。病齿䘌及火病人尤忌之。食荔枝多则醉，以壳浸水，饮之即解。治：止渴，益人颜色。食之止烦渴，头重心躁，背缚劳闷。通神，益智，健气。治瘰疬瘤赘，赤肿疔肿，发小儿痘疮。荔枝属阳，主散无形质之滞气，故瘤赘赤肿者用之，苟不明此，虽用之无应。

附方：痘疮不发，荔枝肉浸酒饮，并食之，忌生冷。疔疮恶肿，用荔枝五个或三个，不用双数，以狗粪中米淘净为末，与糯米粥同研成膏，摊纸上贴之，留一孔出毒气。用荔枝肉、白梅各三个，捣作饼子，贴于疮上，根即出也。风牙疼痛，用荔枝连壳烧存性，研末，擦牙即止，乃治诸药不效仙方也。用大荔枝一个，剔开填盐满壳，煅研，搽之即愈。呃逆不止。荔枝七个，连皮核烧存性，为末。白汤调下，立止。

核，味：甘，温，涩，无毒。治：心痛，小肠气痛，以一枚煨存性，研末，新酒调服。治癫疝气痛，妇人血气刺痛。附方：脾痛不止，荔枝核为末，醋服二钱，数服即愈。妇人血气，刺痛。用荔枝核烧存性半两，香附子炒一两，为末。每服二钱，盐汤、米饮任下。疝气癫肿，用荔枝核炒黑色，大茴香炒，等分为末。每服一钱温酒下。阴肾肿痛，荔枝核烧研，酒胀二钱。肾肿如斗。荔枝核、青橘皮、茴香等分，各炒研。酒服二钱，日三。

壳，治：痘疮出空不爽快，煎汤饮之。又解

荔枝热，浸水饮。附方：赤白痢。荔枝壳、橡斗壳炒、石榴皮炒、甘草炙，各等分，每以半两，水一盏半，煎七分。温服，日二服。

花及皮根，治：喉痹肿痛，用水煮汁。细细含咽，取瘥止。

龙眼

名圆眼，似荔枝而肉薄，其甘如蜜，其实甚繁，每根二三十颗，作穗如蒲桃[1]。

实，味：甘，平，无毒。生者沸汤，瀹[2]过食，不动脾。治：五脏邪气，安志厌食。除蛊毒，去三虫。久服强魂聪明，轻身不老，通神明。开胃益脾，补虚长智。食品以荔枝为贵，而资益则龙眼，和良。盖荔枝性热，而龙眼性和平也。附方：归脾汤。治思虑过度，劳伤心脾，健忘怔忡，虚烦不眠，自汗惊悸。用龙眼肉、酸枣仁、炒黄芪、炙白术、焙伏神各一两，木香半两，炙甘草二钱半，咬咀。每服五钱，姜三片，枣一枚，水二钟煎。

核，治：胡臭。六枚，同胡椒二七枚研，遇汗出即擦之。

龙荔

出岭南，状如小荔枝，而肉味如龙眼，不可生啖，但可蒸食。

实，治：甘，热，有小毒。生食令人发痫，或见鬼物。

---

[1] 蒲桃：即葡萄。

[2] 瀹（yuè）：煮。

橄榄

名青果，树高难上。实熟时刻，根下纳盐少许，一夕尽落。节间脂液如桃胶，和叶煎汁，名曰榄糖。

实，味：酸、甘，温，无毒。味涩而甘，醉饱宜之。然性热，多食能致上壅。橄榄盐过则不苦涩，同栗子食甚香。凡食橄榄必去两头，其性热也。过白露摘食，庶不病痃。治：生食、煮饮，并消酒毒，解鲦鲐鱼毒。嚼汁咽之，治鱼鲠。生啖、煮汁，能解诸毒。开胃下气，止泻。生津液，止烦渴，治咽喉痛。咀嚼咽汁，能解一切鱼、鳖毒。鲍鲐鱼，即河豚也，人误食其肝及子，必迷闷至死，惟橄榄及木煮汁能解之。其木作舟楫，拔着鱼皆浮出，故知物有相畏如此者。一富人食鳜鱼被鲠，横在胸中不上不下，痛几死。忽遇渔人张九，令取橄榄与食，时无此果，以核研末，急流水调服，骨遂下而愈。今人煮河豚、团鱼，皆用橄榄，乃知橄榄能治一切鱼、鳖之毒也。附方：初生胎毒，小儿落地时，用橄榄一个烧研，朱砂末五分和匀，嚼生芝麻一只，吐唾和药，绢包如枣核大，安儿口中待，咂一个时顷，方可与乳。此药取下肠胃秽毒，令儿少疾，及出痘稀少也。唇裂生疮，橄榄炒研，猪脂和调之。牙齿风疳，脓血有虫。用橄榄烧研，入麝香少许贴之。下部疳疮。橄榄烧存性，研末，油调敷之。或加孩儿茶等分。

榄仁，味：甘，平，无毒。治：唇吻燥痛，研烂敷之。

核，味：甘、涩，温，无毒。治：磨汁服，治诸鱼骨鲠，及食鲙成积，又治小儿痘疮倒黡。烧研服之，治下血。附方：肠风下血，橄榄核灯上烧存性，研末，每服二钱，陈米饮调下。阴肾癫肿，橄榄核、荔枝核、山楂核等分，烧存性，研末。每服二钱，空心茴香汤调下。耳足冻疮。橄榄核烧研，油调涂之。

木威子

实，味：酸、辛，无毒。治：心中恶水，水气。

庵摩勒

名余甘子，味初食苦涩，良久更甘。仁亦入药用。如枳橘子状，俗作果子啖之。核有五六棱，盐而蒸之尤美。

实，味：甘，寒，无毒。治：风虚热气，补益强气。治：铁粉一斤用，变白不老。取子压汁，和油涂头，生发去风痒，令发生如漆黑也。主丹石伤肺，上气咳嗽。久服，轻身延年长生。服乳石人，宜常食之。为末点汤服，解金石毒，解硫黄毒。

毗梨勒

出西域及南海诸国，谓之三果。

实，味：苦，寒，无毒。作浆，性热。治：风虚热气，功同庵摩勒。暖肠腹，去一切冷气。作浆染须发，变黑色。下气，止泻痢。烧灰，干血有效。附方：大风发脱。毗梨勒烧灰，频擦有效。

五敛子

食之多汁，味甘且酸，尤宜与众果参食。其核如柰。五月一熟，十月再熟，以蜜渍之，甘酢而美。

实，味：酸、甘，涩，平，无毒。治：风热，生津止渴。

五子实

大如梨而内有五核，故名。

实，味：甘，温，无毒。治：霍乱金疮，宜食之。

榧实

榧树似桐，而叶似杉，实大小如枣核，长如橄榄。有牝、牡，牡者华，而牝者实，一树可得数十斛。

味：甘，平，涩，无毒。性热，同鹅肉食，生断节风，又上壅人，忌火气。榧煮素羹，味更甜美。猪脂炒榧，黑皮自脱。榧子同甘蔗食，其渣自软。又云，榧子皮反绿豆，能杀人也。治：常食治五痔，去三虫蛊毒，鬼疰恶毒。食之疗寸白虫。消谷，助筋骨，行营卫，明目轻身，令人能食。多食一二升，亦不发病。多食滑肠，五痔人宜之。治咳嗽、白浊，助阳道。

被子，味：甘，温，有毒。治：腹中邪气，去三虫，蛇螫蛊毒，鬼疰伏尸。榧子，肺家果也。火炒食之，香酥甘美。但多食则引火入肺，大肠受伤尔。榧子杀腹间大小虫，小儿黄瘦，有虫积者宜食之。附方：寸白虫，日食榧子七颗，满七日，虫皆化为水也。用榧子一百枚，去皮火燃啖之，经宿虫消下也，胃弱者啖五十枚。好食茶叶，每日食榧子七枚，以愈为度。令发不落，榧子三个，胡桃二个，侧柏叶一两，捣浸雪水梳头，发永不落且润也。卒吐血出。先食蒸饼两三个，以榧子为末，白汤服三钱，日三服。

棑华，春月生采，即榧子华[1]。味：苦。治：水气，去赤虫，令人好色，忌久服。

---

① 华：同花。

海松子

名新罗松子。状如小栗，三角。其中仁香美，东夷当果食之。

仁，味：甘，小温，无毒。新罗松子甘美大温，去皮食之甚香，与云南松子不同。食胡羊肉不可食松子。治：骨节风，头眩，去死肌，变白，散水气，润五脏，不饥。逐风痹寒气，虚赢少气，补不足，润皮肤，肥五脏。主诸风，温肠胃，久服，轻身延年不老。润肺，治燥结咳嗽。同柏子仁，治虚秘。附方：肺燥咳嗽，用松子仁一两，胡桃仁二两，研膏，和熟蜜半两收之。每服二钱，食后沸汤点服。大便虚秘。松子仁、柏子仁、麻子仁等分，研泥，溶白蜡和丸，梧子大。每服五十丸，黄芪汤下。

槟榔

尖者为槟，圆者为榔。槟榔生南海，岭南人啖之，以当果食，言南方地湿，不食此无以袪瘴疠也。生食其味苦涩，得扶留藤与瓦屋子灰同咀嚼之，则柔滑甘美。叶丛树端，叶中肿起一房，出穗数百颗，生刺其下，以卫其实。五月成熟，宾与郎皆贵客之称，土人遇客必荐，故名。

槟榔子，凡使用白槟及存坐稳正、心坚有锦文者为妙。半白半黑并心虚者，不入药用。以刀刮去底，细切之。勿令经火，恐无力效。若熟使，不如不用。味：苦、辛，温，涩，无毒。交州者味甘，广州者味涩。白者味甘，赤者味苦。味辛而苦，纯阳也，无毒。多食亦发热。治：消谷逐水，除痰澼，杀三虫、伏尸、寸白。治腹胀，生捣末服，利水谷道。敷疮，生肌肉止痛。烧灰，敷口吻白疮。宣利五脏六腑壅滞，破胸中气，下水肿，治心痛积聚。除一切风，下一切气，通关节，利九窍，补五劳七伤，健脾调中，除烦，破症结。主贲豚膀胱诸气，五膈气，风冷气，脚气，宿食不消。治冲脉为病，气逆里急。治泻痢后重，心腹诸痛，大小便气秘，痰气喘急，疗诸疟，御瘴疠。味厚气轻，沉而降，阴中阳也。苦以破滞，辛以散邪，泄胸中至高之气，使之下行，性如铁石之沉重，能坠诸药至于下极，故治诸气、后重如神也。岭南人以槟榔代茶御瘴，其功有四：一曰醒能使之醉，盖食之久，则熏然颊赤，若饮酒然，苏东坡所谓"红潮登颊醉槟榔"也；二曰醉能使之醒，盖酒后嚼之，则宽气下痰，余醒顿解，朱晦庵所谓"槟榔收得为祛痰"也；三曰饥能使之饱；四曰饱能使之饥。盖空腹食之，则充然气盛如饱；饱后食之，则饮食快然易消。又且赋性疏通而不泄气，禀味严正而更有余甘，有是德故有是功也。**附方：痰涎为害，**槟榔为末，白汤每服一钱。**呕吐痰水，**白槟榔一颗烘热，橘皮二钱半，炙为末。水一盏，煎半盏，温服。**醋心吐水，**槟榔四两，橘皮一两，为末，每服方寸匕，空心生蜜汤调下。**伤寒痞满，**阴病下早成痞，按之虚软而不痛。槟榔、枳实等分，为末。每服二钱，黄连煎汤下。**伤寒结胸，**汗下后者。槟榔二两，酒一盏，煎一盏，分二服。**蛔厥腹痛，**方同上。**心脾作痛，**鸡心槟榔、高良姜各一钱半，陈米百粒，同以水煎，服之。**膀胱诸气，**槟榔十二枚，一生一熟，为末。酒煎服之良。**本脏气痛，**鸡心槟榔，以小便磨半个服。或用热酒调末一钱服之。**腰重作痛，**槟榔为末，酒服一钱。**脚气壅痛，**以沙牛尿一盏，磨槟榔一枚，空心暖服。**干霍乱病，**心腹胀痛，不吐不利，烦闷欲死。用槟榔末五钱，童子小便半盏，水一盏煎服。**大肠湿闷，**大槟榔一枚，麦门冬煎汤磨汁温服。或以蜜汤调末二钱服亦可。**大小便闷，**槟榔为末，蜜汤调服二钱，或以童子小便、葱白同煎服之。**小便淋痛，**面煨槟榔、赤芍药各半两为末。每服三钱，入灯心水煎，空心服，日二服。**血淋作痛，**槟榔一枚，以麦门冬煎汤，细磨浓汁一盏，顿热，空心服，日二服。**虫痔里急，**槟榔为末，每日空心以白汤调服二钱。**诸虫在脏，**久不瘥者。槟榔半两炮，为末，每服二钱，以葱、蜜煎汤调服一钱。**金疮恶心，**白槟榔四两，橘皮一两，为末。每空心生蜜汤服二钱。丹从脐起，_{槟榔末，醋调敷之。}小儿头疮，_{水磨槟榔，}晒取粉，和生油涂之。口吻生疮，_{槟榔烧研，入轻粉末，敷之良。}聤耳出脓。_{槟榔末吹之。}

大腹子

向阳者为槟榔，向阴者为大腹。

大腹子，味：辛，涩，温，无毒。治：与槟榔同功。

大腹皮，_{鸩鸟多集槟榔树上。凡用槟榔皮，宜先以酒洗，}后以大豆汁再洗过，晒干入灰火烧煨，切用。味：辛，微温，无毒。治：冷热气攻心腹，大肠蛊毒，痰膈醋心，并以姜、盐同煎，入疏气药用之，良。下一切气，止霍乱，通大小肠，健脾开胃。调下降逆气，消肌肤中水气浮肿，脚气壅逆，瘴疟痞满，胎气恶阻胀闷。附方：漏疮恶秽，_{大腹皮煎汤洗之。}乌癞风疮。_{大腹子生者或干者，连全皮勿伤动，以酒一升浸之，慢火熬干为末，腊猪脂和敷。}

椰 子

中有浆，饮之得醉。相传越王醉后被刺，首悬树端所化故。核犹有两眼，取其浆如酒。椰同爷，故名。

椰子瓤，味：甘，平，无毒。治：益气，治风，食之不饥，令人面泽。

椰子浆，味：甘，温，无毒。_{多食冷而动气，其性热，故饮之者多昏如醉状。《异物志》云，食其肉则不饥，饮其浆则增渴。}治：止消渴，涂头益发令黑。治吐血水肿，去风热。_{椰子生海南极热之地，土人赖此解夏月毒渴，天之生物，各因其利也。}

椰子皮，<small>不拘时月采其根皮入药，炙用。一云，其实皮亦可用。</small>味：苦，平，无毒。治：止血，疗鼻衄，吐逆霍乱，煮汁饮之。治卒心痛，烧存性，研，以新汲水服一钱，极验。

壳，治：杨梅疮，筋骨痛。烧存性，临时炒热，以滚酒泡服二三钱，暖覆取汗，其痛即止，神验。

无漏子

<small>即波斯枣[1]，生波斯国，状如枣。</small>

实，味：甘，温，无毒。治：补中益气，除痰嗽，补虚损，好颜色，令人肥健。消食止咳，治虚羸，悦人，久服无损。

桄榔子

<small>其木似槟榔而光利，故名。斫其内取面，大者可得数石，食之不饥。其皮坚韧，可作绠。</small>

子，味：苦，平，无毒。治：破宿血。

面，味：甘，平，无毒。治：作饼炙食腴美，令人不饥，补益虚羸损乏，腰脚无力，久服轻身辟谷。

---

[1] 波斯枣：即椰枣。

莎木面

莎音梭。皮中有白粉如米屑，干之捣末，以水淋过，似面可作饼食者，胜桄榔面。

莎面，味：甘，平，无毒。治：补益虚冷，消食。温补，久食不饥，长生。

波罗蜜

梵语也。因此果味甘，故名。肉甘美如蜜，核仁似栗黄，煮炒皆佳。果中大者，惟此与椰子。

瓤，味：甘、香、微酸，平，无毒。治：止渴解烦，醒酒益气，令人悦泽。

核中仁，味：同瓤。治：补中益气，令人不饥轻健。

无花果

名映日果，五月中不花而实，状如木馒头，半熟采，以盐渍压实令扁，日干作果熟。文光果，出景州，肉味如栗，五月成熟。天仙果，出四川，如樱桃，其味至甘。古度子。出交广诸州，子大如石榴，味醋，煮以为粽食之。

实，味：甘，平，无毒。治：开胃，止泻痢。治五痔，咽喉痛。

叶，味：甘、微辛，平，有小毒。治：五痔肿痛，煎汤频熏洗之，取效。

阿勃勒

生拂林国，状似皂荚而圆长，味甘好吃，此即波斯皂荚也。经寒不凋，不花而实。

罗望子：出广西，壳长数寸，如把皂及刀豆色，煨食甘美。

子，味：苦，大寒，无毒。治：心膈间热风，心黄，骨蒸寒热，杀三虫。炙黄入药，治热病，下痰通经络，疗小儿疳气。

沙棠果

状如棠，黄花，赤实，其味如李而无核。

实，味：甘，平，无毒。治：食之却水病。

梣子

音蟾。实如梨，七八月熟，色黄，味甘、酢，而核甚坚。

实，味：甘、涩，平，无毒。治：生食之，止水痢。熟和蜜食之，去嗽。

麂目

大者如木瓜，小者如梅李，而小斜不周正。七八月熟，色黄味酸，以蜜浸食之佳。

味：酸、甘，小冷，无毒。多食发冷痰。

都桶子

味甜、酢，果而无核，里面如素。味酢，以盐、酸沤食，或蜜藏皆可。

实，味：酸、涩，平，无毒。治：久食，益气止泄。安神温肠，治痔，久服无损。解酒，止烦渴。

都念子

子如小枣，蜜渍食之，甘美益人。生岭南，一名倒捻子。食之必捻其叶，故名。妇女多用染色。

实，味：甘、酸，小温，无毒。治：痰嗽哕气。暖腹脏，益肌肉。

都咸子

其树如李，子大如指，取子及皮叶，曝干作饮，极香美也。

子、皮及叶，味：甘，平，无毒。治：火干作饮，止渴润肺，去烦除痰。去伤寒清涕，咳逆上气，宜煎服之。

摩厨子

生西域及南海。子如瓜，可为茹。其汁香美，如中国用油。可以煎熬，馨香异常。

齐墩果，生波斯，西域人压为油，以煎饼果。德庆果。炙而食之，味如猪肉也。

实，味：甘，香，平，无毒。治：益气，润五脏，久服令人肥健。安神养血生肌，久服轻健。

韶子

生岭南，子大如栗，有棘刺。

实，味：甘，温，无毒。治：暴痢，心腹冷气。

马槟榔

味甘，内有核，颇似大枫子，而壳稍薄、圆长、斜扁不等。核内有仁，亦甜。

实，味：甘，寒，无毒。

核仁，味：苦，寒，无毒。凡嚼之者，以冷水一口送下，其甜如蜜，亦不伤人也。治：产难，临时细嚼数枚，并华水送下，须臾立产。再以四枚去壳，两手各握二枚，恶水自下也。欲断产者，常嚼二枚，水下。久则子宫冷，自不孕矣。伤寒热病，食数枚，冷水下。又治恶疮肿毒，内食一枚，冷水下；外嚼涂之，即无所伤。

枳椇

音止矩。实美如饴，能败酒味，能解酒醉。以木为柱，屋中之酒皆薄；木片入酒，瓮酒化为水。

实，味：甘，平，无毒。多食发蛔虫。治：头风，小腹拘急。止渴除烦，去膈上热，润五脏，利大小便，功用同蜂蜜。枝、叶煎膏亦同。止呕逆，解酒毒，辟虫毒。一男子年三十余，因饮酒发热，又兼房劳虚乏。乃服补气血之药，加葛根以解酒毒。微汗出，人反懈怠，热如故。此乃气血虚，不禁葛根之散也。必须鸡距子解其毒，遂煎药中加而服之，乃愈。

木皮，味：甘，温，无毒。治：五痔，和五脏。

津符子

产缅甸州，见孙思邈《千金方》。

实，味：苦，平，滑。主：益心血，养肺金，止渴生津液，多食口爽，失滋味，安和五脏，久食轻身。明目，治：泻痢不止。附方：男妇虚劳咳嗽，吐唾脓血，每日啖十枚，一月勿间断，即愈。肺痈肺痿。声哑欲死，照上方服。

必思答

产回回田地。见忽思慧[①]《饮膳正要》。

实，味：甘，无毒。治：调中顺气，滋肺金，定喘急，久食利人。附方：三日疟，百药不效，用必思答三枚，酒一盏，煎去半，饮之即止。难产不下，或子死腹中，必思答七枚，酒煎服之，即下。胞衣不下。服方同上。

甘剑子

状似巴榄子，仁附肉，有白䐃，不可食。能发人病，北人呼为海胡桃。

实，味：甘，气烈。治：脾胃虚寒，食少泄利。附方：痢疾不止。形体尫羸，泄下虚脱，百方不效用。甘剑子七枚，连壳煅为末，空心酒下，三服即止，再用调理药。

---

① 忽思慧：原作"忽必烈"，本文进行更正。

扬摇子

生闽越，其子生树皮中，体有脊，形甚异，而味甘无奇，色青，长五寸。

实，味：甘，无毒。治：通百脉，强筋骨，和中益气，润肌肤，好颜色。

海梧子

出林邑，树似梧桐，色白，叶似青桐子。如栗，肥甘可食。

实，味：平，无毒。治：利大小肠，益志慧，开心，明耳目。附方：心下怔忡，夜多恶梦，健忘，每日空心食海梧子十数枚，月余自愈。疝气。囊大如斗，用海梧子七个，烧灰服之，愈。

木竹子

出广西，皮色形状似大枇杷，肉味甘美，秋冬实熟。

实，味：甘，平。治：吐逆不食，关格闭拒不通，脾虚下陷，肛门坠脱不收。清热，凉大肠，去积血，利百脉，通调水脏，止渴生津，解暑消酒，利耳目，治咳嗽上逆。

橹罟子

出广西，大如半升碗，数十房攒聚成球，每房有缝，冬生青，至夏红熟。

实，味：甘。治：补脾胃，固元气，制伏亢阳。扶持衰上，清神益血。宽痞消痰，能消酒毒，止酒后发渴，利头目，开心益志。附方：妇人不孕，用榉莒子浸好酒内三日，日日饮之，百日当怀胎。目生障翳。渐渐昏暗，视物不明，榉莒子浸白蜜内，每日连蜜啖一颗，一月即退。

罗晃子

出广西。夏熟，味如栗，状如橄榄，其皮七层。出横州者，皮九层，剥至九层方见肉，故又名九层皮果。

实，味：甘，温。治：脏腑生虫，及小儿食泥土腹痛，癣痞积硬。养肝胆，明目去翳，止渴退热，解利风邪，消烦降火。附方：翻胃吐食，或食下即出，或朝食暮吐、暮食朝吐，用罗晃子七枚，煅存性，每日酒调下方寸匕，服完为度，即愈。腹中蛔虫上攻，心下大痛欲死，面有白斑，用罗晃子、牵牛子各七枚，水煎服，虫自下。疝痛。用罗晃子七个，酒煎服，即效。

橦子

出九真、交趾。子如桃实，长寸余，二月开花，连着子，五月熟，色黄，盐藏食之，味酸似梅。

实，味：酸，平，凉。治：清心润肺，止渴生津，制亢极之阳刚，消炎蒸之暑气，又降三焦实火。治鼻中出血及牙宣。附方：牙龈出血。用橦子核，连仁烧存性，水调含咽即止。

夫编子

出交趾山谷中，三月开花，连着子，五六月熟。入鸡、鱼、猪、鸭羹中，味最美，亦可盐食。

实，味：甘，平。主：宁心志，养血脉，解暑渴，利水道，生津液，止逆气喘急，消渴除烦，清热润肺，滋命门，益元气。附方：骨蒸劳热。四肢瘦削如枯柴，用夫编子同白鸭烂煮，不用盐酱，日日啖之，吃鸭三头见效。

白橡子

出交趾，树高丈余，味甘美，如胡桃。

实，味：甘，平。主：润肺，止渴消热，祛风暑湿气。治疥痈及山岚瘴气所侵，变成痎疟，寒热往来，头痛痰逆。附方：足膝屈弱难行。寒湿邪气所侵，用白橡一片，舂烂浸酒，日饮一次，月余即愈。

系弥子

状圆而细，赤如软枣，其味初苦后甘，可食。

实，味：平，无毒。主：益五脏，悦泽人面，去头面诸风。附方：产后痢疾不止。用系弥子一合，酒水各一盏，煎八分，空心服下，片刻即效。

人面子

出海南，又出广中。树似含桃，子如桃实，春花夏实，至秋方熟。蜜煎甘酸可食。其核两边俱似人面，耳、目、口、鼻，无不具足。

实，味：甘，平，无毒。主：醒酒解毒，治风毒着人，遍身疙瘩成疮，或痛或痒，食之即愈。附方：难产不下，产母手握人面子一枚，单日右手握，双日左手握即下。小儿惊痫邪气。目上视，手足搐搦，角弓反张，用人面子核烧灰服之，其效如神。

四味果

出祁连山，木生如枣，剖以竹刀则甘，铁刀则苦，木刀则酸，芦刀则辛。行旅得之，能止饥渴。

实，味：甘、苦、辛、酸，无毒。主：明目养肝，宁神定志，和胃进食，下气止咳。附方：肾虚腰痛。不能反侧。用四味果同狗腰子煮熟齐食，每日一次，一月愈。

黄皮果

出广西横州。状如楝子。

实，味：酸，平，无毒。主：呕逆痰水，胸膈满痛，蛔虫上攻，心下痛。

千岁子

出交趾①。蔓生，子在根下，须绿色，交加如织。一苞恒二百余颗，皮壳青黄色，壳中有实如栗，味亦如之。干则壳肉相离，撼之有声。

实，味：甘，平。主：和中益胃，利肺除热，止渴解酒，凉暑气。附方：小便闭塞，用千岁子十数枚，打碎水煎，清饮下即通利。发背恶疮。用千岁子不拘多少，捣烂如泥，以醋调涂之，三次见效。

① 交趾：今越南。

侯骚子

蔓生，子大如鸡卵①，既甘且冷，消酒轻身，王太仆曾献之。

实，味：甘，寒，无毒。主：食之不饥，延年强健，消酒除湿。治黄疸及小便不利，色黄如金，口渴烦热，齿痛牙宣，出血不止。附方：小儿重舌木舌，用侯骚子核烧灰掺之，或用蜜调涂之，即愈。浮痈发背，用侯骚子煎汤饮之，再捣涂之，大效。一切无名肿毒，方同上。鬼邪着人。以侯骚子七个，桃、柳枝各五个，悬于患人床前，即去。

酒杯藤子

出西域，藤大如臂，花坚硬，可以酌酒，文章映澈。实大如指，味如豆蔻，食之消酒。相传张骞得其种于大宛②。

实，味：甘、辛，平，无毒。治：消食下气，消酒止渴，辟邪疟，消痈肿，杀蛔虫。治：尸蛀劳瘵、虫蛊瘰疬，瘿瘤结核，痈疽溃烂。附方：食果成积，用酒杯藤子烧灰，糖拌，服下五七钱，其积自消。饮酒过量不醒。或积久成病，用酒杯藤子煎服，极验。

蔄子

生交趾、合浦。藤缘树木，正月开花，四五月熟，如梨，赤如鸡冠，核如鱼鳞。

---

① 鸡卵：即鸡蛋。
② 大宛：今中亚费尔干纳盆地一带。

实，味：甘，平，无毒。主：中恶气，飞尸邪蛊，心腹卒痛，狂邪鬼神，鬼疫温疟，梦寐邪恶气，心神颠倒不宁，昏冒如痴。附方：惊痫恍惚。或语言不伦，歌笑不彻，用蔺子核七枚烧末，入朱砂少许，姜汤下方寸匕，自愈。

山枣

出广西肇庆府[①]。叶如梅，果似荔枝。九月熟，可食。

实，味：甘，温，无毒。主：和脾胃，补元气，益血壮神。

偎支

生邛州[②]山谷中。树高丈余，枝修而弱，开白花，实大如雀卵，状似荔枝，实黄肤甘。

实，味：甘，无毒。治：七种疝气，及一切疮疡疥癣。

以上果三十余种多出外国及边瘴地方。虽不多见，但俱属异品，不惟可口，兼可疗治百病。凡出使外国及游远方者见之，即当携其种核流传中土，有功于世不小。故附录于后。

① 肇庆府：明清时期设立在广东境内的一个行政区划名。原文"广西"有误。
② 邛州：今四川邛崃。原作"邛州"，据宋祁（998—1061年）《益州方物略记》改。

灵床上果子

即先亡座上祭果也。

实不拘鲜、干，诸果但设于灵床上者。治：人睡卧中谵语，食之即止。

葡萄

一名蒲桃。李时珍曰："葡萄折藤，压之最易生。"春月萌苞生叶，颇似栝楼叶而有五尖。生须延蔓，引数十丈。三月开小花成相，黄白色。仍连着实，星编珠累，七八月熟，有紫、白二色。西人及太原、平阳皆作葡萄干，货之四方。蜀中有绿葡萄，熟时色绿。云南所出者，大如枣。西边有琐琐葡萄，大如五味子而无核，味尤长。按《物类相感志》云，甘草作钉，钉葡萄立死。以麝香入葡萄皮内，则葡萄定作香气，其爱憎异于他草如此。又言其藤穿过枣树，则实大更美也。《三元延寿书》言，葡萄架下不可饮酒，恐虫屎伤人。《史记》云，大宛以葡萄酿酒，十数年不坏。张骞使西域，得其种还，中国始有。盖此果之最珍者，今太原尚作葡萄酒寄远。其根、茎中空相通，暮溉其根，而晨朝取子，其水已浸入子中矣。

实，味：甘，平，涩，无毒。治：筋骨湿痹，益气倍力强志，令人肥健，耐饥忍风寒，轻身不老延年。逐水，利小便。时气痘疮不出，食之，或研酒饮，甚效。丹溪曰，东南人食之多病热，西北人食之无恙。盖能下走渗道，西北人秉气厚，故耳。魏文帝诏群臣曰："葡萄当夏末涉秋，尚有余暑，醉酒宿醒，掩露而食。甘而不饴，酸而不酢，冷而不寒，味长汁多，除烦解渴，又酿酒甘于饴蜜，善醉而易醒。他方之果，无有匹者。"

根及藤叶，治：霍乱后恶心，止呕哕。煮汁饮。孕妇子上冲心，饮之即安。腰脚肢腿痛，煎汤淋洗之，即愈。又饮其汁，利小便，通小肠，消肿满。

蘡薁

音婴郁。蔓生，花实与葡萄无异，但实小而圆，色不二紫。《诗》六月食薁即此。

实，味：甘、酸，平，无毒。治：止渴，悦色益气。

藤，味：甘，平，无毒。治：哕逆，伤寒后呕哕，捣汁饮之良。止渴，去肠胃积垢，利小便。呕哕厥逆，蘡薁藤煎汁，呷之。目中障翳，蘡薁藤以水浸过，吹气取汁，滴入目中，去热翳，赤、白障。五淋血淋。木龙汤：用木龙即野葡萄藤也、竹园荽、淡竹叶、麦门冬连根苗、红枣肉、灯心草、乌梅、当归各等分，煎汤代茶饮。

根，味：同藤。治：下焦热痛淋闷，消肿毒。附方：男妇热淋，野葡萄根七钱，葛根三钱，水二钟，煎七分，入童子小便三分，空心温服。女人腹痛，方同上。一切肿毒，赤龙散：用野葡萄根晒研为末，水调涂之，即消也。赤游风肿。忽然肿痒，不治则杀人。用野葡萄根捣根泥涂之，即消。

猕猴桃

一名杨桃藤，着树生，实如鸡卵，经霜始甘美可食。皮堪作纸。猕猴喜食之，故名。

实，味：酸、甘，寒，无毒。多食冷脾胃，动泄澼。有实热者宜食之，太过，则令人脏寒作泄。治：止暴渴，解烦热，压丹石，下淋石热壅。并宜取瓤和蜜作煎食。调中下气，主骨节风，瘫缓不随，长年白发，野鸡内痔病。

藤中汁，味：甘，滑，寒，无毒。治：反胃，和生姜汁服之。又下石淋。

枝、叶，治：杀虫。煮汁饲狗，疗瘑疥。

甘 蔗

蔗有四种：竹蔗，绿嫩皮薄，专用作霜；西蔗，作霜色浅；荻蔗、红蔗，可作砂糖。

蔗，味：甘，平，涩，无毒。共酒食，发痰。多食，发虚热，动衄血。同榧子食，则渣软。治：下气和中，助脾气，利大肠。利大小肠，消痰止渴，除心胸烦热，解酒毒。止呕哕反胃，宽胸膈。蔗，脾之果也。其浆甘寒，能泻火热，《素问》所谓"甘温除大热"之意。煎炼成糖，则甘温而助湿热，所谓积温成热也。蔗浆消渴解酒，自古称之。甘草遇火则热，麻油遇火则冷，甘蔗煎饴则热，水成汤则冷。此物性之异，医者可不知乎？附方：发热口干，小便赤涩。取甘蔗去皮，嚼汁咽之，饮浆亦可。反胃吐食，朝食暮吐，暮食朝吐，旋旋吐者。用甘蔗汁七升，生姜汁一升，和匀日日细呷之。干呕不息，蔗汁温服半升，日三次，入姜汁更佳。眼暴赤肿，碜涩疼痛。甘蔗汁二合，黄连半两，入铜器内慢火养浓，去滓点之。虚热咳嗽，口干涕唾。用甘蔗汁一升半，青粱米四合。煮粥。日食二次，极润心肺。小儿口疳。蔗皮烧研，掺之。

滓，治：烧存性研末，乌桕油调，涂小儿头疮、白秃，频涂取瘥。烧烟勿令入人目，能使暗明。

砂糖

榨甘蔗汁煎成紫色，稀者为蔗糖，干者为砂糖，球者为球糖，饼者为糖饼。砂糖中凝结如石，破之如砂，透明白者，为糖霜。此紫砂糖也。

味：甘，寒，无毒。冷利过于石蜜。性温不冷，多食令人心痛，生长虫，消肌肉，损齿，发疳䘌。与鲫鱼同食，成疳虫；与葵同食，生流澼；与笋同食，不消成症，身重不能行。治：心腹热胀，口干渴。润心肺大小肠热，解酒毒。腊月瓶封窖粪坑中，患天行热狂者，绞汁服，甚良。和中助脾，缓肝气。小儿多食则损齿生虫者，土制水，倮虫属土，得甘即生也。与鱼、笋之类同食，皆不益人。今人每用为调和，徒取其适口，而不知阴受其害也。但其性能和脾缓肝，故治脾胃及泻肝药用为先导。附方：下痢禁口，砂糖半斤，乌梅一个，水二碗，煎一碗，时时饮之。腹中紧张，白糖以酒三升，煮服之。不过再服。痘不落痂，砂糖调新汲水一杯服之，白汤调亦可，日二服。上气喘嗽，烦热，食即吐逆。用砂糖、姜汁等分相和，慢煎二十沸，每咽半匙，取效。食韭口臭。砂糖解之。

石蜜

名白砂糖。凝结作饼块如石者，为石蜜；轻白如霜者，为糖霜；坚白如冰者，为冰糖。皆一物，有精粗之异也。

味：甘，寒、冷，利，无毒。治：心腹热胀，口干渴。治目中热膜，明目。和枣肉、巨胜末为丸，噙之，润肺气，助五脏，生津。润心肺燥热，治嗽消痰，解酒和中，助脾气，缓肝气。石蜜甘喜入脾，食多则害必于脾。西北地高多燥，得之有益；东北地下多湿，得之未有不病者，亦兼气之厚薄不同耳。

刺蜜

名草蜜。

味：甘，平，无毒。治：骨蒸发热痰嗽，暴痢下血，开胃止渴除烦。

莲藕

红花者，艳莲多藕劣；白花者，香莲少藕佳。千叶及奇种甚多，多不结实。莲梗塞穴，鼠自去。

莲实，即莲子，可磨为饭食，入药须蒸熟去心，或晒或焙干用。味：甘，平，涩，无毒。石莲性温，得茯苓、山药、白术、枸杞子良。生食过多，微动，冷气胀人。蒸食甚良，大便燥涩者不可食。治：补中养神，益气力，除百疾。久服轻身耐老，不饥延年。主五脏不足，伤中，益十二筋脉血气。止渴去热，安心止痢，治腰痛及泄精，多食令人欢喜。交心肾，厚肠胃，固精气，强筋骨，补虚损，利耳目，除寒湿，止脾泄久痢，赤白浊，女人带下崩中诸血病。捣碎和米，作粥饭食，轻身益气，令人强健。安靖上下君相火邪。附方：服食不饥，石莲肉蒸熟去心，为末，炼蜜丸梧子大，日服三十丸。此仙家方也。清心宁神，用莲蓬中干石莲子肉，于沙盆中擦去赤皮，去心，同为末，入龙脑，点汤服之。补中强志，益耳目聪明。用莲实半两去皮心，研末，水煮熟，以粳米三合作粥，入末搅匀食。补虚益损，水芝丹：用莲实半升，酒浸二宿，以牙猪肚一个洗净，入莲在内，缝定煮熟，取出晒干为末，酒煮米糊丸梧子大，每服五十丸，食前温酒送下。小便频数，下焦真气虚弱者。用上方，醋糊丸服。白精遗精，石莲肉、龙骨、益智仁等分，为末，每服二钱，空心米饮下。用莲肉、白茯苓等分为末，白汤调服。心虚赤浊，莲子六一汤：用石莲肉六两，炙甘草一两，为末，每服一钱，灯心汤下。久痢禁口，石莲肉炒，为末。每服二钱，陈仓米调下，便觉思食，甚妙。加入香连丸尤妙。脾泄肠滑，方同上。哕逆不止，石莲肉六枚，炒赤黄色，研末。冷热水半盏，和服便止。产后咳逆，呕吐，心忡目运。用石莲子两半，白茯苓一两，丁香五钱，为末，每米饮服二钱。眼赤作痛，莲实去皮研末一盏，粳米半升，以水煮粥，常食。小儿热渴，莲实二十枚炒，浮萍二钱半，生姜少许，水煎，分三服。反胃吐食。石莲肉为末，入少肉豆蔻末，米汤调服之。

藕，味：甘，平，无毒。藕以盐水供食，则不损口，同油炸面米裹食，则无渣。煮忌铁器。治：热渴，散留血，生肌。久服令人心欢，止怒止泄，消食解酒毒及病后干渴。捣汁服，止闷除烦闷开胃，治霍乱，破产后血闷。捣膏，罨金疮并伤折，止暴痛。蒸煮食之，大能开胃。生食，治霍乱后虚渴。蒸食，甚补五脏，实下焦。同蜜食，令人腹脏肥，不生诸虫，亦可休粮。汁：解射罔毒、蟹毒，捣浸澄粉服，轻身益年。藕皮误落血中，遂散涣不凝，故医家用以破血，多效。产后忌生冷物，独藕不同生冷者，为能破血也。附方：时气烦渴，生藕汁一盏，生蜜一合，和匀细服。伤寒口干，生藕汁、生地黄汁、童子小便各半盏，煎温服之。霍乱烦渴，藕汁一钟，姜汁半钟，和匀饮。霍乱吐利，生藕捣汁服。上焦痰热，藕汁、梨汁各半盏，和服。产后闷乱，血气上冲，口干腹痛。梅师方：用生藕汁三升饮之。用藕汁、生地黄汁、童子小便等分，煎服。小便热淋，生藕汁、生地黄汁、葡萄汁各等分，每服一盏，入蜜温服。坠马血瘀，积在胸腹，唾血无数者。干藕根为末，酒服方寸匕，日二次。食蟹中毒，生藕汁饮之。冻脚裂坼，蒸熟藕捣烂涂之。尘芒入目。大藕洗捣，绵裹，滴汁入目中，即出也。

藕蔤，名藕丝菜。味：甘，平，无毒。治：生食，主霍乱后虚渴烦闷不能食，解酒食毒，功与藕同。解烦毒，下瘀血。

藕节，味：涩，平，无毒。冷伏硫黄。治：捣汁饮，主吐血不止，及口鼻出血。消瘀血，解热毒，产后血闷。和地黄研汁，入热酒、小便饮。能止咳血、唾血，血淋、溺血，下血、血痢、血崩。一男子病血淋，痛胀将死，予以藕汁调发灰，每服二钱，服三日而血止痛除。宋孝宗患痢，众医不效。高宗偶见一小药肆，召而问之。其人问得病之由，乃食湖蟹所致。遂诊脉曰：此冷痢也。乃用新采藕节捣烂，热酒调下，数服即愈。高宗大喜，就以捣药金杵臼赐之。大抵藕能消瘀血，解热开胃，而又解蟹毒故也。附方：鼻衄不止，藕节捣汁饮，并滴鼻中。卒暴吐血，双荷散：用藕节、荷蒂各七个，以蜜少许擂烂，用水二钟，煎八分，去滓温服。或为末丸服亦可。大便下血，藕节晒干研末，人参、白蜜煎汤，调服二钱，日二服。鼻渊脑泻。藕节、芎䓖焙研，为末，每服二钱，米饮下。

莲薏，即莲子中青心也，名苦薏。味：苦，寒，无毒。食莲子不去心，令人作吐。治：血渴，产后渴，生研末，米饮服二钱，立愈。止霍乱，清心去热。附方：劳心吐血，莲子心七个，糯米二十一粒，为末，酒服。此临安张上舍方也。小便遗精。莲子心一撮为末，入辰砂一分，每服一钱，白汤下，日二。

莲蕊须，花开时采取阴干，亦可充果食。味：甘，涩，温，无毒。忌地黄、葱蒜。治：清心通肾，固精气，乌须发，悦颜色，益血，止血崩、吐血。

莲花，味：苦、甘，温，无毒。忌地黄、葱蒜。治：镇心益色，驻颜身轻。附方：服食驻颜，七月七日采莲花七分，八月八日采根八分，九月九日采实九分，阴干捣筛。每服方寸匕，温酒调服。天泡湿疮，荷花贴之。难产催生，莲花一叶，书"人"字，吞之即易产。坠损呕血。坠跌积血心胃，呕血不止。用干荷花为末，每酒服方寸匕，其效如神。

莲房，<small>名莲蓬壳，陈久者良。</small>味：苦，涩，温，无毒。治：破血，治血胀腹痛，及产后胎衣不下，酒煮服之。水煮服之，解野菌毒。止血崩、下血、溺血。<small>莲房入厥阴血分，消瘀散血，与荷叶同功，亦急则治标之意也。</small>附方：**经血不止**，<small>瑞莲散：用陈莲蓬壳烧存性，研末，每服二钱，热酒下。</small>**血崩不止**，<small>用莲蓬壳、荆芥穗，各烧存性，等分为末。每服二钱，米饮下。</small>**产后血崩**，<small>莲蓬壳五个，香附二两，各烧存性为末。每服二钱，米饮下，日二。</small>**漏胎下血**，<small>莲房烧研，面糊丸梧子大，每服百丸，汤、酒任下，日二。</small>**小便血淋**，<small>莲房烧存性为末，入麝香少许，每服二钱半，米饮调下，日二。</small>**天泡湿疮**。<small>莲蓬壳烧存性，研末，井泥调涂，神效。</small>

荷叶，<small>蒂，名荷鼻。</small>味：苦，平，无毒。<small>畏桐油，伏白银，伏硫黄。</small>治：止渴，落胞破血，治产后口干，心腹躁烦。治血胀腹痛，产后胎衣不下，酒煮服之。又云，安胎去恶血，留好血，止血痢，杀菌蕈毒，并煮水服。生发元气，裨助脾胃，涩精滑，散瘀血，消水肿痈肿，发痘疮，治吐血、咯血、衄血，下血、溺血、血淋，崩中，产后恶血，损伤败血。

红白莲花

味：甘，平，无毒。治：久服，令人好颜色，变白却老。

芰实

<small>名沙角。其叶支散，故字从支；其角稍峭，故谓之菱。而俗呼为菱角也。</small>

味：甘，平，无毒。生食性冷利，多食伤人脏腑，损阳气，痿茎，生蛲虫，水族中此物最不治病。若过食腹胀者，可暖姜酒服之即消，亦可含吴茱萸咽津。菱花开背日，芡花开向日，故菱寒而芡暖。

治：安中补五脏，不饥轻身。蒸暴，和蜜饵之，断谷长生。解丹石毒。鲜者解伤寒积热，止消渴，解酒毒，射罔毒。捣烂澄粉食，补中延年。

芰花，味：涩。治：入染须发方。

乌菱壳，治：入染须发方。亦止泻痢。

芡实

名鸡头。凡用蒸熟，烈日晒裂取仁，亦可春取粉用，新者煮食良。入涩精药，连壳用亦可。

味：甘，平，涩，无毒。小儿多食，令不长。生食多动风冷气。食多不益脾胃，兼难消化。治：湿痹，腰脊膝痛，补中，除暴疾，益精气，强志，令耳目聪明。久服轻身不饥，耐老神仙。开胃助气。止渴益肾，治小便不禁，遗精白浊带下。仙方：取此合莲实饵之，甚益人。作粉食益人，胜于菱也。取其实即中子，捣烂暴干，再捣筛末，熬金樱子煎，和丸服之，云补下益人，谓之水陆丹。附方：鸡头粥，益精气，强志意，利耳目。鸡头实三合，煮熟去壳，粳米一合煮粥，日日空心食。玉锁丹，治精气虚滑，用芡实、莲蕊。方见藕节下。四精丸，治思虑、色欲过度，损伤心气，小便数，遗精。用秋石、白茯苓、芡实、莲肉各二两为末，蒸枣，和丸梧子大，每服三十丸，空心盐汤送下。分清丸。治浊病。用芡实粉、白茯苓粉、黄蜡化蜜，和丸梧桐子大，每服百丸，盐汤下。

鸡头菜，即莜菜芡茎也。味：咸、甘，平，无毒。治：止烦渴，除虚热，生熟皆宜。

根，味：同茎。治：小腹结气痛，煮食之。附方：偏坠气块。鸡头根切片煮熟，盐醋食之。

乌 芋

名荸脐[①]，又名地栗。小者名凫茈，大者名地栗。性能毁铜，贮铜器中，其铜即坏。铜器浸汁，击之立碎。

根，味：甘，微寒，滑，无毒。性冷，先有冷气，人不可食，令人腹胀气满。小儿秋月食多，脐下结癖也。治：消渴痹热，温中益气。下丹石，消风毒，除胸中实热气。可作粉食，明耳目，消黄疸。开胃下食，作粉食，厚人肠胃，不饥。能解毒，服金石人宜之。疗五种膈气，消宿食，饭后宜食之。治误吞铜物，主血痢下血血崩，辟蛊毒。乌芋善毁铜，含铜钱嚼之，则钱化，可见其为消坚、削积之物，故能化五种膈疾，而消宿食，治误吞铜也。附方：大便下血，荸脐捣汁大半钟，好酒半钟，空心温服，三日见效。下痢赤白，午日午时取完好荸脐，洗净拭干，勿令损破，放瓶内，入好烧酒浸之，黄泥密封收贮。遇有患者，取二枚细嚼，空心用原酒送下。妇人血崩，凫茈一岁一个，烧存性研末，酒服之。小儿口疮，用荸脐烧存性。研末掺之。误吞铜钱。生凫茈研汁，细细呷之，便化。

慈 姑

俗作茨菇，一名白地栗。生水田中，似芋而小，煮时入灰少许，去皮食，方不涩。叶有桠，又名剪刀草、槎丫草、燕尾草，皆取其形似，一母岁生十二子状，如母子，故名慈姑。

---

① 荸脐：即今荸荠。

根，味：苦、甘，微寒，无毒。多食发虚热，及肠风痔漏，崩中带下疮疖。以生姜同煮佳，怀孕人不可食。吴人常食之，令人发脚气、瘫缓风，损齿、失颜色，皮肉干燥。卒食之，使人干呕也。治：百毒，产后血闷，攻心欲死，产难胞衣不出，捣汁服一升。又下石淋。

叶，治：诸恶疮肿，小儿游瘤丹毒，捣烂涂之，即便消退，甚佳。治蛇、虫咬，捣烂封之。调蚌粉，涂瘑痹。

茗

早采为茶，晚采为茗。其名有五：一茶，二槚，三蔎，四茗，五荈。茶本出益州，今浙闽蜀、江湖南北处皆有之。大约紫者上，绿者次；笋者上，芽者次；叶卷者上，舒者次。芽之笋者，生于烂石之间，长四五寸，若蕨之始抽；芽者发于枝巅。芽发为叶，将舒未舒，如枪如旗，摘之蒸、焙、炮，汁味最美。茶味清香，能止渴生精液，去积滞秽恶，醉饱后饮数杯，最宜。多食则伤精，面黄，故云："茶有百损，惟清于目，"有茶癖者不可不知。

叶，味：苦、甘，微寒，无毒。苦寒，久食令人瘦，去人脂，使人不睡。饮之宜热，冷则聚痰。与榧同食，令人身重。大渴及酒后饮茶，水入肾经，令人腰、脚、膀胱冷痛，兼患水肿、挛痹诸疾。大抵饮茶宜热宜少，不饮尤佳，空腹最忌之。服威灵仙、土茯苓者，忌饮茶。治：瘘疮，利小便，去痰热，止渴，令人少睡，有力悦志。下气消食，作饮加茱萸、葱、姜，良。破热气，除瘴气，利大小肠。清头目，治中风昏愦，多睡不醒。治伤暑，合醋治泻痢，甚效。炒煎饮，治热毒赤白痢。同芎䓖、葱白煎饮，止头痛。浓煎，吐风热痰涎。气寒味苦，入手、足厥阴经。治阴症汤药内入此，去格拒之寒，及治伏阳，大意相似^①。一人好烧鹅炙煿，日常不缺。人咸防其生痈疽，后卒不病。访知其人每夜必啜凉茶一盏，乃知茶能解炙煿之毒也。姜茶治痢，姜助阳，茶助阴，并能消暑解酒食毒。且一寒一热，调平阴阳，不问赤白冷热，用之。茶苦而寒，阴中之阴，沉也降也，最能降火。火为百病，火降则上清矣。然火有五，火有虚实。若少壮胃健之人，心肺脾胃之多盛，故与茶相宜。温饮则火因寒气而下降，热饮则茶借火气而升散，又兼解酒食之毒，使人神思阖爽，不昏不睡，此茶之功也。若虚寒及血弱之人，饮之既久，则脾胃恶寒，元气暗损，土不制水，精血潜虚，成痰饮，成痞胀，成痿痹，成黄瘦，成呕逆，成洞泻，成腹痛，成疝瘕，种种内伤，此茶之害也。民生日用，蹈其弊者，往往皆是，而妇妪受害更多，习俗人自不觉尔。况真茶既少，杂茶更多，其为患也，又可胜言哉？**附方：气虚头痛**，用上春茶末调成膏，置瓦盏内覆转，以巴豆四十粒作二次烧烟熏之，晒干乳细。每服一字，别入好茶末，食后煎服，立效。**热毒下痢**，以好茶一斤，炙捣末，浓煎一二盏服，久患痢者，亦宜服之。用蜡茶^②，赤痢以蜜水煎服，白痢以连皮自然姜汁同水煎服。二三服即愈。用蜡茶二钱，汤点七分，入麻油一蚬壳和服，须臾腹痛大，下即止。蜡茶末，以白梅肉和丸，赤痢甘草汤下，白痢乌梅汤下。一方，建茶合醋煎，热服即止。**产后秘塞**，以葱涎调蜡茶末，为百丸，茶服自通。不可用大黄利药，利者百无一生。**久年心痛，十年、五年者**。煎湖茶，以头醋和匀，服之良。**腰痛难转**，煎茶五合，投醋二合，顿服。**解诸中毒**，芽茶、白矾等分，碾末，冷水调下。**痘疮作痒**，房中宜烧茶，烟恒熏之。**阴囊生疮**，用蜡面茶为末，先以甘草汤洗，后贴之妙。**脚丫湿烂**，茶叶嚼烂敷之，有效。**蠼螋尿疮**，初如糁粟，渐大如豆，更大如火烙浆泡，疼痛至甚者。速以草茶并蜡茶俱可，以生油调敷，药

---

① 入手、足厥阴经……大意相似：据《本草纲目》补充，原作"入手、足厥。阴证汤药内"，不通。

② 蜡茶：即蜡面茶，唐宋时福建所产名茶。

至痛乃止。**风痰颠疾，**茶芽、栀子各一两，煎浓汁一碗服，良久探吐。**霍乱烦闷，**茶末一钱煎水，调干姜末一钱，服之即安。**月水不通，**茶清一瓶，入砂糖少许，露一夜服，虽三个月胎亦通，不可轻视。**痰喘咳嗽。**不能睡卧。好末茶一两，百僵蚕一两，为末，放碗内盖定，倾沸汤一小盏，临卧再添汤点服。

茶子，味：苦，寒，有毒。治：喘急咳嗽，去痰垢。捣仁洗衣，除油腻。附方：上气喘急，时有咳嗽。茶子、百合等分为末，蜜丸梧子大，每服七丸，新汲水下。**喘嗽齁鮐，**不拘大人、小儿。用糯米泔少许磨茶子，滴入鼻中令吸。入口服之，口咬竹筒，少顷涎出如线，不过二三次绝根，屡验。**头脑鸣响。**状如虫蛀，名天白蚁。以茶子为末，吹入鼻中，取效。

皋芦

叶似茗而大，味苦涩，出薪平①县。南人取作茗饮，极重之，如蜀人饮茶也。

叶，味：苦，平，无毒。寒胃，冷者不可用。治：煮饮，止渴明目除烦，解睡，消痰利水。通小肠，治淋，止头痛烦热。噙咽，清上膈，利咽喉。

秦椒

名花椒，秦地所产者，故言。秦椒入九月采实，或曰生泰山、秦岭上，故名。鹿食其叶，其肉椒香。

椒红，味：辛，温，有毒。恶括楼，防葵，畏雌黄。治：除风邪气，温中，去寒痹，坚齿发，明目。

---

① 薪平：今云南新平彝族傣族自治县。

久服轻身，好颜色，耐老增年通神。疗喉痹吐逆疝瘕，去老血，产后余疾腹痛，出汗利五脏。上气咳嗽，久风湿痹。治恶风遍身，四肢痿痹，口齿浮肿摇动，女人月闭不通，产后恶血痢，多年痢，疗腹中冷痛，生毛发，灭瘢。能下肿湿气。

附方：**膏痹尿多**，其人饮少。用秦椒二分出汗，去蒂二分为末，水服方寸匕，日三服。**手足心肿**，乃风也。椒、盐末等分，醋和敷之良。**损疮中风**，以面作馄饨，包秦椒，于灰中烧之令熟，断开口封于疮上，冷即易之。**久患口疮**，大椒去闭口者，水洗面拌，煮作粥，空腹吞之，以饭压下。重者可再服，以瘥为度。**牙齿风痛**，秦椒煎醋含漱。**百虫入耳**。椒末一钱，醋半钱浸良久，少少滴入自出。

蜀椒

名川椒，生武都山谷及巴郡。八月采实，阴干。凡使南椒须去目及闭口者，以酒拌湿蒸，从巳至午，放冷密盖，无气后取出，便入瓮器中，勿令伤风也。凡用秦椒、蜀椒，并微炒使出汗，乘热入竹筒中，以梗捣去里面黄壳，取红用，未尽再捣。或只炒热，隔纸铺地上，以碗覆，待冷碾取红用。

椒红，味：辛，温，有毒。大热，多食令人乏气喘促。口闭者杀人。五月食椒，损气伤心，令人多忘。久食令人失明，伤血脉。杏仁为之使，得盐味佳，畏款冬花、防风、附子、雄黄，可收水银。中其毒者，凉水、麻仁浆解之。治：邪气咳逆，温中，逐骨节皮肤死肌，寒热痹痛，下气。久服头不白，轻身增年。陈六腑寒冷，伤寒温疟大风汗不出，心腹留饮宿食，肠澼下痢，泄精，女子字乳[1]余

---

① 字乳：生育。

疾，散风邪瘕结，水肿黄疸，鬼疰蛊毒，杀虫、鱼毒。久服开腠理，通血脉，坚齿发，明目，调关节，耐寒暑，可作膏药。治头风下泪，腰脚不遂，虚损留结，破血，下诸石水，治咳嗽，腹内冷痛，除齿痛。破症结开胸，治天行时气[①]，产后宿血，壮阳，疗阴汗，暖腰膝，缩小便，止呕逆。通神去老，益血，利五脏，下乳汁，灭瘢，生毛发。散寒除湿，解郁结，消宿食，通三焦，温脾胃，补右肾命门，杀蛔虫，止泄泻。椒，纯阳之物，乃手足太阴、右肾命门气分之药，其味辛而麻，其气温以热。禀南方之阳，受西方之阴，故能入肺散寒，治咳嗽；入脾除湿，治风寒湿痹，水肿泻痢；入右肾补火，治阳衰溲数，足弱久痢诸症。一妇年七十余，病泻五年，百药不效，予以感应丸五十丸投之，大便二日不行。再以平胃掺加椒红、茴香，枣肉为丸与服，遂瘳。每因怒食举发，服之即止。此除湿消食，温脾补肾之验也。凡人呕此，服药不纳者，必有蛔在膈间，蛔闻药则动，动则药出而蛔不出。但于呕吐药中，加炒川椒十粒良，盖蛔见椒则头伏也。大凡肾气上逆，须以川椒引之，归经则安。附方：椒红丸，用蜀椒去目及合口者，炒出汗，曝干，捣取红一斤，以生地黄捣自然汁，入铜器中煎至一升，候稀稠得所，和椒末丸梧子大。每空心暖酒下三十丸。合药时勿令妇人、鸡、犬见。补益心肾，真川椒一斤炒去汗，白茯苓十两去皮，为末，炼蜜丸梧子大。每服五十丸，空心盐汤下。忌铁器。虚冷短气，川椒三两，去目并合口者，以生绢袋盛，浸无灰酒五升中三日，随性饮之。腹内虚冷，用生椒择去不折者，用四十粒，以浆水浸一宿，令合口，空心新汲水吞下。久服暖脏腑，驻颜黑发明目，令人思饮食。心腹冷痛，以布裹椒安痛处，用熨斗熨，令椒出汗，即止。冷虫心痛，川椒四两炒出汗，酒二碗淋之，酒服。

---

① 天行时气：瘟疫。

阴冷入腹，有人阴冷，渐渐冷气入阴囊肿满，日夜疼闷欲死。以布裹椒包囊下，热气大通，日再易之，以消为度。呃噫不止，川椒四两炒研，面糊丸梧子大。每服十丸，醋汤下，神效。寒湿脚气，川椒二三升，疏布囊盛之，日以踏脚，煎汤洗足即愈。疮肿作痛，生椒末、釜下土、荞麦粉等分研，醋和敷之。囊疮痛痒，红椒七粒，葱头七个，煮水洗之。一人途中苦此，湘山寺僧授此方，数日愈，名驱风散。手足皲裂，椒四合，以水煮之，去渣渍之，半食顷，出令燥，须臾再浸，候干涂猪、羊脑髓，极妙。漆疮作痒，用汉椒煎汤洗之。嚼川椒涂鼻上，不生漆疮。夏月湿泻，川椒炒取红，肉豆蔻煨，各一两，为末，粳米饭丸梧子大。每量人米饮服百丸。餐泻不化，及久痢。小椒一两炒，苍术二两土炒，碾末，醋糊丸梧子大，每米饮服五十丸。久冷下痢，用蜀椒三升，酢渍一宿，曲三升，同椒一升，拌作粥食，不过三升瘥。水泻奶疳，椒一分，去目碾末，酥调，少少涂脑上，日三度。食茶面黄，川椒红炒，碾末，糊丸梧子大。每服十丸，茶汤下。风虫牙痛，用川椒红末，水和白面丸皂子大，烧热咬之，数度愈。一方：花椒四钱，牙皂七个，醋一碗煎，漱之。头上白秃，花椒末，猪脂调敷，三五度便愈。妇人秃鬓，椒四两，酒浸，密室内日日搽之，自然长也。蝎螫作痛，川椒嚼细涂之，微麻即止。百虫入耳，川椒碾细，浸醋灌之，自出。毒蛇咬螫，以闭口椒及叶捣，封之良。小儿暴惊，啼哭绝死。蜀椒、左顾牡蛎各六铢，以酢浆水一升，煮五合。每灌一合。舌塞语吃，川椒，以生面包丸。每服十粒，醋汤送下。痔瘘脱肛，每日空心嚼川椒一钱，凉水送下，三五次即收。肾风囊痒。川椒、杏仁研膏，涂掌心，合阴囊而卧，甚效。

椒目，味：苦，寒，无毒。治：水腹胀满，利小便，治十二种水气，及肾虚耳卒鸣聋，膀胱急。止气喘。椒气下达，故椒目能治肾虚耳鸣。用巴豆、菖蒲同碾，细以松枝、黄蜡溶和为挺，纳耳中抽之。治肾气虚，耳中如风水鸣，或如打钟磬之声，卒暴聋者，一日一易，神验。治盗汗有功，椒目微炒碾细，用半钱，以生猪上唇煎汤一合，睡时调服，无不效。盖椒目能行水，又治水盅也。诸喘不止，用椒目炒碾二钱，白汤调用二三服以上劫之，后乃随痰、火用药。附方：**水气肿满**，椒目炒，捣如膏，每酒服方寸匕。**留饮腹痛**，椒目二两，巴豆一两去皮心，熬捣，以枣膏和，丸麻子大。每服二丸，吞下其痛即止。**痔漏肿病**，椒目一撮，碾细。空心水服三钱，如神。**崩中带下**，椒目炒碾细，每温酒服一钧。**眼生黑花**。年久不可治者。椒目炒一两，苍术炒一两，为末，醋糊丸梧子大，每服二十丸，醋汤下。

叶，味：辛，热，无毒。治：奔豚、伏梁气，及内肾钓，并霍乱转筋。和艾及葱碾，以醋拌罨之。杀虫，洗脚气及漆疮。

根，味：辛，热，微毒。治：肾与膀胱虚冷，血淋色瘀者，煎汤细饮。色鲜者勿服。

崖椒

俗名野椒。不甚香而子灰色。

椒红，味：辛，热，无毒。忌盐。治：肺气上喘兼咳嗽。野姜为末，酒服一钱匕。

蔓椒

名猪椒。此椒蔓生，气臭如狗、彘①。生云中山谷，采茎根煮酿酒，山人亦食之。

实、根、茎，味：苦，温，无毒。治：风寒湿痹，历节疼，除四肢厥气膝痛，煎汤蒸浴，取

---

① 彘（zhì）：古称猪为彘。

汗。根主痔，烧末服，并煮汁浸之。贼风挛急。通身水肿，用枝叶煎如汁，熬如饧状，每空心服一匙，日三服。

地椒

出北地，即蔓椒之小者。贴地生叶，形小。味微辛，土人以煮羊肉食，香美。

实，味：辛，温，有小毒。治：淋溓肿痛，可作杀蛀蛊药。附方：牙痛。地花椒、川芎䓖尖，等分，为末，擦之。

胡椒

今遍中国食之，为日用之物也。

实，味：辛，大温，无毒。辛热纯阳，走气助火，昏目发疮。多食损肺，令人吐血。治：下气、温中、去痰，除脏腑中风冷。去胃口虚冷气，宿食不消，霍乱气逆，心腹卒痛，冷气上冲。调五脏，壮肾气，治冷痢，杀一切鱼、肉、鳖、蕈毒。去胃寒吐水，大肠寒滑。暖肠胃，除寒湿，反胃虚胀，冷积阴毒，牙齿浮热作痛。胡椒去胃中寒痰，食已则吐水，甚验。大肠寒滑亦可用，须以他药佐之，过剂则走气也。胡椒属火而性燥，食之快膈，喜之者众，积久则脾胃肺气大伤。凡病气疾人，益大其祸也。牙齿痛必用胡椒、荜拨者，散其中浮热也。胡椒大辛热，纯阳之物，肠胃寒湿者宜之。热病人食之，动火伤气，阴受其害。病咽喉口齿者，亦宜忌之。

附方：心腹冷痛，胡椒三七枚，清酒吞之。或云一岁一粒。心下大痛，用椒四十九粒，乳香一钱，研匀。男用生姜，女用当归，酒下。又方，用椒五分，没药三钱，研细，分二服温酒下。又方，胡椒、绿豆各四十丸粒，研烂，酒下，神效。**霍乱吐利**，用胡椒三十粒，以饮吞之。用胡椒四十九粒，绿豆一百四十九粒，研匀，木瓜汤服一钱。**反胃吐食**，用胡椒醋浸，日干，如此七次，为末，酒糊丸梧子大，每服三四十丸，醋汤下。用胡椒七钱半、煨姜一两、水煎，分二服。用胡椒、半夏汤泡，等分，为末，姜汁糊丸梧子大，每姜汤下三十丸。**夏月冷泻**，及霍乱。用胡椒碾末，饭丸梧子大。每米饮下四十丸。**赤白下痢**，胡椒、绿豆各一岁一粒，为末，糊丸梧子大，红用生姜、白用米汤下。**大小便闭**，胡椒二十一粒，打碎，水一盏，煎六分，去滓，入芒硝半两，煎化服。**小儿虚胀**，用胡椒一两，蝎尾半两，为末，面糊丸粟米大。每服而七丸，陈米饮下。一加莱菔子半两。**房劳阴毒**，胡椒七粒，葱心二寸半，麝香一分，捣烂，以黄蜡溶和，做成条子，插入阴内，少顷汗出即愈。**惊风内钓**，胡椒、木鳖子仁，等分，为末，醋调黑豆末，和杵，丸绿豆大，每服三四十丸，荆芥汤下。**发散寒邪**，胡椒、丁香各七粒，碾碎，以葱白捣膏和，涂两手心，合掌握定，夹于大腿内侧，温覆取汗则愈。**伤寒咳逆**，日夜不止，寒气攻胃也。胡椒三十粒打碎，麝香半钱，酒一钟，煎半钟，热服。**风虫牙痛**，用胡椒、荜拨，等分，为末，蜡丸麻子大，每用一丸，塞蛀孔中。治风、虫、客寒，三般牙痛，呻吟不止，用胡椒九粒，绿豆十一粒，布裹捶碎，以丝绵包作一粒，患处咬定，涎出吐去，立愈。又方，用胡椒一钱半，以羊脂拌打四十丸，擦之追涎。**阿伽陁丸**，治妇人血奔。用胡椒、紫檀香、郁金、茜根、小蘗皮，等分，为末，水丸梧子大，每服二十丸，阿胶汤下。**沙石淋痛**，胡椒、朴硝，等分，为末，每服用二钱，白汤下，日三。**蜈蚣咬伤**，胡椒嚼封之，即不通。**虚寒积癖**。在膈膜之外，流于两胁，气逆喘急，久则营卫凝滞，溃为痈疽，多致不救。用胡椒二百五十粒，蝎尾四个，生木香二钱半，为末，粟米饭丸绿豆大，每服二十丸，橘皮汤下。

荜澄茄

凡采得，去柄及皱皮了，用酒浸蒸之，从巳至酉，杵细晒干，入药用。

实，味：辛，无毒。治：下气消食，去皮肤风，心腹间气胀，令人能食，疗鬼气。能染发及香身。治一切冷气痰澼，并霍乱吐泻，肚腹痛，肾气膀胱冷。暖脾胃，止呕吐哕逆。附方：脾虚弱，胸膈不快，不进饮食。用荜澄茄为末，姜汁打神曲，和丸梧子大，每姜汤下七十丸，日二服。噎食不纳，荜澄茄、白豆蔻，等分，为末，干舐之。反胃吐食，吐出黑汁，治不愈者。用荜澄茄为末，米糊丸梧子大，每姜汤下三四十丸，日一服，愈后服平胃散三百帖。伤寒咳逆，用荜澄茄、高良姜，各等分，为末。每服二钱，水六分，煎十沸，入酢少许，服之良。痘疮入目，荜澄茄末，吹少许入鼻中，三五次效。鼻塞不通。用荜澄茄半两，薄荷叶三钱，荆芥穗一钱半，为蜜丸芡子大，时时含咽。

盐麸子

粒如小豆，上有盐似雪，可为羹用。岭南人取子为末食之，酸咸止渴，将以防瘴。

子，味：酸、咸，微寒，无毒。治：除痰饮瘴疟，喉中热结喉痹，止渴，解酒毒黄疸，飞尸蛊毒，天行寒热，咳嗽，变白，生毛发，去头上白屑，捣末服之。生津降火化痰，润肺滋肾，消毒止痢收汗，治风湿眼病。气寒味酸而咸，阴中之阴也。咸能软而润，故降火化痰消毒。酸能收而涩，故生津润肺止痢。肾主五液：入肺为痰，入痹为涎，入心为汗，入肝为泪，自入为唾，其本皆水也。盐麸、五倍先走肾、肝，有救水之功。所以痰涎、盗汗、风湿、下泪、涕唾之症，皆宜用之。

树白皮，治：破血止血，蛊毒血痢，杀蛔虫，并煎服之。

根白皮，治：酒疸，捣碎，米泔浸一宿，平旦空腹一二升。诸骨鲠，以醋煎浓汁，时呷之。有人被鸡骨哽，项肿可畏。用此根煎醋，啜至三碗，便吐出也。又彭医官治骨哽，以此根捣烂，入盐少许，绵裹，以线系定吞之，牵引上下，亦钓出骨也。

醋 林 子

生四川邛州山野。土人以盐、醋收藏，充果食，其叶味酸，夷獠人采得，入盐和鱼，食用醋也。

实，味：酸，温，无毒。治：久痢不瘥，及痔漏下血，蛔咬心痛，小儿疳蛔，心痛胀满黄瘦，下寸白虫，单捣为末，酒服一钱匕甚效。盐、醋藏者，食之生津液，醒酒止渴。多食，令人口舌粗折也。

---卷七 鳞部---

沈云将曰：鳞虫有水、陆二类，类虽不同，同为鳞也。是故龙蛇灵物，鱼乃水畜，种族虽别，变化相通，是盖质异而感同也。鳞属皆卵生，而腹蛇胎产，水族皆不瞑，而河豚目眨，音砭。蓝蛇之尾，解其头毒；沙鱼之皮，还消鲙积。苟非格物[1]，孰能察之。唐宋本草，虫鱼不分，今析水族之六十种为鳞部。

鲤鱼

鲤鱼之鳞，有十字文理，故名鲤。虽困死，鳞不反白。其鳞从头至尾，无大小，皆三十六片，每鳞有小黑点。诸鱼中惟此鱼最佳，故为食品上味。御膳八珍中亦列鲤尾。但此鱼脊上两筋及黑血有毒，不可食。崔豹云，鲤有三种，兖州人呼赤鲤为赤骥，白鲤为白骧，黄鲤为黄骓。以鱼比良马，盖珍之也。此鱼能飞越江湖，仙人琴高曾乘之。

肉，味：甘，平，无毒。鲤，至阴之物，其鳞三十六，阴极则阳复，故《脉诀》言：热则生风，食之多能发风热。丹溪言，诸鱼在水，无一息之停，皆能动风动火，不独鲤也。溪涧中者毒在脑，俱不可食。凡炙鲤鱼，不可使烟入目，损目光，三日内必验也。天行病后，下痢及宿症，俱不可食。服天门冬、朱砂人不可食，不可合犬肉及葵菜食。治：煮食，治咳逆上气，黄疸，止渴。治水肿脚满，下气。治怀妊身肿，及胎气不安。煮食，下水气，利小便。作鲙温补，去冷气、痃癖

---

① 格物：探究万物的规律。

气块，横关伏梁，结在心腹，治上气咳嗽喘促，烧末能发汗。定气喘、咳嗽，下乳汁，消肿。米饮调服，治大人、小儿暴痢。用童便浸煨，止反胃及恶风入腹。鲤乃阴中之阳，其功长于利小便，故能消肿胀、黄疸、脚气、喘嗽、湿热之病。作鲙则性温，故能去痃结冷气之病，烧之则从火化，故能发散风寒，平肺通乳，解肠胃及肿毒之邪。附方：水肿，用大鲤鱼一头，醋三升，煮干食，一日一作。用大鲤鱼一尾，赤小豆一升，水二斗，煮食饮汁，一顿服尽，当下痢尽即瘥。妊娠水肿，方同上。水肿胀满，赤尾鲤鱼一斤，破开，不见水及盐，以生矾五钱研末，入腹内，大纸包裹，外以黄土泥包，放灶内煨熟取出，去纸泥，送粥。食头者上消，食身、尾者下消，一口用尽。屡试经验。妊娠感寒，用鲤鱼一头烧末，酒服方寸匕，令汗出。胎气不长，用鲤鱼肉同盐、枣煮汁，饮之。胎动不安，妇人数伤胎，下血不止。鲤鱼一个治净，阿胶炒一两，糯米二合，水二升，入葱、姜、橘皮、盐各少许，煮臛食。五七日效。乳汁不通，用鲤鱼一头烧末，每服一钱，酒调下。咳嗽气喘，鲤鱼一头去鳞，纸裹炮熟，去刺研末，同糯米煮粥，空心食。恶风入腹，用鲤鱼长一尺五寸，以尿浸一宿，平旦以木篦从头贯至尾，文火炙熟，去皮，空心顿食，勿用盐、醋。反胃吐食，用鲤鱼一头，童便浸一夜，炮焦研末，同米煮粥食之。一切肿毒，用鲤鱼烧灰，醋和涂之，以愈为度。积年骨疽，生鲤鱼擒之，顷时刮视，虫出。更洗敷药，虫尽则愈。小儿木舌。鲤鱼肉切片贴之，以帛系定。

鲊，味：咸，平，无毒。不可合豆藿食，乃成消渴。治：杀虫。附方：聤耳有虫。脓血不止，用鲤鲊三斤，鲤脑一枚，鲤肠一具，乌麻子炒研一升，同捣入器中，微火炙暖，布裹贴耳处，有白虫出，尽则愈。

胆，味：苦，寒，无毒。蜀漆为使。治：目热赤痛，青盲，明目。久服强悍，益志气。点眼，治赤肿翳痛。涂小儿热肿。点雀目。燥痛即明。滴耳，治聋。附方：小儿咽肿，痹痛者。用鲤鱼胆二七枚，和灶底土，以涂咽外，立效。大人阴萎，鲤鱼胆、雄鸡肝各一枚为末，雀卵和丸小豆大。每吞一丸。睛上生晕，鲤鱼长一尺二寸者，取胆滴铜镜上，阴干，竹刀刮下，每点少许。赤眼肿痛。用鲤鱼胆十枚，腻粉一钱，和匀瓶收，日点。又用鲤鱼胆五枚，黄连末半两，和匀，入蜂蜜少许，瓶盛，安饭上蒸熟。每用贴目眦，日五七度。亦治飞血赤脉。

脂，治：食之，治小儿惊忤诸痫。

脑、髓，治：诸痫，煮粥食，治暴聋。和胆等分，频点目眦，治青盲。附方：耳卒聋，竹筒盛鲤鱼脑，于饭上蒸过，注入耳中。耳脓有虫。鲤鱼脑和桂末捣匀，绵裹塞之。

血，治：小儿火疮，丹肿疮毒，涂之立瘥。

肠，治：小儿肌疮。聤耳有虫，同酢捣烂，帛裹塞之。痔瘘有虫，切断炙熟，帛裹坐之，俱以虫尽为度。

子：合猪肝食，害人。

目，治：刺疮伤风，伤水作肿，烧灰敷之，汁出即愈。

齿，治：石淋。用齿一升研末，以三岁醋和。分三服，一日服尽。智方，治卒淋，用酒服。

骨，治：女子赤白带下，阴疮、鱼鲠不出。

皮，治：瘾疹。烧灰水服，治鱼鲠六七日不出者，日二服。

鳞，治：产妇滞血腹痛。烧灰酒服，亦治血气。烧灰，治吐血，崩中漏下、带下、痔瘘、鱼鲠。古方多以皮、鳞烧灰，入崩漏、痔瘘药中，盖取其行滞血耳。治鱼鲠者，从其类也。附方：新增。痔漏疼痛，鲤鱼鳞二三片，绵裹如枣形，纳入坐之，其痛即止。《儒门事亲》。**诸鱼骨鲠，**鲤脊三十六鳞，焙研，凉水服之，其刺自跳出，神妙。《笔峰杂兴》。**鼻衄不止。** 鲤鱼鳞炒成灰，每冷水服二钱。《普济方》。

鲢鱼

一名鱮鱼，似鳙而头小、形扁。《西征赋》："素鱮扬鬐。"失水易死，盖弱鱼也。此鱼好同类相连而行，故曰鲢。好群行相与也，故曰鱮。传云："鱼属连行"即此。

肉，味：甘，温，无毒。治：温中益气。多食，令人热中发渴，又发疮疥。

鳙鱼

处处江湖有之，状似鲢而黑，故俗呼为黑包头鱼。其头最大，有至四五十斤者。肉味次于鲢，而头甲于鲢。故曰，鲢之美在腹，鳙之美在头。吴越人多嗜此鱼，以为上品。每宴客，以大鱼头进，剖头取脑，洁白如腐，肥嫩甘美，食之益人，功等参耆。此鱼目旁，有骨名乙，《礼记》云："食鱼去乙"即此。一名鳟鱼。鳟音秋，鳙音庸。李时珍曰，盖鱼之庸常，堪供馐馔者，故名。《山海经》云，"鳟鱼似鲢，大首，食之已疣"是也。

肉，味：甘，温，无毒。只可供食，别无功用。治：暖胃，益人。食之已疣，多食，动风热，发疮疥。

鳟鱼

一名赤眼鱼。状似鳟而小，赤目贯瞳，身圆而长，细鳞青质，好食螺、蚌，善于遁网。孙炎云：鳟鱼，一名鲑鱼，此鱼与鲢性相反，好独行。盖妄自尊大，而必独行，踽踽者，故名。

肉，味：甘，温，无毒。治：暖胃和中，多食动风热，发疥癣。

鲩鱼

名草鱼，因其食草也。又曰鰀鱼，有青、白二种，白者其味佳。而浙湖林坪畜者味尤佳。鲩、鰀俱音混。

肉，味：甘，温，无毒。能发诸疮。治：暖胃和中。

胆，腊月收取阴干。味：苦，寒，无毒。治：喉痹飞尸，水和搅服。一切骨鲠、竹木刺在喉中，以酒化二枚，温呷取吐。

青鱼

亦作鲭。似鰀而背正青色。南人多以作鲊，古人所谓"五侯鲭"，即此。

肉，味：甘，平，无毒。服术人忌之。治：脚气湿痹。同韭白煮食，治脚气脚弱烦闷，益气力。

鲊，味：与服石人相反。不可合生胡荽、生葵菜、豆藿、麦酱同食。

头中枕，治：水磨服，主心腹卒气痛。治血气心痛，平水气。作饮器，解蛊毒。

眼睛汁，治：注目，能夜视。

胆，腊月收取阴干。味：苦，寒，无毒。治：点暗目，涂热疮。消赤目肿痛，吐喉痹痰涎及鱼骨鲠，疗恶疮。东方青色，入通肝胆，开窍于目。用青鱼胆以治目疾，盖取此义。其治喉痹骨鲠，则取涌泄，系乎酸苦之义也。附方：

乳蛾喉痹，青鱼胆含咽。用汁灌鼻中，取吐。用胆矾盛青鱼胆中，阴干。每用少许，吹喉取吐。一方，用朴硝代胆矾。赤目障翳，青鱼胆频频点之。一方：加黄连、海螵蛸末，等分。用黄连切片，井水熬浓，去滓待成膏，入大青鱼胆汁和就，入片脑少许，瓶收密封。每日点之，甚妙。一切障翳。用青鱼胆、鲤鱼胆、青羊胆、牛胆各半两，熊胆二钱半，麝香少许，石决明一两，为末，糊丸梧子大。每空心茶下十丸。

竹鱼

出桂林湘、漓诸江中。状如青鱼，大而少骨刺。色如竹色，青翠可爱，味如鳜鱼肉，为广南珍品。

肉，味：甘，平，无毒。治：和中益气，除湿气。

鲻鱼

似鲤，身圆头扁，骨软，性喜食泥。吴越人以为佳品，腌为鲞腊。

肉，味：甘，平，无毒。治：开胃，利五脏，令人肥健。与百药无忌。

白鱼

肉中有细刺。一名鲦鱼，形窄，腹扁，鳞细，头尾俱向上，夏至后皆浮水面，武王白鱼入舟[1]即此。

---

[1] 白鱼入舟：《史记·周本纪》："武王渡河，中流，白鱼跃入王舟中，武王俯取以祭。"形容好兆头开始。

肉，味：甘，平，无毒。鲜者宜和豉作羹，虽不发病，多食亦泥人。经宿者勿食，令人腹冷。炙食，亦少动气。或腌，或糟藏，皆可食。多食生痰。与枣同食，患腰痛。治：开胃下气，去水气，令人肥健。助脾气，调五脏。治肝气不足，补肝明目，助血脉。炙疮不发者，作鲙食之，良。患疮疖人食之，发脓。

鳡鱼

鳡性啖鱼，其目盷视，以为石首鱼，非也。生江湖中。体圆厚而长，似鳢鱼而腹稍起，扁额长喙，口在颔下，细鳞腹白，背微黄色。亦能啖鱼。大者二三十斤。

肉，味：甘，平，无毒。治：补五脏，益筋骨，和脾胃。多食宜人，作鲊尤宜，曝干香美，亦不发病。

鳡鱼

音感。其性独行，故曰鳡。《诗》云："其鱼鲂、鳏"，是矣。生江湖中，体似鳟而腹平，头似鲩而口大，颊似鲇而色黄，鳞似鳟而稍细。凡诸鱼生子，必雄鱼冲其腹。一名鮑鱼，啖鱼最毒，池中有此，不能畜鱼。

肉，味：甘，平，无毒。治：食之止呕，暖中益胃。

石首鱼

干者名鲞鱼，以白者为佳，故呼白鲞。每岁四月，来自海洋，绵亘数里，其声如雷。海人以竹筒探水底，闻其声乃下网，截流取之。泼以淡水，皆围围无力。初水来者甚佳，二水三水来者，鱼渐小而味渐减矣。一名黄鱼，头中有石如棋子，故名石首。至秋化野鸭，头犹有石。

附录，黑头鱼：四川嘉州[1]出之，头黑如墨。

肉，味：甘，平，无毒。治：合莼菜作羹，开胃益气。

鲞，治：炙食，能消瓜成水，治暴下痢，及卒腹胀不消。消宿食，主中恶。鲜者不用。痢疾最忌油腻、生冷，惟白鲞宜食。鲞饮咸水而性不热，且无脂不腻。故无热中之患，而消食理肠胃也。附方：蜈蚣咬伤。白鲞皮贴之。

头中石魫，治：下石淋，水磨服，亦烧灰饮服，日三。研末或烧研水服，主淋沥，小便不通。煮汁服，解砒霜毒、野菌毒、蛊毒。附方：石淋诸淋，石首鱼头石十四个，当归，等分，为末。水二升，煮一升，顿服立愈。聤耳出脓。石首鱼魫研末，或烧存性研，掺耳。

勒鱼

鱼腹有硬刺勒人，故名。出东、南海中，以四月至。渔人设网候之，听水中有声，则鱼至矣。干者谓之勒鲞。甜瓜生者，用骨插蒂上，一夜便熟。石首鲞骨亦然。

肉，味：甘，平，无毒。治：开胃暖中。作鲞尤良。

鳃，治：疟疾。以一寸入七宝饮，酒、水各半，煎露一夜服。

鲚鱼

三月始出。状狭而长薄，如削木片，细鳞白色。吻上有二硬须，肉

---

① 嘉州：今四川省乐山市。

中多细刺。音剂。

肉，味：甘，温，无毒。发疥，不可多食。助火，动痰，发疾。

鲊，治：贴痔瘘。附方：瘘有数孔。用耕垡土烧赤，以苦酒浸之，合壁土令热，以大鳖鲊展转染土贴之。每日一次。

鲥鱼

初夏时有，故名。糟可久藏。一丝挂鳞，即不复动。故袁达[1]《禽虫述》云：鲥鱼挂网而不动，护其鳞也。形秀而扁，似鲂而长，白色如银，肉多细刺，故何景明[2]称其银鳞细骨，彭渊材[3]恨其美而多刺。

肉，味：甘，平，无毒。发疳痼。治：补虚劳。蒸下油，以瓶盛埋土中，取涂汤火伤，甚效。

嘉鱼

乳穴中小鱼也。常食乳水，所以益人。状如鲥而多脂，味极美。杜甫诗"鱼知丙穴由来美"即此。

肉，味：甘，温，无毒。治：食之，令人肥健悦泽。煮食，治肾虚消渴，劳瘦虚损。常于崖石下孔中，食乳石沫，故补益也。

---

[1] 袁达：字德修，号佩兰子，闽县（今福建福州）人，生卒年不详。明正德癸酉（1513年）年间举人，著有《禽虫述》一书。

[2] 何景明（1483—1521年）：字仲默，号白坡，又号大复山人，信阳浉河区人。其诗《鲥鱼》："银鳞细骨堪怜汝，玉箸金盘敢望传。"

[3] 彭渊材：诗僧惠洪（1071—1128年）的叔叔，惠洪俗家姓彭。惠洪著《冷斋夜话》提到他的叔叔彭渊材有"五恨"："一恨鲥鱼多骨，二恨……"

鲳鱼

鱼游于水，群鱼随之，食其涎沫，有类于娼，故名。

肉，味：甘，平，无毒。治：令人肥健，益气力。

腹中子，味：有毒。令人痢下。

鲫鱼

鲫喜偎泥，不食杂物，故能补胃。冬月肉厚子多，其味尤美。

肉，味：甘，温，无毒。和蒜食，少热；同砂糖食，生疳虫；同芥菜食，成肿疾；同猪肝、鸡肉、雉肉、鹿肉、猴肉食，生痈疽；同麦门冬食，害人。治：合五味煮食，主虚羸。温中下气。止下痢肠痔。夏月热痢有益，冬月不宜。合莼作羹，主胃弱不下食，调中益五脏。合菱首作羹，主丹石发热。生捣，涂恶核肿毒不散及疬疮。同小豆捣，涂丹毒。烧灰，和酱汁，涂诸疮十年不瘥者。以猪脂煎灰服，治肠痈。合小豆煮汁服，消水肿。炙油，涂妇人阴疳诸疮，杀虫止痛。酿白矾烧研饮服，治肠风血痢。酿硫黄煅研，酿五倍子煅研，酒服，并治下血。酿茗叶煨服，治消渴。酿胡蒜煨研饮服，治膈气。酿绿矾煅研饮服，治反胃。酿盐花烧研，掺齿疼。酿当归烧研，揩牙乌髭止血。酿砒烧研，治急疳疮。酿白盐煨研，搽骨疽。酿附子炙焦，同油涂头疮白秃。诸鱼属火，独鲫属土，有调胃实肠之功。若多食，亦能动火。附方：**卒病水肿，**用鲫鱼三尾，去肠留鳞，以商陆、赤小豆，等分，填满扎定，水三升煮糜，去鱼食豆饮汁。二日一作，不过三次，小便利，愈。**消渴饮水，**用鲫鱼一枚，去肠留鳞，以茶叶填满，纸包煨熟食之。不过数枚即愈。**肠风下血，**用活鲫一大尾，去肠留鳞，入五倍子末填满，泥固煅存性，为末。酒服一钱或饭丸，日三服。又用硫黄一两，如上法煅服，亦效。**酒积下血，**酒煮鲫鱼，常食最效。**肠痔滴血，**常以鲫鱼作羹食。**肠风血痔，**用活鲫鱼，翅侧穿孔，去肠留鳞，入白矾末二钱，以棕包纸裹煨存性，研末。每服二钱，米饮下，每日二服。**血痢噤口，**方同上。**反胃吐食，**用大鲫鱼去肠留鳞，入绿矾末令满，泥固煅存性，研末。每米饮服一钱，日二。**膈气吐食，**用大鲫鱼去肠留鳞，切大蒜片填满，纸包十重，泥封，晒半干，炭火煨熟，取肉和平胃散末一两杵，丸梧子大，密收。每服三十丸，米饮下。**小肠疝气，**每顿用鲫鱼十个，同茴香煮食。久食自愈。**妊娠感寒，**用大鲫一头烧灰，酒服方寸匕。无汗腹中缓痛者，以醋服，取汗。**热病目暗，**用鲫鱼作臛食之。**目生胬肉，**鲜鲫鱼，取一片，中央开窍，贴于眶上。日三五度。**妇人血崩，**鲫鱼一个，长五寸者，去肠，入血竭、乳香在内，绵包烧存性，研末。每服二钱，热酒调下。**小儿齁喘，**活鲫鱼七个，以器盛，令儿自便尿养之。待红，煨熟食，甚效。**小儿舌肿，**鲜鲫鱼切片贴之，频换。**小儿丹毒，**从髀起流下，阴头赤肿出血。用鲫鱼肉切五合，赤小豆末二合，捣匀，入水和，敷之。**小儿秃疮，**用鲫鱼烧灰，酱汁和涂。一用鲫鱼去肠，入皂矾烧研搽。用大鲫去肠，入乱发填满，烧研，入雄黄末二钱。先以畜水洗试，生油调搽。**小儿头疮，**用鲫鱼长四寸一枚，去肠，大附子一枚，去皮研米填入，炙焦研敷，捣蒜封之，效。**走马牙疳，**用鲫鱼一个去肠，入砒一分，生地黄一两，纸包烧存性，入枯白矾、麝香少许，为末掺之。**牙疳出血，**大鲫鱼一尾，去肠留鳞，入当归末，泥固烧存性，入煅过盐和匀，日用。**揩牙乌须，**方同上。**刮骨取牙，**用鲫鱼一个去肠，入砒在内，露于阴地，待有霜刮下，瓶收。以针搜开牙根，点少许，咳嗽自落。又方：用硇砂入鲫鱼肉，煨过瓶收，待有霜刮取，如上法用。**诸疮肿毒，**鲫鱼一斤者去肠，柏叶填满，纸裹泥包煅存性，入轻粉二钱，为末。麻油调搽。**恶疮似癞，**十余年者。鲫鱼烧研，和酱清敷之。**浸淫毒疮，**生鲫鱼切片，和盐捣贴，频易之。胯上便毒，鲫鱼一枚，山药五钱，同捣敷之，即消。骨疽脓出，黑色鲫鱼一个，去肠，入白盐令满，扎定，以水一盏，石器内煮至干焦为末。猪油调搽，少痛勿怪。手足瘰疽，大鲫鱼长三四寸者，乱发一鸡子大，猪脂一升，同煎膏，涂之。小儿撮口，鲫鱼烧研，酒调少许灌之。仍掐手足。儿一岁半，则以鱼网洗水灌之。妇人阴疮。方见主治。

鲙，治：久痢赤白，肠澼痔疾，大人、小儿丹毒风眩。《藏器》。治脚风及上气。温脾胃，去寒结气。

鲊，治：㾦疮。批片贴之，或同桃叶捣敷，杀其虫。附方：赤痢不止。鲫鱼鲊二脔，切，秫米一把，薤白一虎口，切，合煮粥，食之。

头，治：小儿头疮口疮，重舌目翳。烧研饮服，疗咳嗽。烧研饮服，治下痢。酒服，治脱肛及女人阴脱，仍以油调搽之。酱汁和，涂小儿面上黄水疮。

子，治：调中，益肝气。

骨，治：蠚疮。烧灰敷，数次即愈。

胆，治：取汁，涂痔疮、阴蚀疮，杀虫止痛。点喉中，治骨鲠竹刺不出。小儿脑疳，鼻痒，毛发作穗，黄瘦。用鲫鱼胆滴鼻中，三五日甚效。消渴饮水，用浮石、蛤蚧、蝉蜕等分，为末。以鲫鱼胆七枚，调服三钱，神效。滴耳治聋。鲫鱼胆一枚，乌驴脂少许，生麻油半两，和匀，纳入楼葱管中，七日取滴耳中，日二次。

脑，治：耳聋。以竹筒蒸过，滴之。

鲂鱼

音房。名鳊鱼。《诗》云："岂其食鱼，必河之鲂。"谚云："伊洛鲤鲂，美如牛羊。"别有火烧鳊，脊上有赤鬣[1]。

肉，味：甘，温，无毒。治：调胃气，利五脏。和芥食之，能助肺气，去胃风，消谷。作鲙食之，助脾气，令人能食。作羹臛食，宜人，功与鲫同。痟痢人勿食。

鲈鱼

松江名四鳃鱼，出吴中淞江。巨口细鳞，有四鳃。张翰诗"鲈鱼正美不归去"[2]即此。

肉，味：甘，平，有小毒。多食，发痃癖疮肿。不可同乳酪食。李鹏飞云：肝不可食，剥人面皮。中鲈鱼毒者，芦根汁解之。治：补五脏，益筋骨，和肠胃，治水气。多食宜人，作鲊尤良。曝干甚香美。益肝肾。安胎补中。作鲙尤佳。

鳜鱼

误鲠害人，惟橄榄核磨水可解，盖鱼畏橄榄故也。音桂。昔有仙人刘凭尝食桂鱼，即此。

肉，味：甘，平，无毒。治：腹内恶血，去腹内小虫，益气力，令人肥健。补虚劳，益脾胃。治肠风泻血。越州邵氏女，年十八，病劳瘵累年，偶食鳜鱼羹，遂愈。

---

① 赤鬣（liè）：红色的背鳍。鬣，本指脖子上的鬃毛，这里指鱼鳍。

② "鲈鱼正美不归去"乃唐代赵嘏（约806—约853年）诗。张翰，西晋文学家，有诗句"吴江水兮鲈正肥"。

尾，治：小儿软疖，贴之良。

胆，味：苦，寒，无毒。治：骨鲠，不拘久近。附方：骨鲠竹木刺入咽喉。收鳜鱼胆，悬北檐下令干。每用一皂子，煎酒温呷。得吐，则鲠随涎出；未吐再服，以吐为度。酒随量饮，无不出者。蠡、鲩、鲫胆皆可。

鲨鱼

非海中鲨鱼，乃南方溪涧中小鱼也。大者长四五寸，味颇美。

肉，味：甘，平，无毒。治：暖中益气。

杜父鱼

见人则以喙插入泥中。

味：甘，温，无毒。治：小儿差颓[①]。用此鱼擘开，口咬之，七下即消。

石斑鱼

名石矾鱼。长数寸，白鳞黑斑。浮游水面，闻人声则划然深入。似鳟，有雌无雄，二三月与蜥蜴合于水上，其胎毒人，鱼尾草汁即解。南方有土蜂，杀此鱼标树上，引鸟食之，蜂巢皆尽。

子及肠，味：有毒，令人吐泻。用鱼尾草汁少许解之。

---

① 差颓：指小儿单侧睾丸肿大。

石鲅鱼

生南方溪涧中，长一寸，背里、腹下赤。南人以作鲊，味甚美。

味：甘，平，有小毒。治：疮疥癣。

黄鲴鱼

音固，名黄骨鱼。生江湖中小鱼也。状似白鱼，而头尾不昂，扁身细鳞，白色。阔不逾寸，长不近尺。可作鲊菹，煎炙甚美。

肉，味：甘，温，无毒。治：白煮汁饮，止胃寒泄泻。

油，治：疮癣有虫。燃灯，昏人目。

鲦鱼

名白鲦。长仅数寸，形狭而扁，状如柳叶，鳞细而整，洁白可爱，性好群游。最宜鲊菹。

味：甘，温，无毒。治：煮食，已忧暖胃，止冷泻。

鲙残鱼

名银鱼。出苏、淞、浙江。大者长四五寸，身圆如筯，洁白如银，无鳞。若已鲙之鱼，但目有两黑点，曝干以货四方。清明前有子，食之甚美；清明后子出而瘦，但可作鲊腊耳。

味：甘，平，无毒。治：作羹食，宽中健胃。

鱵鱼

喙有一针，生江湖中。大小形状，并同鲙残，但喙尖有一细黑骨，如针为异耳。

味：甘，平，无毒。治：食之无疫。

鱠鱼

用盐藏之，其细如毛，其味绝美。土人取收，曝干为脡，以充苞苴。食以姜、醋，味同虾米。或云即鳢鱼苗也。

味：甘，平，无毒。治：和中益气，令人喜悦。

金鱼

有鲤、鲫、鳅、鳖数种，处处人家养玩。每春末生子于草上，好自吞啖。食橄榄渣、肥皂水、鸽粪即死，得白杨皮不生虱。此鱼红白深浅变幻不等，南人畜以取利，每鱼一尾，有价数金者。

肉，味：甘、咸，平，无毒。治：久痢。附方：久痢禁口。用金丝鲤鱼一尾，重一二斤者，如常治净。用盐、酱、葱，必入胡椒末三四钱，煮熟，置病人前嗅之，欲吃随意。连汤食一饱，病即除根，屡治有效。

黑鳢鱼

鳢首有七星，夜朝北斗，有自然之礼，故谓之鳢。又与蛇通气，色黑，北方之鱼也。形长体圆，头尾相等，细鳞玄色，有斑点花文，颇类蝮蛇。道家指为水厌、斋箓所忌。

肉，味：甘，寒，无毒。有疮者不可食，令

人瘢白。无益，不宜食之。能发痼疾，疗病亦取其一端耳。治：疗五痔，治湿痹，面目浮肿，下大水。合小豆白煮，疗肿满甚效。下大小便，壅塞气。作鲙，与脚气、风气人食，良。主妊娠有水气。附方：十种水气垂死，鳢鱼一斤重者煮汁，和冬瓜、葱白作羹食。下一切气，用大鳢一头开肚，入胡椒末半两，大蒜片三颗，缝合，同小豆一升煮熟，下萝卜三五颗，葱一握，俱切碎，煮熟，空腹食之至饱，并饮汁。至夜，泄恶气无限也。五日更一作。肠痔下血，鳢鱼作鲙，以蒜齑食之。忌冷、毒物。一切风疮，不过二三服必愈。用黑火柴头鱼一个，即乌鳢也，去肠肚，以苍耳叶填满，外以苍耳安锅底，置鱼于上，少少着水，慢火煨熟，去皮骨淡食，勿入盐酱，功效甚大。浴儿免痘。除夕黄昏时，用大乌鱼一尾，小者二三尾，煮汤浴儿，遍身七窍俱到。不可嫌腥，以清水洗去也。若不信，但留一手或一足不洗，遇出痘时，则未洗处偏多也。此乃异人所传，不可轻易。

肠及肝，治：冷败，疮中生虫。肠以五味炙香，贴痔瘘及蚛骭疮，引虫尽为度。

胆，味：甘，平。诸鱼胆苦，惟此胆甘，可食，为异也。腊月收取，阴干。治：喉痹将死者，点入少许即瘥。病深者水调灌之。

鳗鲡鱼

干者名风鳗。此鱼有雄无雌，以影漫于鳢鱼，则其子皆附于鳢鬐而生，故谓之鳗鲡。

肉，味：甘，平，有毒。动风。腹下有黑斑者，毒甚。与银杏同食，患软风。小者可食，重四五斤及水行昂头者，不可食。尝见舟人食之，七口皆死。四目者杀人，背有白点无鳃者，不可食。妊娠食之，令胎有疾。治：五痔疮瘘，杀诸虫。痔瘘熏之，虫即死。杀诸虫，烧炙为末，空腹食。三五度即瘥。治恶疮，女人阴疮虫痒，治传尸痄气劳损，暖腰膝，起阳。疗湿脚气，腰肾间湿风痹，常如水洗，以五味煮食，甚补益。患诸疮瘘疬风人，宜常食之。治小儿疳痨及虫心痛。妇人带下，疗一切风瘙如虫行。又压诸草石药毒，不能为害。鱼虽有毒，以五味煮羹，能补虚损，及久病痨瘵。有女子病瘵，取置棺中，弃于江以绝害，流至金山，渔人引起开视，乃一女子，犹活。取置渔舍，每以鳗鲡食之，遂愈。因为渔人之妻。烧烟熏蚊，令化为水。熏毡及屋舍竹林，断蛀虫。置骨于衣箱，断诸蠹。**附方：诸虫心痛**，多吐清水。鳗鲡淡煮，饱食三五度，即瘥。**骨蒸劳瘦**，用鳗鲡二斤治净，酒二盏煮熟，入盐醋食之。**肠风下虫**。同上。

膏，治：诸瘘疮。耳中虫痛。曝干微炙取油，涂白驳风，即时色转，五七度便瘥。炙热脂搽之，不过三度即瘥。

骨及头，治：炙研入药，治疳痢肠风崩带。烧灰敷恶疮。烧熏痔瘘，杀诸虫。**附方：一切恶疮**。用蛇鱼骨，炙为末，入诸色膏药中贴之，外以纸护之。

血，治：疮疹入眼生翳，以少许点之。

海鳗鲡

名狗鱼。生东海中，类鳗鲡而大，功用相同。

味、治：同鳗鲡。治皮肤恶疮疥，疳蜃、痔瘘。狗鱼暖而不补，即此。

鳝

鳝腹黄，故世称黄鳝。生水岸泥窟中，夏出冬蛰。一种蛇变者名蛇鳝，有毒害人。南人鬻鳝肆中，以缸贮水，畜数百头。夜以灯照之，其蛇化者，必项下有白点，通身浮水上，即弃之。或以蒜瓣投于缸中，则群鳝跳掷不已，亦物性相制也。

肉，味：甘，大温，无毒。黑者有毒。性热能补，时行病后食之，多复。动风气，多食，令人霍乱。曾见一郎官食此，吐痢几死也。多食发诸疮，亦损人寿。大者有毒杀人，不可合犬肉、犬血食之。治：补中益血，疗㖞唇①。补虚损，妇人产后恶露淋沥，血气不调，赢瘦，止血，除腹中冷气，肠鸣及湿痹气。善补气，妇人产后宜食。补五脏，逐十二风邪，患湿风恶气人。作臛空腹饱食，暖卧取汗出如胶。从腰脚中出，候汗干，暖五枝汤浴之。避风，三五日一作，甚妙。专贴一切冷漏、痔瘘、臁疮，引虫。附方：臁疮蛀烂，用黄鳝鱼数条打死，香油抹腹，蟠疮上系定，顷则痛不可忍，然后取下看，腹有针眼皆虫也。未尽更作，后以人胫骨灰油调搽之，奇效。肉痔出血。鳝鱼煮食，其性凉也。

血，尾上取之。治：涂癣及瘘。口眼㖞斜，同麝香少许，左㖞涂右，右㖞涂左，正即洗去。治耳痛，滴数点入耳。治鼻衄，滴数点入鼻。治疹后生翳，点少许入目。治赤疵，同蒜汁、墨汁频涂之。又涂赤游风。鳝善穿穴，无足而窜，与蛇同性，故能走经脉疗十二风邪，及口㖞、耳目诸窍之病。风中血脉。则口眼㖞邪。用血主之，从其类也。

头，五月五日收。味：甘，平，无毒。治：烧服，止痢，主消渴，去冷气，除痞症，食不消。同蛇头、地龙头烧灰酒服，治小肠痈有效。百虫

---

① 㖞（shěn）唇：病名。系指唇生疮、微肿湿烂，经久不愈的病症。泛指有渗出的唇部湿疮。

入耳。烧研。绵裹塞之，立出。

皮，治：妇人乳核硬疼，烧灰空心温酒服。

鳅鱼

名泥鳅。海鳅生海中，极大；江鳅生江中，长七八寸；泥鳅生湖池，最小。微似鳝而小锐。灯心煮鳅甚妙。

味：甘，平，无毒。不可合白犬血食。一云凉。治：暖中益气，醒酒，解消渴。同米粉煮羹食，调中收痔。附方：消渴饮水，用泥鳅鱼十头阴干，去头尾，烧灰，干荷叶，等分，为末。每服二钱，新汲水调下，日三。名沃焦散。喉中物哽，用生鳅鱼，线缚其头，以尾先入锅中，食之立出。擦牙乌髭，泥鳅鱼，槐蕊、狼把草各一两，雄燕子一个，酸石榴皮半两，捣成团，入瓦罐内，盐泥固济，先文后武，烧炭十斤，取研，日用。一月以来、白者皆黑。阳事不起，泥鳅煮食之。牛狗羸瘦。取鳅鱼一二枚，与之食，立肥也。

鳣鱼

音邅。名鲟黄鱼，出江淮、黄河、辽东深水处，无鳞大鱼也。其背有骨甲三行，其鼻长，肉色白，脂色黄如腊。其脊骨及鼻，并鬐[1]与鳃，皆脆软可食。

肉，味：甘，平，有小毒。发气动风，发疮疥。和荞麦食，令人失音。味极肥美，楚人尤重之。多食，生热痰，作鲊奇绝，亦不益人。服荆芥药不可食。治：利五脏，肥美人。多食，难克化。

---

① 鬐（qí）：原指马颈上的长毛。这里指鱼鳍。

肝，味：无毒。治：恶血疥癣。勿以盐炙食。

鳣鱼

名鲔鱼。《月令》云："季春，天子荐鲔于寝庙"。见日则目眩。其状如鳝，而背上无甲。其色青碧，其鼻长与身等，口在头下，食而不饮。味亚于鳝，鳍骨不脆。

肉，味：甘，平，无毒。味虽美而发诸药毒，动风气，发一切疮疥。久食，令人心痛、腰痛。服丹石人忌之。勿与干笋同食，发瘫痪风。小儿食之，或咳嗽及瘫痪。作鲊虽珍，亦不益人。治：补虚益气，令人肥健。煮汁饮，治血淋。

鼻肉，治：补虚下气。

子，状如小豆。治：食之肥美。杀腹内小虫。

牛鱼

生东海，其头似牛，重三百斤，无鳞骨。

肉，无毒。治：六畜疫疾。作干脯为末，以水和灌鼻，即出黄涕。亦可置病牛处，令气相熏。

鮠鱼

生江淮间无鳞鱼，亦鲟属也。头尾身鳍俱似鲟状，惟鼻短耳。鮠生海中，大如石首。不腥，作鲙如雪。

肉，味：甘，平，无毒。能动痼疾，不可合野猪、野鸡肉食，令人生癫。治：开胃。下膀胱水。

鮧鱼

音夷，北人曰鳠鱼，南人曰鲇鱼。口腹俱大者，名鳠；背青口小者，名鲇。

肉，味：甘，温，无毒。无鳞，有毒，勿多食。赤目、赤须、无鳃者，杀人。不可合牛肝食，令人患风噎涩。不可合野猪肉食，令人吐泻。不可合鹿肉食，令人筋甲缩。治：百病。作臛。补人。疗水肿，利小便。治口眼㖞斜，活鲇切尾尖，朝吻贴之，即正。又五痔下血，肛痛，同葱煮食之。

涎，治：三消渴疾，和黄连末为丸，乌梅汤每服五七丸，日三服，效。

目，治：刺伤中水作痛，烧灰涂之。

肝，治：骨鲠。骨鲠在喉。栗子肉上皮半两，研末，乳香、鲇鱼肝各一分，同捣，丸梧子大。以绵裹一丸，吞下，钓出。

黄鲿鱼

名黄颊鱼。无鳞鱼也。

味：甘，平，微毒。无鳞之鱼不益人，发疮疥。反荆芥，害人。治：肉，至能醒酒。祛风。煮食，消水肿，利小便。烧灰，治瘰疬久溃不收敛，及诸恶疮。附方：瘰疬溃坏，用黄颊鱼破开，入蓖麻子二十粒，扎定，安厕坑中，冬三日，春秋一日，夏半日，取出洗净，黄泥固济，煅存性研，香油调敷。臁疮浸淫。方同上。

涎，治：消渴。附方：生津丸。以黄颊鱼涎和青蛤粉、滑石末等分，丸梧子大。米汤下三十丸。

颊骨，治：喉痹肿痛，烧研，茶服三钱。

河豚

一名吹肚鱼，背有赤道如印。春时最美，其腹腴，名西施乳。毒能杀人，獭及大鱼，皆不敢唼。

味：甘，温，无毒。味虽珍美，修治失法，食之杀人，厚生者宜远之。海中者大毒，江中者次之。煮忌煤炲落中。与荆芥、菊花、桔梗、甘草、附子、乌头相反。宜荻笋、蒌蒿、秃菜。畏橄榄、甘蔗、芦根、粪汁。治：补虚，去湿气，理腰脚，去痔疾，杀虫。伏砒砂。

肝及子，味：有大毒。入口烂舌，入腹烂肠，无药可解。惟橄榄、木鱼、茗末、芦根、乌蓝草根，煮汁可解。脂令舌麻，子令腹胀，眼令目花。有"油麻子胀眼睛花"之语。而江阴人盐其子，糟其白。治：疥癣虫疮。用子同蜈蚣烧研，香油调，搽之。

海豚鱼

名海狶。生江中者名江豚。海豚生海中，候风潮出没。形如豚，鼻在脑上作声，喷水直上，百数为群。其子随母而行，人取子系水中、其母自来就而取之。江豚生江中，状如海豚而小，出没水上，舟人候之占风。其肉肥，不中食。其膏最多，和石灰艌船良。

肉，味：咸，腥。味如水牛肉，无毒。治：飞尸蛊毒。瘴疟。作脯食之。

肪，治：摩恶疮、疥癣、痔瘘，犬马疥疮，杀虫。

比目鱼

鱼各一目，相并而行，并处半边。平而无鳞，口近颔下。一名箬鱼，一名鞋底鱼，皆取其形也。

味：甘，平，无毒。治：补虚益气力，多食动气。

鮹鱼

音梢。出江湖，形似马鞭，尾有两岐，如鞭鞘，故名。

味：甘，平，无毒。治：五痔下血，瘀血在腹。

鲛鱼

名沙鱼，出南海，形似鳖，无脚有尾。作脍，为食品美味，食益人。其皮可饰刀靶。皮皆有沙，如真珠斑。背有珠文，腹下有两洞，贮水养子。子随母行，遇惊即从口入母鱼腹中，朝复从母鱼口中出。

肉，味：甘，平，无毒。治：作脍，补五脏，功亚于鲫。亦可作鲊，甚益人。

皮，味：甘、咸，平，无毒。治：心气鬼疰，蛊毒吐血。虫气蛊疰。烧灰水服，主食鱼中毒。食鱼鲙成积，烧研水服，解鲢鯕鱼[①]毒。

胆，腊月收之。治：喉痹，和白矾灰为丸，绵裹纳喉中，吐恶涎即愈。

乌贼鱼

干者名明鱼鲞，骨名海螵蛸。生东海池泽。形若革囊，口在腹下，八足聚生于口旁。其背上只有一骨，又有两须如带，遇风波即以须下碇，或粘石如缆。其性嗜乌，每佯死浮海上，飞乌见而啄之，即卷取入水，计能害乌，故名乌贼。相传秦王东游，弃墨袋于海，化为此鱼。故形似之，墨尚在腹，其血及胆可以书字，逾年减迹，惟存空纸，收藏交券者，切宜防慎。

---

① 鲢鯕鱼：即河豚。

附录，柔鱼：与乌贼相似，但无骨耳，越人重之。

肉，味：酸，平，无毒。味珍美，动风气。治：益气强志。益人，通月经。

骨，一名海螵蛸。炙黄用。凡使勿用沙鱼骨，其形真似。但以上文顺者是真，横者是假，以血卤作水浸，并煮一伏时漉出，掘一坑烧红，入鱼骨在内，经宿取出入药，其效加倍也。味：咸，微温，无毒。恶白芨、白敛、附子。能淡盐，伏砒，缩银。治：女子赤白漏下，经汁血闭，阴蚀肿痛，寒热症瘕，无子。惊气入腹，腹痛脐，丈夫阴中肿痛，令人有子，又止疮多脓汁不燥。疗血崩，杀虫。炙研饮服，治妇人血瘕，大人、小儿下痢，杀小虫。投骨于井，水虫皆死。治：眼中热泪及一切浮翳，研末和蜜点之。久服益精。亦治牛马障翳。主女子血枯病，伤肝唾血下血，治疟消瘿。研末敷小儿疳疮、痘疮臭烂，丈夫阴疮。汤火伤，跌伤出血。烧存性酒服。治妇人水户嫁痛。同鸡子黄，涂小儿重舌、鹅口。同蒲黄末，敷舌肿，血出如泉。同槐花末，吹鼻止衄血。同银朱吹鼻，治喉痹。同白矾末吹鼻，治蝎螫疼痛。同麝香吹耳，治聤耳有脓及耳聋。乌鲗骨，厥阴血分药也、其味咸而走血也，故血枯血瘕，经闭崩带，下痢疳疾，厥阴本病也。寒热疟疾，聋、瘿，少腹痛，阴痛，厥阴经病也。厥阴属肝，肝主血，故诸血病皆治之。附方：血风赤眼，女人多之。用乌贼鱼骨二钱，铜绿一钱，为末，每用一钱，热汤泡洗。疳眼流泪，乌贼鱼骨、牡蛎，等分为末，糊丸皂子大，每用一丸，同猪肝一具、米泔煮熟食。底耳出脓，海螵蛸半钱，麝香一字，为末。以绵杖缴净，吹入耳中。鼻疮疳䘌，乌贼鱼骨、白及各一钱，轻粉二字，为末，搽之。小儿脐疮，出血及脓。海螵蛸、胭脂为末，油调搽之。头上生疮，海螵蛸、白胶香各二钱，轻粉五分，为末，先以油润净乃搽末，二三次即愈。疗疮恶肿，先刺出血，以

一二三五

海螵蛸末掺之，其疗即出。**蝎蛰痛楚，** 乌贼骨一钱，白矾二分，为末，嗒鼻。在左壁者嗒左鼻，在右壁者嗒右鼻。**灸疮不瘥，** 乌贼骨、白矾，等分为末，日日涂之。**小儿痰蚼，** 多年。海螵蛸末，米饮服一钱。**小便血淋，** 海螵蛸末一钱，生地黄汁调服。又方：海螵蛸、生地黄、赤茯苓，等分为末。每服一钱，柏叶、车前汤下。**大肠下血，** 先用海螵蛸炙黄，去皮研末。每服一钱，木贼汤下。三日后，服猪脏黄连丸。**卒然吐血，** 乌贼骨末，米饮服二钱。**骨鲠在喉，** 乌贼鱼骨、陈橘红焙，等分为末，寒食面和饧，丸芡子大，每用一丸，含化咽汁。**舌肿出血，** 如泉。乌贼骨、蒲黄各等分，炒为细末，每用涂之。**跌破出血，** 乌贼鱼骨末，敷之。**阴囊湿痒。** 乌贼骨、蒲黄，扑之。

血，治：耳聋。

腹中墨，治：血刺心痛，醋磨服之。《藏器》：炒、研，醋服亦可。

海蛇

即海蜇，名水母。生东海，状如血蛤，大者如床，小者如斗。无眼目腹胃，以虾为目，虾动蛇沉，故曰水母。海人以为常味。群虾附之，咂其涎沫，浮泛如飞。为潮所拥，则虾去而蛇不得归。人因割取之，浸以石灰、矾水，去其血汁，其色遂白。生熟皆可食，茄柴灰和盐水淹之良。

味：咸，温，无毒。治：妇人劳损，积血带下，小儿风疾丹毒，汤火伤。疗河鱼之疾。

虾

子在腹外。凡虾之大者，蒸曝去壳，谓之虾米，食以姜醋，馔品所珍。

味：甘，温，有小毒。以热饭盛密器中，作鲊食，毒人至死。无须及腹下通黑，并煮之色白者，并不可食。小儿及鸡、狗食之，脚屈弱。动风，发疮疥冷积。动风热。有病人勿食。治：五野鸡病。小儿赤白游肿，捣碎敷之。作羹，治鳖瘕，托痘疮，下乳汁。法制，壮阳道；煮汁，吐风痰；捣膏，敷虫疽。附方：补肾兴阳，用虾米一斤，蛤蚧二枚，茴香、蜀椒各四两，并以青盐化酒炙炒，以木香粗末一两和匀，乘热收新瓶中密封。每服一匙，空心盐酒嚼下，甚妙。宜吐风痰，用连壳虾半斤，入葱、姜、酱煮汁。先吃虾，后吃汁，紧束肚腹，以翎探引取吐。臁疮生虫，用小虾三十尾，去头、足、壳，同糯米饭研烂，隔纱贴疮上，别以纱罩之。一夜解下，持看皆是小赤虫。即以葱、椒汤洗净，用旧茶笼内白竹叶，随大小剪贴，一日二换。待汁出尽，逐日煎苦楝根汤洗之，以好膏贴之。将生肉，勿换膏药。忌发物。血风臁疮。生虾、黄丹捣和贴之，日一换。

海虾

海中大红虾，长二尺余，头可作杯，须可作簪，其肉可为鲊，甚美。干之，谓之对虾，以充上馔。

味：甘，平，有小毒。同猪肉食，令人多唾。

鲊，治：飞尸蛔虫，口中甘䘌，龋齿头疮。去疥癣风瘙身痒，治山蛟子入人肉，初食疮发则愈。

海马

出南海，形如马，长五六寸，虾类也。取暴干，以雌雄为对，雌者黄色，雄者青色。

味：甘，温、平，无毒。治：妇人难产，带之于身，甚验。临时烧末饮服，并手握之，即易瘥。主产难及血气痛，暖水脏，壮阳道，消瘕

块。治疗疮肿毒。<small>海马雌雄成对，其性温暖，有交感之义，故难产及阳虚房中方术多用之。</small>

鲍鱼

<small>即今之干鱼也。鱼之可包者，即今之白鲞也。鳆鱼口小背黄者，名鲍鱼。</small>

肉，味：辛，臭，温，无毒。<small>妊妇食之，令子多疾。</small>治：坠堕骸蹶跕折，瘀血、血痹在四肢不散者，女子崩中血不止。煮汁，治女子血枯病、伤肝，利肠。同麻仁、葱、豉煮羹，通乳汁。附方：妊娠感寒。腹痛。<small>干鱼一枚烧灰，酒服方寸匕，取汗瘥。</small>

头，治：眯目，烧灰，疗疔肿瘟气。

鲍鱼，味：咸，温，无毒。治：小儿头疮出脓水。以麻油煎熟，取油频涂。

穿鲍绳，治：眯目去刺。煮汁洗之大良。

鳔鳔

<small>名鳔。作胶名鳔胶，呼为鱼膏是也。粘物甚固。音逐夷，汉武帝逐夷，海上食之，故名。</small>

鳔，味：甘，平，无毒。治：竹木入肉经久不出者，取白敷疮上四边，肉烂即出。止折伤血出不止。烧灰，敷阴疮、瘘疮、月蚀疮。附方：折伤出血。<small>但不透膜者，以海味中咸白鳔，大片色白有红丝者，成片铺在伤处，以帛缚之，血止。</small>

鳔胶，味：甘、咸，平，无毒。治：烧存性，治妇人产难，产后风搐，破伤风痉，止呕血，散瘀血，消肿毒。伏硇砂。附方：产难，<small>鱼胶五寸，烧存性为末，温酒服。</small>产后搐搦，<small>强直者，不可便作风中，</small>

乃风入子脏，与破伤风同。用鳔胶一两，以螺粉炒焦，去粉为末，分三服，煎蝉汤下良。**产后血运，**用鳔胶烧存性，酒和童子小便调服，三五钱良。**经血逆行，**鱼胶切炒，新绵烧灰。每服二钱，米饮调下，即愈。**破伤风搐，**用鱼胶烧存性一两，麝香少许，为末。每服二钱，苏木煎酒调下。仍煮一钱封疮口。用红鳔半两炒焦，蜈蚣一对炙研为末，以防风、羌活、独活、川芎，等分煎汤，调服一钱。**呕血不止，**鳔胶长八寸，广二寸，炙黄，刮二钱，以甘蔗节三十五个，取汁调下。**便毒肿痛，**用鱼鳔胶，热汤或醋煮软，乘热研烂贴之。用石首胶一两烧存性，研末酒服，外以石菖蒲生研盦之，效。**八般头风，**鱼鳔烧存性为末。临卧以葱酒服二钱。**赤白崩中。**鱼鳔胶三尺，焙黄研末，同鸡子煎饼，好酒食之。

鱼鲙

剑切而成，故谓之鲙。凡诸鱼之鲜活者，薄切洗净血腥，沃以蒜齑、姜醋、五味食之。

味：甘，温，无毒。近夜勿食，不消成积。勿饮冷水，生虫。时行病后食之，胃弱。勿同乳酪食，令人霍乱。不可同瓜食。昔有食鱼生而生病者，用药下出，已变虫形，鲙缕尚存；有食鳖肉而成积者，用药下出，已成动物而能行，皆可验也。**治：温补，去冷气湿痹，除膀胱水，腹内伏梁气块，冷痃结癖疝气，喉中气结，心下酸水，开胃口，利大小肠，补腰脚，起阳道。宜脚气风气人，治上气喘咳。鲫鲙，主：久痢肠澼痔疾，大人、小儿丹毒风眩。**鱼鲙辛辣，有劫病之功。予在苍梧见一妇人病吞酸，诸药不效。偶食鱼鲙，其疾遂愈。

鱼鲊

以盐糁酝酿而成也。诸鱼皆可为之。大者曰鲊，小者曰鲚。

味：甘、咸，平，无毒。凡鲊皆发疮疥。鲊内有发，害人。鲊不熟者，损人脾胃，反致疾也。诸鲊皆不可合生胡荽、葵菜、豆藿、麦酱、蜂蜜食，令人消渴及霍乱。凡诸无鳞鱼鲊，食之尤不益人。

治：癣疮。和柳叶捣碎、炙热敷之。取酸臭者，连糁和屋上尘，敷虫疮及马瘑疮。治聤耳痔瘘，诸疮有虫，疗白驳、代指病，主下痢脓血。附方：白驳风。以荷叶裹鲊令臭，拭热，频频擦之，取效乃止。

鱼脂

名鱼油。

味：甘，温，有小毒。鱼脂点灯，盲人目。治：症疾，用和石灰泥船鱼脂腥臭者二斤，安铜器内，燃大炷令暖，隔纸熨症上，昼夜勿息火。又涂牛狗疥，立愈。南番用鱼油和石灰艌船，亦用江豚油。

鱼魫

诸鱼脑骨曰魫。

治：能销毒。解蛊毒。作器盛饮食，遇蛊辄裂破也。

鱼鳞

治：食鱼中毒，烦乱或成症积，烧灰水服二钱。诸鱼鳞烧灰，主鱼骨鲠。

鱼子

凡鱼生子，皆粘在草上及土中。冬月寒水过后，亦不腐坏。到夏月三伏日，雨，便化为鱼。

味：缺。治：目中障翳。

---卷八 介部---

　　沈云将曰：天壤间生物之奇、之富、之味美而易取者，至水族尽之矣。然鱼之美虽多，不过曰鲜、曰肥、曰肉细、曰肉松，四者尽之矣。合而论之，鱼味不甚相远，总不出此四美而已。独水族之介部，龟鳖之味判乎不同于蟹之味，蟹之味判乎不同于蛤蚌之味。至如海东之蛎黄，浙东之蛏之蚶，淮海之车螯，青溪之碧螺，奉化之江瑶柱，种种异味笔难尽述，讵可恣意快啖而不穷其物理乎？况《周官·鳖人》取互物以时籍。昌角切。春献鳖蜃，秋献龟鱼。祭祀供蠯音排。蠃音螺。蚳音池。以授醢人。则知介之为物，亦圣世供馔之所不废者。爰辑水族之介虫，凡三十有一种，为介部。

水龟

　　龟形象离，其神在坎，上隆而文以法天，下平而理以法地。背阴向阳，蛇头龙颈，外骨内肉。肠属于首，能运任脉。广肩大腰，卵生思抱，其息以耳。雌雄尾交，亦与蛇匹。千岁灵龟，五色具焉。被蚊叮则死。香油抹眼，则入水不沉。老桑煮之则易烂，皆物理制伏之妙也。

　　龟甲，龟小而腹下曾钻十遍者，名败龟版，入药良。其头方，脚短，壳圆版白者，阳龟也；头尖脚长，壳长版黄者，阴龟也。阴人用阳，阳人用阴，龟王、龟相、龟将等名，皆视其腹背左右之文以别之。言占事帝王用王，文用相，武用将，各依等级。修治以龟甲锯去四边，石上磨净，灰火炮过，涂苏炙黄用。亦有酒炙、醋炙、猪脂炙，烧灰用者。味：甘，平，有毒。中湿者有毒，则不中湿无毒矣。恶沙参、蜚蠊，畏狗胆、瘦银。治：漏下赤白，破症瘕痎疟，五痔阴蚀，湿痹四肢重弱，小儿囟不合。久服，轻身不饥。惊恚气，心腹痛，不可久立，骨中寒热，伤寒劳复，或肌体寒热欲死，以作汤，良。久服，益气资智，使人能食。烧灰，治小儿头疮难燥，女子阴疮。

壳：主久咳，断疟。酒服，主风脚弱。版：治血麻痹，烧灰治脱肛。下甲补阴，主阴血不足，去瘀血，止血痢，续筋骨，治劳倦四肢无力。治腰脚酸痛，补心肾，益大肠，止久痢久泄，主难产消痈肿。烧灰，敷臁疮。败龟版①属金水，大有补阴之功。龟乃阴中至阴之物，禀北方之气而生，故能补阴，治血治劳也。龟鹿皆灵，而有寿龟首常藏向腹，能通肾脉，故取其甲以补心、补肾、补血，皆以养阴也。鹿鼻当反向尾，能通肾脉，故取其角，以补命、补精、补气，皆以养阳也。附方：补阴丸，用龟下甲酒炙，熟地黄九蒸九晒，各六两，黄柏盐水浸炒、知母酒炒各四两，石器为末，以猪脊髓和丸梧子大，每服百丸，空心温酒下。一方：去地黄，加五味子炒一两。疟疾不止，龟壳烧存性，研末酒服，方寸匕。抑结不散，用龟下甲酒炙五两，侧柏叶炒一两半，香附童便浸炒三两为末，酒糊丸梧子大，每空心温酒服一百丸。胎产下痢，用龟甲一枚，醋炙为末，米饮服一钱，日二。难产催生，用龟甲烧末，酒服方寸匕，用干龟壳一个酥炙，妇人头发一握烧灰，川芎、当归各一两，每服秤七钱，水煎服，如人行五里许，再一服，生胎、死胎俱下。肿毒初起，败龟版一枚，烧研，酒服四钱。妇人乳毒，同上方。小儿头疮，龟甲

---

① 败龟版：指乌龟底板经过常年风吹日晒色质有一定改变，其里部早没有血肉迹象且形状残缺不一定完整的龟下甲，可直接入药。

烧灰，敷之。月蚀耳疮，同上。口吻生疮，同上。臁疮朽臭，生龟一枚取壳，醋炙黄，更煅存性，出火气，入轻粉、麝香、葱汤洗净，搽敷之。人咬疮，龟版骨、鳖肚骨各一片，烧研油调搽。猪咬疮。龟版烧研，香油调搽。

肉，味：甘、酸，温，无毒。六甲日、十二月，俱不可食，损人神。不可合猪肉、菰米、瓜、苋食，害人。治：酿酒治大风缓急，四肢拘挛，或久瘫缓不收，皆瘥。煮食，除湿痹、风痹、身肿，蹉折。治筋骨疼痛及一二十年寒嗽。止泻血、血痢。附方：热气湿痹，用龟肉，同五味煮食之，微泄为效。筋骨疼痛，用乌龟一个，分作四脚，每用一脚，入天花粉、枸杞子各一钱二分，雄黄五分、麝香五分、槐花三钱、水一碗，煎服。十年咳嗽，生龟三枚，治如食法。去肠，以水五升，煮取三升，浸曲，酿秫米四升，如常饮之，令尽，永不发。又方：用生龟一枚，着炊中令人溺之，浸至三日，烧研。以醇酒一升和末，如干饭顿服。须臾大吐，嗽囊出则愈。小儿减半。痢及泻血，乌龟肉以砂糖水拌，椒和，炙熟食之，多度即愈。劳瘵失血，田龟煮取肉，和葱、椒、酱、油煮食，补阴降火，治虚劳失血、咯血、咳嗽、寒热，累用经验。年久痔漏。田龟二三个，煮取肉，入茴香、葱酱，常食验。忌糖、醋。

血，味：咸，寒，无毒。治：脱肛，打扑伤损，和酒饮，仍捣生肉涂之。

胆汁，味：苦，寒，无毒。主治：病后目肿，经月不开，取点之，良。

溺，今人惟以猪鬃或常常刺其鼻，即尿出，似更简捷也。治：滴耳治聋，点舌下治大人中风、舌疮、小儿惊风不语。摩胸背，治龟胸背。龟尿走窍透骨，故能治痔聋，及龟背染髭发也。附方：小儿龟背，以龟尿摩其胸背，久久即瘥。中风不语，乌龟尿点少许于舌下，神妙。须发早白。以龟尿调水蛭细末，日日捻之，自黑。末忌粗。

瑇瑁

作玳瑁。出海洋，似龟，裙边如锯齿，无足，有四鬣，背甲十二片，黑白斑文相错。海人养以盐水，饲以小鱼。倒悬其身，用滚醋泼之，则甲应手落下如扇，煮柔作器，治以鲛皮，莹以枯叶则光辉。

肉，味：甘，平，无毒。治：诸风毒，逐邪热，行气血，镇心神，利大小肠，通妇人经脉。

血，治：诸药毒，刺饮之。

甲，味：甘，寒，无毒。治：解岭南百药毒，消痈毒，止惊痫。疗心风，解烦热，行气血，功与肉同。磨汁服，解蛊毒。生佩之，辟虫毒。煮服，解痘毒。急惊，伤寒热结，狂言。镇心神。附方：痘疮黑陷。乃心热血凝也。用生玳瑁、生犀角同磨汁一合，入猪心血少许，紫草汤五匙，和匀温服。即红润起发。

绿毛龟

出南阳内乡，能辟蛇虺毒[1]。与龟、鬼同功。其法，用龟九枚、以活鲤二尾安釜中，入水覆以米筛，安龟筛上，蒸熟。取肉晒干，其甲仍以酥炙黄，入药用。又连甲肉头颈全用亦可。

味：甘、酸，无毒。治：通任脉，助阳道，补阴血，益精气，治痿弱。缚置额端，能禁邪疟。收藏书笥[2]，可辟蠹虫。

---

① 蛇虺（huī）毒：蛇毒。虺：传说中的一种毒蛇。
② 书笥（sì）：书箱。

疟龟

生高山石下，偏头大嘴。老疟用此龟灰，服二钱，用头更佳。或发时煮汤，坐于中，或悬卧处。

味：无毒。治：老疟发作无时，名瘴疟，俚人呼为妖疟，用此烧灰，顿服二钱，当微利，用头弥佳。或发持煮汤，坐于中，或悬于病人卧处。

鳖

名团鱼，俗名神守。鱼满三千六百，则蛟龙引之而飞，纳鳖守之则免，故鳖名神守。无耳以目为听，纯雌无雄，以蛇及鼋为匹。鳖遇蚊叮则死，死鳖得蚊煮则烂，而熏蚊者复用鳖甲。物相报复如此异哉。

鳖甲，入药以醋炙黄用，凡使要绿色九肋多裙，重七两者，为上；凡鳖甲以煅灶灰一斗，酒五升。浸一夜，煮令烂如胶漆用更佳。桑柴灰尤妙。味：咸，平，无毒。恶矾石、理石。治：心腹症瘕坚积，寒热，去痞疾息肉，阴蚀，痔核恶肉。疗瘟疟，血瘕，腰痛。小儿胁下坚。宿食、症块、痃癖、冷瘕、劳瘦，除骨热，骨节间劳热，结实壅塞，下气。妇人漏下五色，下瘀血，去血气，破症结。恶血堕胎，消疮肿肠痛，并扑损瘀血，补阴补气。除老疟疟母，阴毒腹痛，劳复食复，斑痘烦喘，小儿惊痫。妇人经脉不通，难产，产后阴脱，丈夫阴疮石淋，敛溃痈。鳖甲乃厥阴肝经血分之药，肝主血也。鳖色青入肝，故所主者，疟劳寒热，痃瘕惊痫，经水痈肿阴疮，皆厥阴血分之病也；瑇瑁色赤入心，故所主者，心风惊热，伤寒狂乱，痘毒肿毒，皆少阴血分之病也；秦龟色黄入脾，故所主者，顽风湿痹，身重蛊毒，皆太阴血分之病也；水龟色黑入肾，故所主者，阴虚精弱，腰脚酸痿，阴疟泻痢，皆少阴血分之病也。介虫阴类，故并主阴经血分之病，从其类也。附方：**老疟劳疟**，用鳖甲醋炙，研末酒服方寸匕，隔夜一服，清早一服，临时一服，无不断者。入雄黄少许更佳。**血瘕症癖**，用鳖甲、琥珀、大黄，等分作散，酒服二钱，少时恶血即下。若妇人小肠中血下尽，即休服也。**痃癖症积**，用鳖甲，醋炙黄研末，牛乳一合，每调一匙，朝朝服之。**妇人漏下**，鳖甲醋炙研末，清酒服方寸匕，日二。又用干姜、鳖甲、诃黎勒皮，等分为末，糊丸空心下三十丸，日再。**妇人难产**，鳖甲烧存性研末，酒服方寸匕，立出。**小儿痫疾**，用鳖甲炙研，乳服一钱，日二。亦可蜜丸服。**卒得腰痛**，不可俯仰。用鳖甲炙研末，酒服方寸匕，日二。**阴虚梦泄**，九肋鳖甲烧研。每用一字，以酒半盏、童尿半盏、葱白七寸同煎，去葱，日晡时服之，出臭汗为度。**吐血不止**，鳖甲、蛤粉各一两，同炒色黄，熟地黄一两半晒干，为末。每服二钱，食后茶下。**痈疽不敛**，用鳖甲烧存性，研掺甚妙。**肠痈内痛**，鳖甲烧存性，研，水服一钱，日三。**阴头生疮**，鳖甲一枚烧研，鸡子白和敷。**人咬指烂**。鳖甲烧灰敷之。

肉，味：甘，平，无毒。久食性冷损人，食之令人患水病。凡鳖之二足者、赤足者、独目者、头足不缩者、其目四陷者，腹下有王字、卜字文者，腹有蛇文者皆蛇化也，在山上者名旱鳖，并有毒杀人，不可食。不可合鸡子食、苋菜食。昔有人剉鳖，以赤苋同包置湿地，经旬皆成生鳖。又有裹鳖甲屑，经五月皆成鳖者。不可合猪、兔、鸭肉食，损人。不可合芥子食，生恶疮。妊妇食之，令子短质。鳖性畏葱及桑灰，凡食鳖者，宜取沙河小鳖斩头去血，以桑灰汤煮熟，去骨甲，换水再煮。入葱、酱，作羹臛食乃良。治：伤中益气，补不足。热气湿痹，腹中激热，五味煮食，当微泄。妇人漏下五色，羸瘦，宜常食之。妇人带下，血瘕腰痛，去血热，补虚。久食性冷，补阴。作臛食，治久痢，长髭须；作丸服，治虚劳、痃癖、脚气。附方：**痃癖气块**。用大鳖一枚，以蚕沙一斗，桑柴灰一斗，淋汁五度，同煮如泥。去骨，再煮成膏，捣丸梧子大，每服十丸，日三。

脂，治：除日拔白发，取脂涂孔中，即不生。欲再生者，白犬乳汁涂之。

头，治：烧灭疗小儿诸疾，妇人产后阴脱下坠，尸疰心腹痛。敷历年脱肛不愈。附方：产后阴脱，<small>用鳖头五枚烧研，井华水服方寸匕，日三。</small>大肠脱肛。<small>久积虚冷，以鳖头炙研，米饮服方寸匕，日二服。仍以末涂肠头上。</small>

头血，治：涂脱肠风中血脉，口眼㖞僻，小儿疳痨潮热。附方：中风口㖞。<small>鳖血调乌头末涂之，待正即揭去。</small>

卵，治：盐藏煨食，止小儿下痢。

爪，治：五月五日收藏衣领中，令人不忘。

纳鳖

<small>鳖之无裙，而头足不缩者。</small>

肉，味：有毒。<small>食之令人昏寒。以黄芪、吴蓝煎汤服之，立解。</small>

甲，味：有微毒。治：传尸痨①及女子经闭。

鼋

<small>大鳖也。最难死，剔肉尽，口犹咬物。能为魅，以鳖为雌，故烧鼋可致鳖肉。悬静处夜能垂长。</small>

甲，味：甘，平，无毒。治：炙黄，酒浸，治瘰疬，杀虫逐风，恶疮痔瘘，风顽疥瘙，功同鳖甲。五脏邪气，杀百虫毒、百药毒，续筋骨，妇人血热。

---

① 传尸痨：中医称肺结核病。

肉，味：甘，平，微毒。治：湿气、邪气，诸虫。食之补益。

脂，治：摩风及恶疮。

胆，味：苦，寒，有毒。治：喉痹。以生姜、薄荷汁化少许服，取吐。

蟹

名螃蟹。又有蟛蜞，似螃蟚而大，似蟹而小，不可食。六足者名蜁，四足者名比，皆有大毒，不可食。凡蟹生烹，盐藏糟收，酒浸、酱汁浸，皆为佳品，但久留易沙，见灯亦沙，得椒易脂①，得皂荚或蒜及韶粉可免沙、脂。得白芷，则黄不散。得葱及五味子同煮，色不变。别有三名，郭索，又无肠公子，又横行介士。

蟹，味：咸，寒，有小毒。末被霜，甚有毒，云食水莨所致，人中之，不疗多死也。独螯、独目、两目相向、腹下有毛、腹中有骨、头皆有星点、足斑目赤者，并不可食，有毒害人。冬瓜汁、紫苏汁、蒜汁、豉汁、芦根汁皆可解之。妊妇食之，令子横生。此物极动风，风疾人不可食。不可同柿及荆芥食，发霍乱动风，木香汁可解。

治：胸中邪气，热结痛，㖞僻面肿，能败漆，烧之致鼠。仙方用之，化漆为水，服之长生。以黑犬血灌之，三日烧之，诸鼠毕至。其黄能化漆为水，故涂漆疮用之，其螯烧烟，可集鼠于庭也。解结散血，愈漆疮，养筋益气，散诸热，治胃气，理经脉，消食。以醋食之，利肢节，去五脏中烦闷气，益人。产后肚痛血不下者，以酒食之。筋骨折伤者，生捣炒罯之。能续断绝筋骨。去壳，同黄捣焖微炒，纳入疮中，筋即连也。小

---

① 脂（zhí）：黏。

儿解颅不合，以螯同白及末捣涂，以合为度。杀莨菪毒，解鲵鱼毒、漆毒，治疟及黄疸。捣膏，涂疥疮癣疮。捣汁，滴耳聋。

蝤蛑，味：咸，寒，无毒。治：解热气。治小儿痞气，煮食。

蟛蜞，味：咸，冷，有毒。治：取膏涂湿癣、疽疮。

石蟹，治：捣敷久疽疮，无不瘥者。食鳝中毒者，食蟹即解。性相畏也。附方：**湿热黄疸，**蟹烧存性，研末，酒糊丸如梧桐子大，每服五十丸，白汤下，日服二次。**骨节离脱，**生蟹捣烂以热酒倾入、连饮数碗，渣涂之，半日，骨内谷谷有声即好。干蟹烧灰，酒服亦好。**中鳝鱼毒。**食蟹即解。

蟹爪，治：破胞堕胎，破宿血，止产后血闭，酒及醋汤煎服良。能安胎。治孕妇僵仆，上抢心，有蟹爪汤。堕生胎，下死胎，辟邪魅。

壳，治：烧存性，蜜调涂冻疮及蜂虿伤。酒服治妇人儿枕痛及血崩、腹痛、消积。附方：**崩中腹痛，**毛蟹壳烧存性，米饮服一钱。**蜂虿螫伤，**蟹壳烧存性，研末，蜜调涂之。**熏辟壁虱。**蟹壳烧烟，熏之。

盐蟹汁，治：喉风肿痛，满含细咽即消。

鲎鱼

音后。生南海，形如惠文冠及熨斗，眼在背上，口在腹下，头如蜣螂，十二足在腹两旁。背上有骨如角，长七八寸，如石珊瑚。腹有子如黍米，可为醯酱。尾有珠如粟，面无目。得雄始行，雄不能行，雌常负雄，雌雄失一即死，故鱼人取之，必得其双。闽人婚礼用之。皮壳甚坚，可为冠。亦屈为杓，入香能发香气，烧脂可集鼠，蚊叮之即死。隙光射之亦死。曝烈日反无恙。小者食之，杀人。

肉，味：辛、咸，平，微毒。治：痔，杀虫。多食，发嗽及疮癣。

尾，烧焦。治：肠风泻血，崩中带下及产后痢。

壳，治：积年咳嗽。附方：大风。鲨胆、生白矾、绿矾、腻粉、水银、麝等分。每服一钱，井花水下。

牡蛎

名蚝，闽中最多。附石而生，磈磊如房，曰蛎房。初如拳，渐大一二丈，如山，曰蚝山。每房有肉，大如马蹄，小如指面。潮至房开，小虫入则合，以充腹。凿房者，以烈火逼之，挑取其肉。

肉，味：甘，温，无毒。煮食，治：虚损调中。姜醋生食，解丹毒，妇人血气，酒后烦热，止渴。炙食甚美，能细肌肤，美颜色。

壳，味：咸，平，微寒，无毒。治：寒热温疟惊怒，鼠瘘，赤白带。久服，强骨节，杀邪鬼，除留热、虚热、烦满。心痛气结，泄精、喉痹、咳嗽，痞热盗汗，止大小便。同麻黄根、蛇床子、干姜为粉，去阴汗。治风疟、虚劳、小儿惊痫，胁下坚满。消一切疮湿、痰块、疝瘕瘿核。附方：梦遗大便溏，蛎粉、醋糊丸桐子大，每米饮下三十丸。月经不止，蛎粉煅研，米醋搜成团，再煅研，醋调。艾末熬膏，丸桐子大，醋汤下，四五十丸。痈肿未成。水调蛎粉涂之，干再上，以拔其毒。

蚌

蚌与蛤同类而异形，长者通曰蚌，圆者通曰蛤。雀入大水为蜃，蜃即蚌也。壳粉可作石灰用。

肉，味：甘、咸，冷，无毒。多食，发风，动冷气。治：止渴除热，解酒毒，去眼赤，明目除湿。主妇人劳损下血，除烦解热毒，血崩、带下、痔瘘，压丹石药毒。以黄连末纳入取汗，点赤眼、眼暗。

蚌粉，味：咸，寒，无毒。能制石亭脂，能制硫黄。治：诸疳，止痢并呕逆。醋调涂痈肿。烂壳粉治反胃，心胸痰饮。用米饮服，解热燥湿，化痰消积，止白浊带下，痢疾，除湿肿，水嗽明目。搽阴疮、湿疮、痱痒。蚌粉与海蛤粉同功，皆水产也。附方：反胃吐食，真正蚌粉，每服称过二钱，捣生姜汁一盏，再入米醋同调，送下。痈疽赤肿，用米醋和蚌蛤灰涂之，待其干即易之。脚趾湿烂。用蚌蛤粉干搽之。

蚬

名扁螺。处处有之，小于蚌，能候风雨，以壳飞。

肉，味：甘、咸，冷，无毒。多食发嗽及冷气，消肾。治：时气开胃，压丹石药毒及治疔疮，下湿气通乳，糟煮食，良。生浸取汁，洗疔疮，去暴热，明目，利小便，下热气、脚气、湿毒，解酒毒目黄。浸汁服，治烦渴。生蚬浸水，洗痘痈，无瘢痕。

烂壳，味：咸，温，无毒。治：止痢，治阴疮，疗失精反胃。烧灰饮服，治反胃吐食，除心胸痰水。化痰止呕，治吞酸心痛及暴嗽。烧灰涂一切湿疮，与蚌粉同功。附方：卒嗽不止，用白蚬壳捣为细末，以熟米饮调，每服一钱。日三服，甚效。痰喘咳嗽，用白蚬壳多年陈者，烧过存性，为极细末。以米饮调，每服一钱，日三服。

反胃吐食。用黄蚬壳并田螺壳，并取久在泥中者，各等分，炒成白灰，每二两入白梅肉四个，捣和为丸，再入砂合子内盖定，泥固煅存性，研细末，每服二钱，用人参缩砂汤调下，不然陈米饮调服亦可。

真珠

名蚌珠，出南海，石决明产也。龙珠在颔，蛇珠在口，鱼珠在眼，鲛珠在皮，鳖珠在足，蚌珠在腹，皆不及蚌珠也。凡用以新完未经钻缀者研如粉，方堪服食。真珠径寸以上，服食令人长生，以酪浆渍之皆化。

味：咸、甘，寒，无毒。治：镇心，点目去肤，翳障，膜涂面，令人润泽，好颜色，涂手足，去皮肤逆胪。绵裹塞耳，主聋，磨翳坠痰，除面黯，止泄。合知母，疗烦热消渴；合左缠根，治小儿麸豆疮入眼。除小儿惊热，安魂魄，止遗精白浊，解痘疗毒。主难产，下死胎胞衣，真珠入厥阴肝经，故能安魂定魄，明目治聋。安魂定魄，真珠末豆大一粒、蜜一蚬壳和服，日三，尤宜小儿。卒忤不言，真珠末，用鸡冠血和丸小豆大，以三四粒纳口中。灰尘迷目，用大珠拭之，则明也。妇人难产，真珠末一两，酒服生出。胞衣不下，真珠一两研末，苦酒服。子死腹中，真珠末二两，酒服立出。瘢痘不发，珠子七粒为末，新汲水调服。肝虚目暗，真珠末一两、白蜜二合、鲤鱼胆二枚，和合，铜器煎至一半，新绵滤过，瓶盛，频点取瘥。青盲不见，方同上。小儿中风。手足拘急。真珠末水飞一两，石羔末一钱，每服一钱，水七分，煎四分，温服日三。

海蛤

海中诸蛤，烂壳之总称，不专指一蛤也，海蛤头有文，文如锯齿。

味：苦、咸，平，无毒。蜀漆为之使，畏狗胆、甘遂、芫花。治：咳逆上气，喘息烦满，胸痛寒热，疗阴痿。主十二水满急痛，利膀胱、大小肠。治水气浮肿，下小便。治咳逆上气，项下瘤瘿。疗呕逆，胸胁胀急，腰痛五痔，妇人崩中带下。止消渴，润五脏，治服丹石人有疮。清热利湿化痰饮，消积聚，除血痢，妇人血结胸。伤寒反汗、搐搦，中风瘫痪。附方：水瘿肿满，用海蛤、杏仁、汉防己、枣肉各二两、亭历六两为末，研丸梧子大，一服十丸，服至利下水，为妙。水肿发热，海蛤汤主之。海蛤、木通、猪苓、泽泻、滑石、黄葵子、桑白皮各一钱，灯心三分，水煎服，日二。气肿湿肿，用海蛤、海带、海藻、海螵蛸、海昆布、凫茨、荔枝壳，等分，流水煎服，日二次。血痢内热。海蛤末、蜜水，调服二钱，日二。

文蛤

小大皆有紫斑。今出莱州海中。

味：咸，平，无毒。治：恶疮蚀五痔，咳逆胸痹，腰痛胁急，鼠瘘，大孔出血。女人崩中漏下，能止烦渴，利小便，化痰软坚。治口鼻中蚀疳。附方：疳蚀口鼻。文蛤烧灰，以腊猪脂和涂之。

蛤蜊

煅作粉，名曰蛤蜊粉也。穴于海滨沙泥，有孔如针孔。潜行掘之便得，否则深入不见。

肉，味：咸，冷，无毒。此物性虽冷，乃与丹石人相反，食之令腹结痛。治：润五脏，止消渴，开胃治老癖为寒热，妇人血块，宜煮食之。煮食，醒酒。痘毒入目者，以蛤蜊汁点之，可代空青。

蛤蜊粉，名海蛤粉。有一种状如线粉者，谓之海粉，得水则易烂。蛤粉用蛤蜊烧煅成粉，不入煎剂。凡用蛤粉，取紫口蛤蜊壳，炭火煅成，以熟栝楼、连子同捣，和成团，风干用最妙。味：咸，寒，无毒。治：热痰湿痰，老痰顽痰，疝气，白浊带下。同香附末姜汁调服，主心痛。清热利湿化痰，饮定喘嗽，止呕逆，消浮肿，利小便，止遗精、白浊，心脾疼痛。化积块，解结气，消瘿核，散肿毒。治妇人血病。油调涂汤火伤。蛤粉能降、能消、能㪕[1]、能燥，乃肾经血分之药，故主湿嗽肾滑之疾。附方：心气疼痛，真蛤粉炒过，白佐以香附末，等分，白汤淬服。雀目夜盲。真蛤粉炒黄为末，以油蜡化，和丸皂子大，内于猪腰子中，麻扎定，蒸食之，一日一服。

蛏

生海泥中。长二三寸，大如指，两头开。

肉，味：甘，温，无毒。天行病后不可食。治：补虚，主冷痢。煮食之，去胸中邪热烦闷，饭后食之。与服丹石人相宜，治妇人产后虚损。

车螯

名蜃。海中大蛤，能吐气为楼台。雉入海为蜃。肉可食，壳可饰器，灰可粉墙壁，又可粉面。

肉，味：甘、咸，冷，无毒。不可多食。治：解

---

① 㪕（ruǎn）：同"软"。

酒毒，消渴并痈肿。

壳，味：同肉。治：疮疖肿毒。烧赤，醋淬二度为末，同甘草等分，酒服并以醋调敷之，消积块，解酒毒，治痈疽发背焮痛。车螯，味咸、气寒而降，阴中之阴也，入而分。故宋人用治痈疽，取恶物下，云有奇功，亦须审其气血虚实，老少如何可也。

贝子

名贝齿，生东海池泽。采无时。云南极多，用为钱货交易。今多穿与小儿戏弄，画家用以砑物①。凡入药烧过用，凡使贝子以蜜、醋相对浸之，蒸过取出，以清酒淘研。

味：咸，平，有毒。治：目翳，五癃，利水道，鬼疰蛊毒，腹痛下血。温疰寒热，解肌，散结热。烧研，点目去翳。伤寒狂热。下水气浮肿，小儿疳蚀吐乳。治鼻渊出脓血，下痢，男子阴疮，解漏脯、面臛诸毒，射罔毒、药箭毒。附方：目花翳痛，贝子一两，烧研如面，入龙脑少许点之。若有息肉，加真珠末，等分。鼻渊脓血，贝子烧研。每生酒服二钱，日三服。下疳阴疮，白海肥三个，煅红研末搽之。食物中毒，贝子一枚，含之自吐。治漏脯毒、面臛毒，及射罔在诸肉中有毒。并用贝子烧研，水调半钱服。中射罔毒，方同上。药箭簇毒。贝齿烧研，水服三钱，日三。

---

① 砑物：磨东西。砑：用犬牙形石头模拟动物磨牙行为来加工皮革，布帛。

紫贝

名文贝。出东南海中，形似贝子而大，背上深紫有黑点。治同贝子。

味：咸，平，无毒。治：明目，去热毒。小儿癍疹目翳。附方：癍疹入目。紫贝一个，即砑螺也，生砑细末，用羊肝切片，掺上扎定，米泔煮熟，瓶盛露一夜，空心嚼食之。

淡菜

生东南海中，似珠母，一头小，中衔少毛。味甘美，南人好食之。

味：甘，温，无毒。不宜多食，多食令人头目闷暗，得微利即止。多食发丹石，令人肠结，久食脱人发。治：虚劳伤惫，精血衰少，及吐血，久痢肠鸣，腰痛疝瘕，妇人带下，产后瘦瘠。产后血结，腹内冷痛，治症瘕，润毛发，治崩中带下，烧食一顿令饱。煮熟食之，能补五脏，益阳事，理腰脚气，能消宿食，除腹中冷气痃癖。烧汁沸出食之，消瘿气。

海螺

闽中近海皆有之。以台州小者肉佳。壳独烧则臭，杂众香则香，益甚合香者用之。其肉常出壳觅食，出则寄居虫入居，还则虫去。肉为鱼所食，则壳浮水面，可作杯。

肉，味：甘，冷，无毒。治：目痛累年，或三四十年。生赢取汁，洗之。或入黄连末在内，取汁点之；合菜煮食，治心痛。

甲香，味：咸，平，无毒。治：心腹满痛，气急，止痢下淋。和气清神，主肠风痔瘘。瘿疮疥癣，头疮馋疮甲疽，蛇、蝎、蜂螫。

田 螺

生水田中。

肉，味：甘，大寒，无毒。治：目热赤痛，止渴。煮汁，疗热醒酒。用真珠、黄连末内入，良久，取汁注目中，止目痛。煮食，利大小便，去腹中结热，目下黄，脚气冲上，小腹急硬，小便赤涩，手足浮肿。生浸取汁饮之，止消渴。捣肉，敷热疮，压丹石毒。利湿热，治黄疸，捣烂贴脐，引热下行，止噤口痢，下水气淋闭。取水，搽痔疮胡臭。烧研，治瘰疬癣疮。附方：饮酒口糜，螺、蚌煮汁饮。酒醉不醒，用水中螺、蚌、葱、豉，煮，食饮之即解。小便不通，腹胀如鼓。用田螺一枚，盐半匕，生捣敷脐下一寸三分，即通。禁口痢疾，用大田螺二枚捣烂，入麝香三分作饼，烘热贴脐间。半日，热气下行，即思食矣。甚效。肠风下血，因酒毒者。大田螺五个，烧至壳白肉干，研末，作一服，热酒下。反胃呕噎，田螺洗净水养，待吐出泥。澄取晒半干，丸梧子大，每服三十丸，藿香汤下。烂壳研服亦可。瘰疬溃破，用田螺连肉烧存性，香油调搽。疗疮恶肿，用田螺入冰片，化水点疮上。风虫癣疮，用螺蛳十个，槿树皮末一两，同入碗内蒸熟、捣烂，入矾红三钱，以盐水调搽。绕指毒疮。生手足指上。以活田螺一枚，生用捣碎敷之，即瘥。

壳，味：甘，平，无毒。治：烧研，主户㾫心腹痛，失精，止泻。烂者烧研水服，止反胃，去卒心痛。烂壳研细水服之，止下血，小儿急惊。远年白田螺壳烧灭，入麝香少许，水调灌之。

螺蛳

烂壳名鬼眼睛。清明后，其中有虫，不堪用矣。此物难死，误泥入壁中，数年犹活也。一名蜗蠃。

肉，味：甘，寒，无毒。治：烛馆①，明目下水。止渴，醒酒解热，利大小便，消黄疸水肿，治反胃痢疾，脱肛痔漏。附方：黄疸酒疸，小螺蛳养去泥土，日日煮食饮汁，有效。黄疸吐血，病后身面俱黄，吐血成盆，诸药不效。用螺十个，水漂去泥，捣烂露一夜，五更取清服。二三次，血止即愈。一人病此，用之经验。五淋白浊，螺蛳一碗，连壳炒熟，入白酒三碗，煮至一碗，挑肉食之，以此酒下，数次即效。小儿脱肛，螺蛳二三升，铺在桶内坐之，少顷即愈。痘疹目翳，水煮螺蛳，常食佳。白游风肿，螺蛳肉入盐少许，捣泥贴之，神效。

烂壳，泥中及墙壁上年久者良，火煅过用。味：同肉。治：痰饮积及胃脘痛。反胃膈气，痰嗽鼻渊，脱肛痔疾，疮疖下疳，汤火伤。附方：卒得咳嗽，屋上白螺或白蚬壳，捣为末，酒服方寸匕。湿痰心痛，白螺蛳壳洗净，烧存性，研末。酒服方寸匕，立止。膈气疼痛，用壁上陈白螺蛳烧研。每服一钱，酒下，甚效。小儿软疖，用鬼眼睛，即墙上白螺蛳壳烧灰，入倒挂尘，等分，油调涂之。阴头生疮，用溪港年久螺蛳烧灰，敷之。汤火伤疮，用多年干白螺蛳壳煅研，油调敷。杨梅疮烂，古墙上螺蛳壳、辰砂等分，片脑少许，为末，搽之。瘰疬口破，土墙上白螺蛳壳为末，日日敷之。痘疮不收。墙上白螺蛳壳，洗净煅研，掺之。

---

① 烛馆：目内白翳病。馆：通“睆（huàn）”。

海燕

出东海，大二寸，状扁面圆，似海螺蛸，有纹。

味：咸，温，无毒。治：阴雨发损痛，煮汁服，取汗即解。亦入滋阳药。

郎君子

生南海，有雌雄，状似杏仁。

味：缺。治：妇人难产，手把之便生，极验。亦难得之物，若置醋中，即盘旋不已。

石决明

壳名千里光，登莱海边甚多，人采肉供馔，及干充苞苴，肉与壳两可用。凡用以面裹煨，热磨去粗皮，烂捣，再乳细如面，方堪入药。每五两用盐半两，同东流水入瓷器内煮一伏，时捣末研粉，再用五花皮、地榆、阿胶各十两，以东流水淘三度，日干，再研一万下。入药服至十两，永不得食山龟，令人丧目。今方家只以盐同东流水煮一伏时，研末水飞用。

壳，味：咸，平，无毒。肉与壳同功。治：目障翳痛，青盲。久服，益精轻身，明目磨障。肝肺风热，青盲内障，骨蒸劳极。水飞点外障翳，通五淋。附方：羞明怕日，用千里光、黄菊花、甘草各一钱，水煎冷服。痘后目翳，用石决明火煅研、谷精草各等分，共为细末。以猪肝蘸食。小便五淋。用石决明去粗皮，研为末，飞过。熟水服二钱，每日二服。如淋中有软硬物，即加朽木末五分。

魁蛤

名蚶。味甘，生海中，壳上有沟如瓦屋，故又名瓦屋子。近海时种之，谓之蚶田。

肉，味：甘，平，无毒。炙食益人，多即壅气。治：痿痹泻痢，便脓血。润五脏，止消渴，利关节，服丹石人宜食之。免生疮肿热毒，心腹冷气，腰脊冷风，利五脏，健胃，令人能食。温中消食，起阳，益血色。

壳，凡用取陈久者，炭火煅赤，米醋淬三度，出火毒，研粉。味：甘、咸，平，无毒。治：烧过醋淬。醋丸服，治一切血气冷气，症癖消血块，化痰积。连肉烧存性，研敷，小儿走马牙疳，有效。

车渠

形如扇，一名海扇，大蛤也。大者长一二尺，阔尺许。壳外满垄如蚶而深大，可饰器物。肉白如玉，味甚美。壳作酒杯满过一分，不溢。玉中亦有车渠，为西域七宝之一。此蛤似之，故名。

肉，味：甘、咸，大寒，无毒。润五脏，止渴。利关节，治：痿脾、泻痢、便脓血，服丹石人宜食，免生熟毒疮肿。

壳，治：解诸毒药及虫蛰，安神，镇宅，同玳瑁等分，人乳磨服，极验。

海蛳

生海中，比之螺蛳身细而长。壳有旋文六七曲，头上有厣。每春初蜒起，碰海崖石壁，海人设网于下，乘其不测，一掠而取，货之四方。治以盐、酒、椒、桂烹熟，击去尾尖，使其通气，吸食其肉。烹煮之际，火候太过、不及，皆令壳、肉相粘，虽极力吸之，终不能出也。

味：咸，寒，无毒。治：瘰疬结核，胸中郁气不舒。

寄居虫

海边有虫，似蜗牛。火炙壳便走出，食之益人。按：寄居在螺壳间，非螺也。候螺蛤开，即自出食；螺蛤欲合，已还壳中。海族多被其寄。又南海一种似蜘蛛入螺壳中寄居，仍负壳而走，触之即缩入螺，火炙乃出。

寄居虫，主：益颜色，美心志。

海月

一名江瑶，其四肉柱，名江瑶柱。味极美，为海错上品。刘恂《岭表录异》云："海月大如镜，白色正圆，常死海旁，其柱如搔头尖，其甲美如玉。"段成式《酉阳杂俎》云："玉珧形似蚌，长二三寸，广五寸，上大下小，壳中柱炙食，味美。"王氏《宛委录》云："奉化县四月南风起，江瑶一上，可得数百。如蚌稍大，肉腥韧不堪。惟四肉柱长寸许，白如珂雪，以鸡汁沦食肥美，过火则味尽也。"又有一种镜鱼，一名琐蛄，生南海，两片相合成形，壳圆如镜，中甚莹滑，映日光如云母，内有肉如蚌胎，腹有寄居虫大如豆，状如蟹，饿则出食，入则镜亦饱矣。郭璞赋云，琐蛄腹蟹、水母目鱼即此。

味：甘、辛，平，无毒。主：消渴下气，调中利五脏六腑，止小便，消腹中宿食，令人易饥能食。

吐铁

生海中，螺属也。大如指头者，则有蜡如凝膏。自其壳中吐出膏大于本身，光明洁白可爱，且可口，每个值青蚨^①数枚。苏人享客，佐下酒小盘，为海错上品，色青，外壳亦软，肉黑如铁，吐露壳外，人以腌藏糟浸，货之四方。别有小如绿豆者，桃花时方有，名桃花吐铁。

味：咸，寒，无毒。食之，补肾，明目，益精髓。

右介类诸物，虽云或长于适口，或胜于充肠，然龟鳖之属多灵，螺蚌之属性冷，非慈爱仁人及摄养君子所宜。深嗜卫生家，幸樽节之斯为善矣。

---

① 青蚨：指铜钱。

---卷九 禽部---

沈云将曰：羽虫三百六十，毛协四时，色合五方。山禽岩栖，原鸟地处，林鸟朝嘲，水鸟夜啾。山禽咮短而尾修，水禽咮长而尾促。其交也，或以尾臎，或以睛睨，或以声音，或合异类，雉、孔[①]与蛇交之类。其生也，或以翼孚卵，或以同气变，鹰化鸠之类。或以异类化，田鼠化鴽[②]之类。或变入无情，雀入水为蛤之类。噫！物理万殊若此者，其可不致知乎？五鸠九扈，少皞取以名官。雄雉鸱鸮，诗人得之观感。厥旨微矣。不妖夭，不覆巢。不殈卵，而庖人供六禽。翨音翅。氏供猛鸟砉蔟，覆夭鸟之巢，圣人之于物也，用舍仁杀之意，岂徒然哉？记曰：天产作阳，羽类则阳中之阳，大约多养阳。于是除羽类形色异常，如白身玄首、白首玄身及死不瞑目、不伸足，三足、四距、六指、四翼，种种异状，断不宜食。概不具录外，谨择禽之可充庖药，及恶毒当知者，凡六十有七种，为禽部。

鹤

鹤大于鹄。长二尺，高三尺余，喙长四寸。丹顶赤目、赤颊，青

---

① 孔：孔雀。

② 鴽（rú）：指鹌鹑类的小鸟。战国时《逸周书》：“清明之日，桐始华，又五日，田鼠化为鴽。”“田鼠化为鴽”，是古人的一种错误认识。也有人解释说：过了清明节，田鼠就好像小鸟般多了起来。

脚，修颈凋尾，粗膝纤指。白羽黑领，亦有灰色、苍色者。尝以夜半唳，声震云霄。雄鸣上风，雌鸣下风，声交而孕，善食蛇，蛇闻声远去，故人家多畜之以避蛇。闻降真香①烟则降，故今道士作法事，能召鹤。其粪能化石。按《相鹤经》云，鹤阳鸟也，而游于阴，行必于洲渚，止不集林木。二年落子，毛易黑点，三年产伏，又七年羽翮具，又七年飞薄云汉，又七年舞应节，又七年鸣中律，又七年大毛落，氄毛生，或白如雪，或黑如漆。百六十年，雌雄相视而孕。千六百年，形始生，饮而不食，乃胎化也。俞琰②云，龟鹤能运任脉，故多寿。顶血饮之，立死。

白鹤血，味：咸，平，无毒。治：益气力，补虚乏，去风益肺。

脑，治：和天雄、葱实服之，令人目明，夜能书字。

卵，味：甘、咸，平，无毒。治：预解痘毒，多者令少，少者令不出。每用一枚，煮，与小儿食之。

骨，治：酥炙，入滋补药。

肫中砂石子，治：磨水服，解蛊毒邪。

鹳

名皂君。鹳身如鹤，但头无丹，项无乌带，兼不善唳，止啄相击而鸣。鹳生三子，一为鹤。巽极成震，阴变阳也。震为鹳，巽为鹳也。

骨，味：甘，大寒，无毒。有小毒，入沐汤浴头，令发尽脱，更不生也。治：鬼蛊诸疰毒，五尸心腹痛。

脚骨及嘴，治：喉痹飞尸，蛇虺咬，及小儿

① 降真香：一般指降香。以树干和根的干燥心材入药。
② 俞琰：宋末元初道教学者。

闪癖，大腹痞满，并煮汁服之，亦烧灰饮服。

卵，治：预解痘毒，水煮一枚，与小儿啖之，令不出痘，或出亦稀。

屎，治：小儿天钓惊风，发歇不定。炒研半钱，入牛黄、麝香各半钱，炒蝎五枚，为末。每服半钱，新汲水服。

鸰鸡

名麦鸡。状如鹤大而顶无丹，两颊红。长颈高脚，一名鹝鸥。皮可为裘，霜时始来就暖。故《禽经》云，鹝飞则霜，鹝飞则雨。鹝即商羊也。又西方之凤，亦名鹝鸥。

肉，味：甘，温，无毒。治：杀虫，解蛊毒。

阳乌

出建州，似鹝而味小，身黑，颈长而白。

嘴，治：烧灰酒服，治恶虫咬成疮。

鹈鹭

凡鸟至秋，毛脱秃，此鸟头秃如秋毯，故名。水鸟之大者也。其状如鹤而大，青苍色，一名鸒鸪。其嗉下亦有胡袋，如鹈鹕状。其足爪如鸡，黑色。性极贪恶，能与人斗，好啖鱼、蛇及鸟雏，《诗》云"有鹭在梁"即此。小者鹭鹚，相合。今潦年鹭或飞入近市，人多怪之。

肉，味：咸，微寒，无毒。治：中虫、鱼毒。补中益气，甚益人，炙食尤美。作脯馐食，强气力，令人走及奔马。

髓，味：甘，温，无毒。治：补精髓。

喙，治：鱼骨哽。

毛，治：解水虫毒。

鹈鹕

一名逃河。俗传有人窃肉，入河化为此鸟。今鸟犹有肉，故名。颐下有毛袋，容二升物，遇小泽能以胡盛水㳇，涸取鱼而食，故又名淘河，俗讹淘鹅，一名犁鹕，能自呼其名。

脂油，剥取其脂，熬化掠取，就以其嗉盛之，则不渗漏。他物即透走也。味：咸，温，滑，无毒。治：涂痈肿，治风痹，透经络，通耳聋。附方：耳聋。用淘鹅油半匙、磁石一小豆、麝香少许和匀，以绵裹成梃子，塞耳中，口含生铁少许。用三五次，即有效。

嘴，味：咸，平，无毒。主赤白久痢成疳，烧存性研末，水服一方寸匕。

舌，治：疔疮。

毛皮，治：反胃吐食。烧存性，每酒服二钱。

鹅

名家雁。白者食草，苍者食虫。善斗，其夜鸣应更。伏卵则逆月，谓向月取气助卵也。

白鹅膏，味：甘，微寒，无毒。治：灌耳，治卒聋；润皮肤，可合面脂。涂面急，令人悦白。唇渖，手足皴裂，消疤肿，解矾石毒。

肉，味：甘，平。无毒。白鹅辛凉无毒，苍鹅冷、有毒，发疮肿。鹅肉性冷，多食令人霍乱，发痼疾。嫩鹅毒，老鹅良。治：利五脏。解五脏热，服丹石人宜之。煮汁，止消渴。苍鹅食虫，主射工毒为良。白鹅不食虫，止渴为胜。发风发疮，莫此为甚，火熏者尤毒。膍，尾肉也。治：涂手足皲裂。纳耳中，治聋及聤耳。

血，味：咸，平，微毒。治：中射工毒者，饮之，并涂其身。解药毒。

胆，味：苦，寒，无毒。治：解热毒及痔疮初起，频涂抹之，自消。附方：痔疮有核。白鹅胆二三枚，取汁，入熊胆二分，片脑半分，研匀，磁器密封，勿令泄气。用则手指涂之，立效。

卵，味：甘，温，无毒。治：补中益气，多食发痼疾。

涎，治：咽喉谷贼。小儿误吞稻芒，着咽喉中不能出者，名曰谷贼。惟以鹅涎灌之，即愈。

毛，治：射工水毒。小儿惊痫。又烧灰酒服，治噎疾。

掌上黄皮，治：烧研，搽脚趾缝湿烂。焙研，油调，涂冻疮良。

屎，主绞汁服。治：小儿鹅口疮。苍鹅屎，敷虫、蛇咬毒。附方：鹅口疮。自内生出可治，自外生入不可治。用食草白鹅下清粪滤汁，入砂糖少许搽之。或用雄鹅粪眠倒者烧灰，入麝香少许搽之，并效。

雁

雁为阳鸟，与燕往来相反，东南翔，夏北徂，以就和气，所以为礼币者，一取其信，二取其和也。雁有四德：春往秋来，信也；飞则有序，礼也；失偶不再配，节也；夜则巡警，智也。一种名野鹅，又名驾鹅，又名沙鹅，功与雁同。大曰鸿，小曰雁，六七月食之，主伤神气。

雁肪，一名鹜肪。味：甘，平，无毒。治：风挛拘急偏枯，血气不通利。久服益气不饥，轻身耐老。长毛发须眉，杀诸石药毒。治耳聋，和豆黄作丸，补劳瘦，肥白人。涂痈肿耳疳，又治结热胸痞呕吐。附方：生发。雁肪日日涂之。

肉，味：甘，平，无毒。治：风麻痹。久食动气，壮筋骨。利脏腑，解丹石毒。

骨，治：烧灰和米泔沐头，长发。

毛，治：喉下白毛，疗小儿痫有效。自落翎毛，小儿佩之，辟惊痫。

屎白，治：灸疮肿痛，和人精涂之。

鹄

名天鹅。鹄大于雁，羽毛白泽，其翔极高而善步。

肉，味：甘，平，无毒。治：腌炙食之，益人气力，利脏腑。

油，治：涂痈肿，治小儿疳耳。附方：疳耳出脓。用天鹅油调草乌末，入龙脑少许，和敷立效。无则以雁油代之。

绒毛，治：刀仗金疮，贴之立愈。

鸨

音保。鸨似雁而斑文①，无后趾，性不木止。《诗》云"肃肃鸨羽"是也。性最淫。

肉，味：甘，平，无毒。治：补益虚人，去风痹气。

肪，治：长毛发，泽肌肤，涂痈肿。

① 斑文：即"斑纹"。

鹜

音木，即名鸭。野鸭为凫，家鸭为鹜。鸭肉与卵不可与鳖同食，能杀人；又不可与胡桃、豆豉同食。

鹜肪，白鸭者良，炼过用。味：甘，大寒，无毒。治：风虚寒热，水肿。附方：瘰疬汁出。不止。用鸭脂调半夏末敷之。

肉，味：甘，冷，微毒。黄雌鸭为补最胜。白鸭肉最良。黑鸭肉有毒，滑中，发冷利、脚气，不可食。肠风下血人不可食。嫩者毒，老者良。治：补虚除客热，和脏腑，及水道，疗小儿惊痫。解丹毒，止热痢。头生疮肿，和葱、豉煮汁饮之，去卒然烦热。治水利小便，宜用青头雄鸭，取水木生发之象。治虚劳热毒宜，用乌骨白鸭，取金水寒肃之象也。附方：**白凤膏**，治久虚发热，咳嗽吐痰，咳血，火乘金位者。用黑嘴白鸭一只，取血入温酒量饮，使直入肺金，以润补之。将鸭干捋去毛，胁下开窍去肠拭净，入大枣肉二升，参苓平胃散术一升，缚定。用沙瓮一个，置鸭在内以炭火慢煨。将陈酒一瓶，作三次入之。酒干为度，取起，食鸭及枣。频作取愈。**大腹水病**。用青头雄鸭煮汁饮，厚盖取汗。用青头鸭一只，如常治切，和米并五味煮作粥食。又方，用白鸭一只治净，以豉半升，同姜、椒入鸭腹中缝定，蒸熟食之。

头，雄鸭者良。治：煮服，治水肿，通利小便。

脑，治：冻疮，取涂之良。

血，白鸭者良。味：咸，冷，无毒。治：解诸毒。热饮，解野葛毒。已死者，入咽即活。热血，解中生金、生银、丹石、砒霜诸毒，射工毒。又治：中恶及溺水死者，灌之即活。蚯蚓咬疮，涂之即愈。附方：卒中恶死，或先病痛，或卧而忽绝。并取雄鸭，向死人，口断其头，沥血入口。外以竹筒吹其下部，极则

易人，气通即活也。**解百蛊毒，** _{白鸭血热饮之。}**小儿白痢。** _似
_{鱼冻者。白鸭杀取血，滚酒泡服，即止也。}

舌，治：痔疮杀虫，取相制也。

涎，小儿瘈风，头及四肢皆往后，以鸭涎滴
之。又治蚯蚓吹小儿阴肿，取雄鸭抹之即消。 _{谷芒}
_{刺喉，饮鸭涎即消。}

胆，味：苦、辛，寒，无毒。治：涂痔核，
良。又点赤目初起，亦效。

肫衣， _{即肫胵肉也。}**治：诸骨哽，炙研，水服一**
钱即愈，取其消导也。

卵，味：甘、咸，微寒，无毒。 _{多食发冷气，令人}
_{气短背闷。小儿多食脚软。盐藏食之，即宜人。生疮毒者食之，令恶肉突}
_{出。不可合鳖肉、李子食，害人。合椹食，令人生子不顺。}**治：心腹**
胸膈热。 _{今人盐藏鸭子，其法多端。俗传小儿泻痢，炙咸卵食之，亦}
_{间有愈者。}

白鸭通， _{即鸭屎也。}**味：冷，无毒。治：杀石药**
毒，解结缚，散畜热。主热毒、毒痢。又和鸡子
白，涂热疮肿毒，即消。涂蚯蚓咬，亦效。绞汁
服，解金、银、铜、铁毒。附方：石药过剂， _{白鸭}
_{屎为末，水服二钱，效。}**乳石发动，** _{烦热。用白鸭通一合，汤一盏}
_{渍之，澄清冷饮。}**热疮肿痛。** _{用家鸭粪同鸡子清调敷，即消。}

凫

_{名野鸭。海中一种冠凫，头上有冠，乃石首鱼所化也。不可与木}
_{耳、胡桃、豆豉同食。小者名刀鸭，味重补虚。一种名油鸭，味更佳。}

肉，味：甘，凉，无毒。 _{九月以后，立春以前，节中}
_{食，大益病人。}**治：补中益气，平胃消食，除十二种**
虫。身上有诸小热疮，年久不愈者，但多食之，

即瘥。治热毒风及恶疮疖，杀腹脏一切虫，治水气浮肿。

血，治：解挑生蛊毒，热饮探吐。

䴇䴘

音鹥梯，名刁鸭，水鸟也。常在水中，人至即沉，或击之，便起。其膏涂刀、剑不锈。俗呼水胡卢，似野鸭而小，苍白文，多脂味美。

肉，味：甘，平，无毒。治：补中益气。五味炙食，甚美。

膏，治：滴耳，治聋。

鸳鸯

名匹鸟，雄曰鸳。雄雌不相离，人获其一，则一相思而死。头有白长毛，垂之至尾，交颈而卧。

肉，味：咸，平，有小毒。多食令人患大风。治：诸瘘疥癣，以酒浸，炙令热，敷贴疮上，冷即易。清酒炙食，治瘘疮。作羹臛食之，令人肥丽。夫妇不和者，私与食之，即相爱怜。炙食，治梦寐思慕者。附方：五瘘漏疮，鸳鸯一只，治如常法，炙熟细切，以五味醋食之。作羹亦妙。血痔不止。鸳鸯一只，治净切片，以五味椒、盐腌炙，空心食之。

鸂鶒

音溪敕。能寻邪逐害，乃溪中敕逐害物之鸟，故名。左雄右雌并游，故又名紫鸳鸯。

肉，味：甘，平，无毒。治：食之，去惊邪及短狐毒。

鸡鶄

音交晴，名茭鸡，水鸟也。人家养之，可厌火灾。大如凫、鹜而高脚，似鸡长喙。

肉，味：甘、咸，平，无毒。治：炙食，解诸鱼、虾毒。

鹭

名鹭鸶，水鸟也。鹭以目盼而受胎。

肉，味：咸，平，无毒。治：虚瘦，益脾补气，炙熟食之。

头，治：破伤风，肢强口紧，连尾烧研，以腊猪脂调敷疮口。

鸥

名鹥。浮水上，轻漾如沤也。在海者名海鸥，在江者名江鸥。海中一种，随潮往来，谓之信凫。

肉，味：甘，寒，无毒。主：躁渴狂邪，诸病宜。五味腌炙，食之有效。

鸀鳿

音烛玉，名鸑鸂。似凫而大。

毛及屎，治：烧灰水服，治溪鸟毒、砂虱、

水弩、射工、蜮、短狐、虾须等病。亦可将鸟近病人，即能唼人身，讫，以物承之，当有沙出，其沙即含沙射人之箭也。又可笼鸟近人，令鸟气相吸。

鸬鹚

名水老鸦。南方渔舟往往靡畜数十，令其捕鱼。此鸟胎生从口出，如兔吐儿，故产妇执之，易生。善食鱼，凡鱼骨鲠者，默念鸬鹚不已，便下。

肉，味：酸、咸，冷，微毒。治：大腹鼓胀，利水道。治腹大如鼓，体寒者以鸬鹚烧存性为末，米饮服之，立愈。

头，味：微寒。治：哽及噎，烧研酒服。

骨，治：烧灰水服，下鱼骨哽。

喙，治：噎病，发即衔之，便安。

嗉，治：鱼哽，吞之最效。

羽，治：烧灰，水服半钱，治鱼哽噎即愈。

蜀水花，鸬鹚屎也。味：冷，微毒。治：去面上黑黚黡痣。疗面瘢疵，及汤火疮痕。和脂油，敷疔疮。南人治小儿疳蛔，干研为末，炙猪肉蘸食，云有奇效。杀虫。附方：鼻面酒齄，鸬鹚屎一合研末，以腊月猪脂和之，每夜涂旦洗。鱼骨哽咽，鸬鹚屎研，水服方寸匕，并以水和涂喉外。断酒。鸬鹚屎烧研，水服方寸匕，日一服。

鱼狗

即翠鸟也。大者名翠鸟，小者名鱼狗。青色似翠，其尾可为饰，亦有斑白者，俱能水立取鱼。

肉，味：平，无毒。治：鱼哽，及鱼骨入肉不出，痛甚者，烧研饮服。或煮汁饮，亦佳。

蚊母鸟

生南方池泽茹芦中，声如呕吐，每吐出蚊一二升。

翅羽，治：作扇辟蚊。 蚊乃细虫，江东有蚊母鸟，塞北有蚊母树，岭南有蛊母草，三物异类而同功。

鸡

鸡鸣知时刻，栖知阴晴，焚羽可致风。烧雄鸡毛着酒饮之，所求必得。老鸡难熟，桑柴火煮即烂。

诸鸡肉食忌： 鸡有五色者，玄鸡白首者，六指者，四距者，鸡死足不伸者，并不可食，害人。阉鸡能啼者有毒。四月勿食抱鸡肉，令人作痈成漏，男女虚乏。小儿五岁以下食鸡生蛔虫。鸡肉不可合胡蒜、芥、李食，不可合犬肝、犬肾食，并令人泻痢。同兔食成痢，同鱼汁食成心瘕，同鲤鱼食成痈疖，同獭肉食成遁尸，同生葱食成虫痔，同糯米食生蛔虫。巽为风为鸡。鸡鸣于五更者，日至巽位，感动其气而然也。今有风病人食之，无不发作，信可验矣。

丹雄鸡，味：甘，微温，有小毒。主：女人崩中漏下赤白沃。补虚温中止血。通神，杀毒，辟不祥。能愈久伤乏疮不瘥者。补肺。 丹雄鸡得离火阳明之象，白雄鸡得庚金太白之象，故辟邪恶者宜之；乌雄鸡属木，乌雌鸡属水，故胎产宜之；黄雌鸡属土，故脾胃宜之；而乌骨者，又得水木之精气，故虚热者宜之，各从其类也。三年煼鸡，常食治虚损，养血补气。

冠血，益气。主：乳难，疗白癜风，诸疮人。自缢死，心下温者，刺血滴口中，男雌女雄。又百虫入耳，取血滴之，即出。

头，主杀鬼。附方：辟禳瘟疫。_{冬至日取赤雄鸡作}

腊，至立春日煮食至尽，勿分他人。

白雄鸡，味：酸，微温，无毒。治：下气，疗狂邪，安五脏，伤中消渴。调中除邪，利小便，去丹毒风。三年者能为鬼神所使。养白鸡、白犬可以辟邪。今道家祈禳皆用白鸡，其原本此。

乌雄鸡，味：酸、甘，微温，无毒。主：补中止痛。止肚痛，心腹恶气，除风湿麻痹，诸虚羸，安胎，治折伤并痈疽。生捣，涂竹木刺入肉。产妇烂煮牡鸡取汁，作粳米粥与食，自然无恙。附方：补益虚弱，用乌雄鸡一只治净，五味煮极烂。生食反损人。反胃吐食，用乌雄鸡一只，治如食法，入胡荽子半斤在腹内，烹食二只愈。卒得咳嗽，乌雄鸡一只，治如食法，酒渍半日，饮之。肾虚耳聋，乌雄鸡一只治净，以无灰酒三升煮熟，乘热食三五只，效。狐屎刺疮。棘人，肿痛欲死。破乌鸡揭之，良。

黑雌鸡肉，味：甘、酸，温、平，无毒。治：作羹食，治风寒湿痹，五缓六急，安胎。安心定志，除邪辟恶气，治血邪，破心中宿血，治痈疽，排脓补新血，及产后虚羸，益色助气。治反胃及腹痛，踒折骨痛，乳痈。又新产妇以一只治净，和五味炒香，投二升酒中，封一宿取饮，令人肥白。又和乌油麻二升熬香，入酒中极效。乌色属水，肥象属阴，故乌雌所治，皆血分之病，各从其类也。附方：死胎不下。乌鸡一只去毛，以水三升煮二升，去鸡。用帛蘸汁摩脐下，自出。

黄雌鸡肉，味：甘、酸、咸，平，无毒。性温。患骨热人勿食。治：伤中消渴，小便数而不禁，肠澼泻痢，补益五脏，绝伤，疗五劳，益气力。治劳劣，添髓补精，助阳气，暖小肠，止泄精，补水气。补丈夫阳气，治冷气疾着床者，渐渐食之，良。以光粉、诸石末和饭饲鸡，煮食甚补益。治产后虚羸，煮汁煎药服，佳。<small>黄者土色，雌者坤象，味甘归脾，气温益胃，故所治皆脾胃之病也。</small>附方：消渴饮水，<small>小便数。以黄雌鸡煮汁冷饮，并作羹食肉。</small>脾虚滑痢。<small>用黄雌鸡一只炙，以盐、醋涂，煮熟食之。</small>

乌骨鸡，味：甘，平，无毒。治：补虚劳羸弱，治消渴，中恶鬼击心腹痛，益产妇，治女人崩中带下，一切虚损诸病，大人、小儿下痢禁口，并煮食饮汁，亦可捣和丸药。<small>鸡属木，而骨反乌者，巽变坎也，受水木之精气，故肝肾血分之病宜用之。男用雌，女用雄。</small>附方：赤白带下，<small>白果、莲肉、糯米各五钱，胡椒一钱为末。乌骨鸡一只，如常治净，装末入腹煮熟，空心食之。</small>遗精白浊，<small>下元虚惫者，用前方食之良。</small>脾虚滑泄。<small>乌骨母鸡一只治净，用豆蔻一两，草果二枚，烧存性，掺入鸡腹内，扎定煮熟，空心食之。</small>

反毛鸡，治：反胃。以一只煮烂，去骨，入人参、当归、食盐各半两，再同煮烂，食之至尽。<small>即翻翅鸡也，毛翮皆反生向前。治反胃者，述类之义耳。</small>

泰和老鸡，味：甘、辛，热，无毒。治：内托小儿痘疮。

鸡头，丹、白雄鸡者良。治：杀鬼，东门上者良。治蛊，禳恶，辟瘟。

鸡冠血，<small>三年雄鸡者良。</small>味：咸，平，无毒。凡乌鸡者，主乳难。治：目泪不止，日点三次，良。亦点暴赤目。丹鸡者，治白癜风。并疗经络间风热，涂颊，治口㖞不正，涂面，治中恶。卒饮之，治缢死欲绝及小儿卒惊客忤。涂诸疮癣，蜈蚣、蜘蛛毒，马啮疮，百虫入耳。<small>鸡冠血用三年老雄者，取其阳气充溢也。</small>益助阳气，<small>丹雄鸡冠血，和天雄、太阳粉各</small>

四分，桂心二分，丸服之。**小儿卒惊**，用雄鸡冠血少许，滴口中，妙。**烂弦风眼**，鸡冠血点之，日三五度。**对口毒疮**，热鸡血频涂之，取散。**燥癣作痒**，雄鸡冠血，频频涂之。**蜈蚣咬疮**，鸡冠血涂之。**中蜈蚣毒**，毒胀出口。雄鸡冠血浸舌，并咽之。**诸虫入耳**。鸡冠血滴入即出。

鸡血，乌鸡、白鸡者良。味：咸，平，无毒。治：蹉折骨痛及痿痹，中恶腹痛，乳难。治剥驴马被伤，及马咬人，以热血浸之。白癜风、疬疡风，以雄鸡翅下血涂之。热血服之，主小儿下血及惊风，解丹毒蛊毒，鬼排阴毒，安神定志。附方：**解百蛊毒**，白鸡血饮之。**惊风不醒**，白乌骨雄鸡血，抹唇上即醒。**缢死未绝**，鸡血涂喉下。**蚰蜒入耳**。生油调鸡心血，滴入即出。

肪，乌雄鸡者良。味：甘，寒，无毒。治：耳聋，头秃发落。

脑，治：小儿惊痫。烧灰酒服，治难产。

心，乌雄鸡者良。治：五邪。

肝，雄鸡者良。味：甘、苦，温，无毒。鸡去肝，为不利人也。治：起阴。补肾。治心腹痛，安漏胎下血，以一具切，和酒五合服之。疗风虚目暗。治女人阴蚀疮，切片纳入，引虫出尽，良。附方：**肝虚目暗**。老人肝虚目暗。乌雄鸡肝一具切，以豉和米作羹成粥食之。

胆，乌雄鸡者良。味：苦，微寒，无毒。治：目不明，肌疮。月蚀疮，绕耳根，日三涂之。灯心蘸点胎赤眼，甚良。水化搽痔疮，亦效。附方：**耳瘑疬目**，黑雌鸡胆汁涂之，日三。**眼热流泪**，五倍子、蔓荆子煎汤洗，后用雄鸡胆点之。**尘沙眯目**。鸡胆汁点之。

肾，雄鸡者良。治：齆鼻作臭，用一对与脖前肉等分，入豉七粒，新瓦焙研，以鸡子清和作饼，安鼻前，引虫出。忌阴人、鸡、犬见。

嗉，治：小便不禁，及气噎食不消。附方：发背肿毒。鸡嗉及肫内黄皮，焙研。湿则干掺，干则油调搽之。

脆脏，裹黄皮，一名鸡内金。鸡肫也。味：甘，平，无毒。治：泻痢，小便频遗，除热止烦。止泄精并尿血，崩中带下，肠风泻血。治小儿食疟，疗大人淋漓反胃，消酒积，主喉闭乳蛾，一切口疮。附方：禁口痢疾，鸡内金焙研，乳汁服之。小儿疟疾，用鸡脆脏黄皮烧存性，乳服。男用雌，女用雄。一切口疮，鸡内金烧灰敷之，立效。鹅口白疮，鸡肫黄皮为末，人乳服半钱。谷道生疮，用鸡脆脏烧存性为末，干贴之，如神。疮口不合，鸡脆脏皮，日贴之。发背已溃，用鸡肫黄皮，同绵絮焙末搽之，即愈。小儿疣目。鸡肫黄皮搽之，自落。

肠，男用雌，女用雄。治：遗溺，小便不禁。烧存性，每服三指，酒下。止遗精、白浊、消渴。附方：小便频遗。用雄鸡肠一具作臛，和酒服。用雄鸡肠，水煮汁服，日三次。

肋骨，乌骨鸡者良。治：小儿羸瘦，食不生肌。

距，白雄鸡者良。治：产难，烧研酒服。下骨哽，以鸡足一双，烧灰水服。

翮翎，白雄鸡者良。治：下血闭。左翅毛，能起阴。治妇人小便不禁，消阴癫，疗骨哽，蚀痈疽。止小儿夜啼，安席下，勿令母知。凡古井及五月井中有毒，不可辄入，即杀人。宜先以鸡毛试之，毛直下者无毒，回旋者有毒。附方：咽喉骨哽，白雄鸡左右翮大毛各一枚，烧灰水服。解蜀椒毒。鸡毛烧烟吸之，并水调一钱服之。

尾毛，治：刺入肉中，以二七枚，和男子乳封之，当出。解蜀椒毒，烧烟吸之，并以水调灰服。又治小儿痘疮后生痈，烧灰和水敷之。附方：
小便不禁。雄鸡翎烧研，酒服方寸匕。

屎白，雄鸡屎乃有白，腊月收之，白鸡乌骨者更良。味：
微寒，无毒。治：消渴，伤寒，寒热，破石淋
及转筋，利小便，止遗尿，灭瘢痕。治中风失
音痰迷。炒服，治小儿客忤蛊毒。治白虎风，贴
风痛。治贼风、风痹、破血，和黑豆炒，酒浸服
之。亦治虫咬毒。下气，通利大小便，治心腹鼓
胀，消症瘕，疗破伤中风，小儿惊啼。以水淋汁
服，解金银毒。以醋和，涂蜈蚣、蚯蚓咬毒。

鸡子，即鸡卵也。黄雌者为上，乌雌者次之。味：
甘，平，无毒。多食令人腹有声，动风气。和葱、蒜食之，气短；
同韭子食，成风痛；共鳖肉食，损人；共獭肉食，成遁尸；同兔肉食，
成泻痢。妊妇以鸡子、鲤鱼同食，令儿生疮；同糯米食，令儿生虫。小
儿患痘疹，忌食鸡子，及闻煎食之气，令生翳膜。治：除热火灼
烂疮、痫痉，可作虎魄神物。镇心，安五脏，止
惊安胎，治妊娠天行热疾狂走，男子阴囊湿痒，
及开喉声失音。醋煮食之，治赤白久痢，及产后
虚痢。光粉同炒干，止疳痢，及妇人阴疮。和豆
淋酒服，治贼风麻痹。醋浸令坏，敷疵黯。作
酒，止产后血晕，暖水脏，缩小便，止耳鸣。和
腊炒，治耳鸣、聋，及疳痢。益气。以浊水煮一
枚，连水服之，主产后痢。和蜡煎，止小儿痢。
小儿发热，以白蜜一合，和三颗搅服，立瘥。附
方：天行呕逆，鸡子一枚，水煮三五沸，冷水浸，少项吞之。伤
寒发狂，烦躁热极。吞生鸡子一枚，效。水泻，用米醋煮鸡子，
食之即止。身面肿满。鸡子黄白相和，涂肿处。干再上。年深哮
喘，鸡子略敲损，浸尿缸中三四日，煮食能去风痰。心气作痛。
鸡子一枚，打破，醋三合调服。

卵白，味：甘，微寒，无毒。治：目热赤痛，除心下伏热，止烦满咳逆，小儿下泻，妇人产难，胞衣不出，并生吞之。醋浸一宿，疗黄疸，破大烦热。产后血闭不下，取白一枚，入醋一半搅服。和赤小豆末，涂一切热毒、丹肿、腮痛，神效。冬月以新生者酒渍之，密封七日取出，每夜涂面，去黚䵓皯疱，令人悦色。

卵黄，味：甘，温，无毒。治：醋煮，治产后虚痢，小儿发热。煎食，除烦热。炼过，治呕逆。和常山末为丸。竹叶汤服，治久疟。炒取油，和粉，敷头疮。卒干呕者，生吞数枚，良。小便不通者，亦生吞之，数次效。补阴血，解热，毒治下痢，甚验。

抱出卵壳，治：研末，磨障翳。伤寒劳复，熬令黄黑为末，热汤和一合服，取汗出即愈。烧灰油调，涂癣及小儿头身诸疮。酒服二钱，治反胃。

卵壳中白皮，治：久咳气结，得麻黄紫苑服，立效。

焊鸡汤，治：消渴，饮水无度，用焊雄鸡水，滤澄服之。不过二鸡之水愈，神效。

雉

名野鸡。孟冬，雉入大水为蜃。蜃，大蛤也。蛇交雉则生蜃。蜃，蛟类也。正月，蛇与雉交生卵，遇雷入土数丈为蛇，二三百年成蛟飞腾。若卵不入土，仍为雉。晋武库有雉，张华曰："必蛇化也。"果得蛇蜕。

肉，味：酸，微寒，无毒。秋冬益，春夏毒。有痢人不可食。久食令人瘦。九月至十一月稍有补，他月则发五痔、诸疮疥。不与胡桃同食，发头风眩晕及心痛，与菌蕈、木耳同食，发五痔，立下血。同荞麦食，生肥虫。卵同葱食，生寸白虫。自死爪甲不伸者，杀人。

治：补中，益气力，止泻痢，除蚁瘘。附方：产后下痢，用野鸡一只，作馄饨食之。消渴饮水。用野鸡一只，五味煮取，三升已来汁饮之，肉亦可食。

脑，治：涂冻疮。

嘴，治：蚁瘘。

尾，治：烧灰和麻油，敷天火丹毒。

屎：治久疟。

鹖雉

名山雉，大者为鹖。自爱其尾，雨雪不敢下食，多死。肉最美。传曰：四足之美有麃，两足之美有鹖。

肉，味：甘，平，有小毒。久食瘦人，和荞麦食，生肥虫。同豉食，害人。卵同葱食，生寸白虫。治：五脏气喘不得息者，作羹臛食。炙食，补中益气。

锦鸡

名鷩雉。性耿介多文采，爱其羽毛，照水即舞，目眩多死，对镜亦然。与鹖、鸡饿死者，皆羽害也。

肉，味：甘、酸，有小毒。食之令人聪明。益容色，形状略似雄雉，毛羽皆作圆班。尾倍长，嗉有肉绶，晴则舒于外。人谓之吐锦，又谓之吐绶鸟，养之禳火灾。

又种名鹖鸡，味：甘，平，无毒。治：炙食

之，令人勇健，肥润。

又种名麦鸡，味：甘，温。补虚益脾。

又种名苍鸡，味：甘，温，主杀虫蛊毒，其状如鹤，而毛羽苍色。两颊红，顶无丹。

又种名秧鸡，味：甘，温。治：蚁瘘效。大如锦鸡，白颊，长嘴短尾，背有白斑，多居田泽。夏至后，夜鸣达旦，秋后即止。

又种名英鸡，味：甘，温，无毒。主：益阳道，补虚损，令人肥健悦，悦泽。能食，不患冷，常有实气而不发也。

又种名竹鸡，味：甘，平，无毒。解野鸡毒，杀腹中诸虫。煮炙食之，又解山菌毒。状如小鸡，无尾。谚云："家有竹鸡啼，白蚁化为泥。"盖好食蚁也。

白鹇

即白雉。

肉，味：甘，平，无毒。治：补中，解毒。

鹧鸪

飞必南翅，其志怀南，不徂北。畏风露，稀出，即"行不得哥"也，性好洁，猎人以糯竿粘之。

肉，味：甘，温，无毒。不可与竹笋同食，令人小腹胀。自死者不可食。或言此鸟，天地之神每月取一只飨至尊。治：岭南野葛、菌子毒，生金毒，及温疟久病欲死者，合毛熬酒渍服之。或生捣汁服，最良。酒服，主蛊气欲死。能利五脏，益心力聪明。

脂膏，治：涂于皲瘃，令不龟裂。

鹑

鹑大如鸡雏，头细而无尾，毛有斑点，甚肥。雄者足高，雌者足卑。其性畏寒。蛤蟆得瓜化为鹑。南海有黄鱼，九月变为鹑。以盐炙食，甚肥美。

肉，味：甘，平，无毒。四月以前，未堪食。不可合猪肝食，令人生黑子；合菌子食，令人发痔。治：补五脏，益中续气，实筋骨，耐寒暑，消结热。和小豆、生姜煮食，止泻痢。酥煎食，令人下焦肥。小儿患疳，及下痢五色，旦旦食之，有效。

鴽

名鹌，又名鴾，人多食之。鹌与鹑形状相似，俱黑者，但无斑者，为鹌也。三月田鼠化为鴾，八月鴾化为田鼠。

肉，味：甘，平，无毒。治：诸疮阴䘌，煮食去热。

鷃

音述。如鹑，色苍嘴长，田鸡所化，天将雨则鸣。

肉，味：甘，温，无毒。治：补虚，甚暖人。

鸽

名鹁鸽。惟白鸽入药，其性最淫。

白鸽肉，味：咸，平，无毒。治：解诸药毒，及人、马久患疥，食之立愈。调精益气，治恶疮疥癣，风疮白癜，疬疡风，炒熟服。虽益人，食多恐减药力。附方：消渴饮水，不知足。用白花鸽一只，切作小片，以土苏煎，含咽。预解痘毒。每至除夜，以白鸽煮炙饲儿，仍以毛煎汤浴之，则出痘稀少。

血，治：解诸药、百蛊毒。

卵，治：解疮毒、痘毒。附方：预解痘毒。小儿食之，永不出痘，或出亦稀。用白鸽卵一对，入竹筒封，置厕中，半月取出，以卵白和辰砂三钱，丸绿豆大。每服三十丸，三豆饮下，毒从大小便出也。

屎，名左盘龙。野鸽者尤良。味：辛，温，微毒。治：人、马疥疮，炒研敷之。驴、马，和草饲之。消肿及腹中痞块。消瘰疬诸疮，疗破伤风及阴毒垂死者，杀虫。附方：阴症腹痛，面青甚者。鸽子粪一大抄，研末，极热酒一钟，和匀澄清，顿服即愈。蛔虫腹痛，白鸽屎烧研，饮和服。冷气心痛，鸽屎烧存性，酒服一钱，即止。项上瘰症。左盘龙炒研末，饭和丸梧桐子大。每服三五十丸，米饮下。头痒生疮，白鸽屎五合，醋煮三沸，杵，敷之，日三上。头疮白秃，鸽粪研末敷之，先以醋、泔洗净。亦可烧研掺之。鹅掌风。鸽屎白、雄鸡屎，烧研，煎水日洗。

突厥雀

生塞北，状如雀，而身大。高宗时，突厥犯塞，有鸣雀群飞入塞，边人惊曰，此鸟一名突厥雀，南飞则突厥必入寇，已而果然。

肉，味：甘，热，无毒。治：补虚暖中。

雀

俗呼老面斑者为麻雀，小而黄口者为黄雀。其目夜盲，其卵有斑，其性最淫。黄雀入九月群飞田间。体绝肥。南海有黄雀鱼，常以六月化为黄雀，十月入海为鱼，此所谓"雀化蛤"者，盖此类。

肉，味：甘，温，无毒。雀肉不可合李食，不可诸肝食，妊妇食雀肉饮酒，令子多淫。食雀肉、豆酱，令子面黚。凡服白术人忌之。治：冬三月食之。起阳道，令人有子。壮阳益气，暖腰膝，缩小便，治血崩带下。益精髓。缩五脏不足气，宜常食之，不可停辍。附方：补益老人，雀儿五只如常治，粟米一合，葱白三茎，先炒雀熟，入酒一合，煮少时，入水二盏，下葱、米作粥食。小肠疝气。用带毛雀儿一枚去肠，入金丝矾末五钱，缝合，以桑柴火煨成炭，为末。空心无灰酒服。年深者，二服愈。

雀卵，味：酸，温，无毒。五月取之。治：下气，男子阴痿不起，强之，令热多精有子。和天雄、菟丝子末为丸，空心酒下五丸，女子带下，便溺不利，除疝瘕。雀利阴阳，故卵亦然。

肝，治：肾虚阳弱。

头血，治：省盲。日日取血点之。

脑，味：平。治：绵裹塞耳，治聋。又涂冻疮。腊月雀脑烧灰，油调涂之亦可。

喙及脚、胫骨，治：小儿乳癖，每用一具煮汁服。或烧灰米饮调服。

雄雀屎，一名白丁香。其屎头尖挺直。尖在上是雄，两头圆者是雌。阴人使雄，阳人使雌，腊月采钵中研细，以甘草水浸一夜，去水焙干用。味：苦，温，微毒。治：疗目痛，决痈疽，女子带下，溺不利，除疝瘕。疗龋齿。和首生男子乳点目中，胬肉、赤脉贯瞳子者即消，神效。和蜜丸服，治症瘕久痼诸病。和少干姜服之，大肥悦人。痈疖不溃者，点涂即溃。急黄欲死者，汤化服之立苏。腹中痃癖、诸块、伏梁者，和干姜、桂心、艾叶为丸服之，能令消烂。和天雄、干姜丸服，能强阴。消积除胀，通咽塞口噤，女人乳肿，疮痒中风，风虫牙痛。雀食诸谷，易致消化。故所治疝瘕积胀痃癖，及目翳胬肉，痈疽疮疖，咽噤齿𧏾诸症，皆取其能消烂之义也。附方：目中翳膜，目热生赤白膜。以雄雀屎和人乳点上，自烂。风虫牙痛，雄雀屎，绵裹塞孔中，日日易之，效。咽喉噤塞，雄雀屎末，温水灌半钱。小儿口噤。中风。用雀屎，水丸麻子大。饮下二丸，即愈。小儿不乳，用雀屎四枚，末之，与吮。小儿痘压，白丁香末，入麝香少许，米饮服一钱。妇人吹乳，白丁香半两为末，以温酒服一钱。破决痈疖，诸痈已成脓，惧针者。取雀屎涂疮头，即易决。瘰疮作痛，用雀屎、燕巢土研，敷之。浸淫疮癣。洗净，以雀屎、酱瓣和研，日涂之。

蒿雀

似雀，青黑色，在蒿间，塞外弥多。食之，美于诸雀。

肉，味：甘，温，无毒。治：食之益阳道，补精髓。

脑，治：涂冻疮，手足不皲。

巧妇鸟

名鹪鹩。此鸟畜驯，可教以作戏。

肉，味：甘，温，无毒。治：炙食甚美，令人聪明。

窠，治：烧烟熏手，令妇人巧蚕。治膈气噎疾，以一枚烧灰酒服，或一服三钱，神验。

燕

名玄鸟。作窠，长能容二匹绢者，令人家富也。窠户北向，而尾屈色白者，是数百岁燕，《仙经》谓之肉芝，食之延年。鹰鹞食之则死，能制海东青鹘，故有鸷鸟之称。能兴波致雨，故有游波之号。

肉，味：酸，平，有毒。燕肉不可食，损人神气。入水为蛟龙所吞，亦不宜杀之。治：出痔虫、疮虫。

胡燕卵黄，治：卒水浮肿，每吞十枚。

秦燕毛，治：解诸药毒，取二七枚烧灰，水服。

屎，味：辛，平，有毒。治：蛊毒鬼疰，逐不祥邪气，破五癃，利小便，熬香用之。疗痔，杀虫，去目翳。治：口疮、疟疾。作汤，浴小儿惊痫。附方：解蛊毒，取燕屎三合炒，独蒜去皮，十枚和捣，丸梧子大。每服三丸，蛊当随利而出。下石淋，用燕屎末，以冷水服五钱。旦服，至食时，当尿石水下。通小便，用燕屎、豆豉各一合，糊丸梧子大。每日汤下三丸，日三服。止牙痛。用燕子屎，丸梧桐子大。于疼处咬之，丸化即疼止。

石燕

在乳穴石洞中者，似蝙蝠，口方，食石乳汁。

肉，味：甘，暖，无毒。治：壮阳，暖腰膝，添精补髓，益气，润皮肤，缩小便，御风寒、岚瘴、温疫气。饮一二盏，甚能补益，令人健力能食。

伏翼

名蝙蝠，以其昼伏有翼也。凡使要重一斤者，先拭去肉上毛，及去爪、肠，留肉翅并嘴、脚。以好酒浸一宿，取出，以黄精自然汁五两，涂炙至净，炙干用。

味：咸，平，无毒。苋实、云实为之使。治：目瞑痒痛，明目，夜视有精光。疗五淋，利水道。主女子生子余疾，带下病，无子。治久咳上气，久疟瘰疬，金疮内漏，小儿魃病惊风。五月五日，取倒悬者晒干，和桂心、薰陆香烧烟，辟蚊子。夜明砂、鳖甲为末，烧烟，亦辟蚊。附方：**久咳上气**，用蝙蝠除翅、足，烧焦研末，米饮服之，**久疟不止**，用蝙蝠七个，去头、翅、足，捣千下。丸梧子大。每服一丸，清汤下。鸡鸣时一丸，禺中①一丸。**金疮出血**，用蝙蝠二枚，烧末，水服方寸匕。当下水而血消也。**干血气痛**，蝙蝠一个，烧存性，每酒服一钱，即愈。**妇人断产**。蝙蝠一个烧研，以五朝酒醉②调下。

脑，治：涂面，去女子面疱。服之，令人不忘。

血及胆，治：滴目，令人不睡，夜中见物。

夜明砂，即伏翼屎也。以水淘去灰土恶气，细砂晒干焙用。其砂乃蚊蚋眼也。味：辛，寒，无毒。恶白敛、白微。治：面痈肿，皮肤风洗时痛，腹中血气，破寒热积聚，除惊悸、面上黑鼾。烧灰酒服方寸匕，下死胎。炒服治瘰疬，治马扑损痛，以三枚投热酒一升，取清服立止，数服便瘥。捣熬为末，拌饭与三岁小儿食之，治无辜病，甚验。治疳有效。治目盲障翳，明目除疟。夜明砂及蝙蝠，皆厥阴肝经血分药也，能活血消积，故所治目翳盲障，疟魃疳惊，淋带，瘰疬痈肿，皆厥阴之病也。

附方：**内外障翳**，夜明砂末，扎入猪肝内，煮食饮甘，效。**青盲不见**，夜明砂、糯米炒黄一两，柏叶炙一两，为末，牛胆汁和丸梧子大。每夜卧时，竹叶汤下二十丸，至五更，米饮下二十丸，瘥乃止。**五疟不止**，用夜明砂末，每冷茶服一钱，立效。**胎前疟疾**，夜

食物本草会纂

二八九

明砂末三钱，空心温酒服。**咳嗽不止，** 蝙蝠去翅足，烧炙为末，一钱，食后白汤下。**小儿魃病，** 以红纱袋盛夜明砂，佩之。**聤耳出汁，** 夜明砂二钱、麝香一字为末，拭净掺之。**腋下胡臭。** 夜明砂末，豉汁调。

鼺鼠

名鼺鼠，与蝙蝠相同，肉翅连尾，飞不能上。夜行昼伏，人取其皮毛与产妇持之，令易产。

味：微温，有毒。治：坠胎，令易产。

寒号虫

屎名五灵脂。夏月毛多采，自鸣若曰"凤凰不如我"。冬则毛落如雏，忍冻而号曰"得过且过"。

肉，味：甘，温，无毒。治：食之，补益人。

五灵脂，凡用研为细末，以酒飞去砂石，晒干收用。味：甘，温，无毒。恶人参，损人。治：心腹冷气，小儿五疳，辟疫，治肠风，通利气脉，女子血闭。疗伤冷积。凡血崩过多者，半炒半生，酒服，能行血止血。治血气刺痛神效。止妇人经水过多，赤生不绝，胎前产后血气诸痛，男女一切心腹、胁肋、少腹诸痛，疝痛，血痢肠风腹痛，身体血痹刺痛，肝疟发寒热，反胃消渴，及痰涎挟血成窠，血贯瞳子，血凝齿痛，重舌，小儿惊风，五痫癫疾，杀虫，解药毒，及蛇、蝎、蜈蚣伤。五灵脂引经有功，不能生血，此物入肝最速也。常有人病目中翳，往来不定，此乃血所病也。又有人被毒蛇所伤，良久昏聩，一老僧以酒调药二钱灌之，遂苏。仍以滓敷咬处，少顷复灌二钱，其苦皆去。问之，乃五灵脂一两，雄黄半两，同为末耳。其后有中蛇毒者，用之咸效。五灵脂，足厥阴肝经药也，气味俱厚，阴中之阴，故入血分。肝主血，诸痛皆属于木，诸虫皆生于风。故此药能治血病，散血和血而止诸痛。

斑鸠

春分化为黄褐侯，秋分化为斑鸠。天将雨即逐其雌，霁则呼而反之。雄呼晴，雌呼雨。

肉，味：甘，平，无毒。治：明目。多食，益气，助阴阳。久病虚损人食之，补气。食之，令人不噎。

血，治：热饮，解蛊毒，良。

屎，治：聤耳出脓疼痛，及耳中生耵聍，同夜明沙末，等分，吹之。

青鹪

名黄褐侯。状如鸠而绿褐色，好食桑葚。

肉，味：甘，平，无毒。治：蚁瘘恶疮。五味淹炙食之，极美。安五脏，助气补虚损，排脓活血，并一切疮疖痈瘘。

鸤鸠

名布谷。仲春鹰化为鸠，仲秋鸠复化为鹰。鸠生三子，一为鹗。

肉，味：甘，温，无毒。治：安神定志，令人少睡。

脚胫骨，治：令人夫妻相爱。五月五日收带之，各一，男左女右。云置水中，自能相随也。

桑扈

名窃脂。《诗》云"交交桑扈，有莺其羽"是矣，俗名蜡嘴。其雏可教以歈舞。

肉，味：甘，温，无毒。治：肌肉虚羸，益皮肤。

伯劳

名鵙。夏鸣冬止，乃月令候时之鸟。《豳风·七月》"鸣鵙"。周时尹吉甫信后妻言，杀其子伯奇所化。

毛，味：平，有毒。治：小儿继病。取毛带之。继病者，母有娠乳儿，儿病如瘕痢。他日相继腹大，或瘥或发。他日有娠相近，亦能相继也。北人未识此病。

鸲鹆

音劬欲，名八哥，天寒欲雪则群飞如告。五月五日取雏剪去舌端，即能效人言。

肉，味：甘，平，无毒。治：五痔止血。炙食，或为散饮服。炙食一枚，治吃噫下气，通灵。治老嗽，腊月腊日取得，五味腌炙食，或作羹食，或捣散蜜丸服之。非腊日者不可用。

目睛，治：和乳汁研，滴目中，令人目明，能见霄外之物。

百舌

名反舌，状如鸲鹆而小，身略长，灰黑色，微有斑点，喙亦尖黑，行则头俯，好食蚯蚓。立春则鸣转不已，夏至后则无声。《月令》："仲夏反舌无声。"

肉，治：炙食，小儿久不语及杀虫。

窠及粪，治：诸虫咬，研末涂之。

练鹊

似鸲鹆而小，黑褐色，其尾鹊长白毛如练带者，俗呼为拖白练。

味：甘，温、平，无毒。治：益气风疾。细剉炒香，袋盛浸酒中，每日取酒，温饮服之。

莺

名黄鹂，淮人谓之黄伯劳，唐玄宗呼为金衣公子。处处有之，大于鸲鹆，雌雄双飞，体毛黄色。《月令》云："仲春仓庚鸣。"冬月则藏蛰，入田塘中，以泥自裹如卵，至春始出。

肉，味：甘，温，无毒。治：补益阳气，助脾，食之不妒。感春阳先鸣，所以补人。

啄木鸟

断木取蠹食，故名。以嘴画字，则虫出。巫家取以收惊疗毒。头有赤毛者，名火鸦，能食火炭。

肉，味：甘、酸，平，无毒。治：痔瘘及牙齿疳䘌虫牙。烧存性，研末，约孔中，不过三次。追痨虫，治疯痫。野人以五月五日嗜啄木，主齿痛。追痨治痫治瘘，皆取制虫之义也。附方：**瘘疮脓水**。用啄木一只或火老鸦亦可，盐泥固济，煅存性，研末，酒下二钱七。

舌，治：龋齿作痛，以绵裹尖咬之。附方：**啄木散**。治虫牙。啄木舌一枚、巴豆一枚研匀，每以猪鬃一茎，点少许于牙根上，立瘥。

血，治：庚日向西热饮，令人面色如朱，光彩射人。

慈乌

名慈鸦。乌有四种，小而纯黑、小嘴反哺者，慈乌也。

肉，味：酸、咸，平，无毒。治：补劳治瘦，助气，止咳嗽。骨蒸羸弱者，和五味淹[1]炙食之，良。

乌鸦

名雅乌，大嘴而性贪。

肉，味：酸、涩，平，无毒。肉涩臭，不可食，止可治病。肉及卵食之，令人昏忘事，其毛亦然，盖未必昏，为其胆臭耳。治：瘦病咳嗽，骨蒸劳疾。腊月以瓦瓶泥固烧存性，为末，每饮服一钱。又治小儿痫疾及鬼魅。治暗风痫疾，及五劳七伤，吐血咳嗽，杀虫。附方：**五劳七伤**，吐血咳嗽。乌鸦一枚，栝楼瓤一枚，白矾少许，入鸦肚中，缝扎煮熟，作四服，妙。**疝气偏坠**，用浑乌鸦一个，瓶固煅研，胡桃七枚，苍耳心子七枚，加新生儿衣一副，为末，每服一钱，

---

① 淹：同"腌"。

空心热酒下。**虚劳瘵疾**。乌鸦一只，绞死去毛、肠，入人参片、花椒各五钱，缝合，水煮熟食，以汤下。鸦骨、参、椒焙研，枣肉丸服。

乌目，无毒。治：吞之，令人见诸魅。或研汁注目中，夜能见鬼。

头，治：土蜂瘘，烧灰敷之。

心，治：卒得咳嗽，炙熟食之。

胆，治：点风眼红烂。

翅羽，治：从高坠下，瘀血抢心，面青气短者，取右翅七枚，烧研酒服，当吐血便愈。治针刺入肉，以三五枚，炙焦研末，醋调敷之，数次即出，甚效。又治小儿痘疮不出复入。附方。十一月取老鸦左翅，辰日烧灰，用豭猪①血和丸芡子大。每服一丸，以豭猪尾血同温水化服，当出也。

鹊

名喜鹊。至秋则毛毡头秃。能报喜，故名喜。巢开户，背太岁，向太乙。知来岁风，以音感而孕，以视而抱。

雄鹊肉，味：甘，寒，无毒。治：石淋，消结热。可烧作灰，以石投中解散者，是雄也。烧灰淋汁饮之，令淋石自下。治消渴疾、去风及大小肠涩，并四肢烦热，胸膈痰结。妇人不可食。冬至埋鹊于圊前，辟时疾温气。凡鸟之雌雄难别者，其翼左覆右者是雄，右覆左者是雌。又烧毛作屑纳水中，沉者是雌，浮者是雄。

巢，治：多年者，烧之水服，疗颠狂鬼魅及蛊毒。仍呼崇物名号。亦敷瘘疮，良。正旦烧灰

---

① 豭猪：公猪。

撒门内，辟盗。其重巢柴烧研，饮服方寸匕，一日三服，治积年漏下不断困笃者，一月取效。附方：小便不禁。重鹊巢中草一个，烧灰，每服二钱，以蔷薇根皮二钱，煎汤服之，日二。

山鹊

名鸴。状如鹊而乌色，朝鸴叫晴，暮鸴叫雨，以此为知来事。能效鹰鹞之声而恶，其类相值则搏。

味：甘，温，无毒。治：食之，解诸果毒。

鹘嘲

名鸴鸠。此鸟春来秋去，好食桑椹，易醉而性淫。

肉，味：咸，平，无毒。治：助气益脾胃，主头风目眩。煮炙食之，顿尽一枚，至验。

杜鹃

名杜宇，又名子规。赤口，有小冠。春暮即鸣，夜啼达旦，鸣必向北，至夏尤甚，昼夜不止，其声哀切。田家候之，以兴农事。相传，蜀人见鹃而思杜宇，故名。

肉，味：甘，平，无毒。治：疮瘘有虫，薄切炙热贴之，虫尽乃已。

鹦鹉

此鸟足四趾齐分两，脸俱动如人，足与众鸟异。有白者、绀绿者、苍黑者养之，久能作人言。

肉，味：甘、咸，温，无毒。治：食之，已虚嗽。

孔雀

出广①、益②诸州。孔雀不匹，以音影相接而孕，或闻雷而孕，有毒。或见蛇即交而孕，故血独伤人。

肉，味：咸，凉，微毒。治：解药毒、蛊毒。夷人多食之。或以为脯腊，味如鸡、鹜，能解百毒。人食其肉者，自后服药必不效，为其解毒也。李卫公言，鹅惊鬼，孔雀辟恶，鸡鸹厌火。

血，治：生饮，解蛊毒，良。孔雀与蛇交，故血、胆皆伤人。

屎，味：微寒。治：女子带下，小便不利。治崩中带下，可敷恶疮。

尾，味：有毒。不可入目，令人昏翳。

驼鸟

生西戎。高七尺，足如橐驼，鼓翅而行，日三百里，食铜铁也。能食火炭，爪能伤人腹至死。

屎，味：无毒。治：人误吞铁、石入腹，食之立消。

---

① 广：即"两广"，指广东省和广西壮族自治区。
② 益：指四川省。

鹰

能以膺击，故名。一名鹪鸠，性爽猛。故少昊鸟名官，有鹪鸠氏。

肉，味：缺。治：食之，治野狐邪魅。

头，治：五痔，烧灰饮服。治痔瘘，烧灰，入麝香少许，酥酒服之。治头风眩晕，一枚烧灰酒服。附方：头目虚晕。车风一个，即鹰头也。去毛焙，川芎一两，为末，酒服三钱。

嘴及爪，治：五痔狐魅，烧灰水服。

睛，治：和乳汁研之，日三注眼中，三日见碧霄中物。忌烟熏。

骨，治：伤损接骨。烧灰，每服二钱，酒服。随病上下，食前、食后。

毛，治：断酒。水煮汁饮，即止酒也。

屎白，味：微寒，有小毒。治：伤挞灭疤。烧灰酒服，治中恶。烧灰，酒服方寸匕，主邪恶，勿令本人知。消虚积，杀劳虫，去面疱黔黯。单用不能灭瘢，须合僵蚕、衣鱼之属为膏，乃效。附方：面疱，鹰屎白二分，胡粉一分，蜜和敷之。灭痕，用鹰屎白和人精敷，日三。又用膺屎二两、僵蚕一两半为末，蜜和敷。又用鹰屎白、白附子各一两为末，醋和敷，日三五次，灭痕止。食哽。鹰粪烧灰，水服方寸匕。

雕

音凋。名鹫。鹰以鹰之，鹘以滑之，隼以尹之，雕以周之，鹫以就之，鹙以搏之，皆言其击搏之异也。雕似鹰而大，尾长翅短，土黄色，鸷悍多力。鹰、雕虽鸷而畏燕子，物无大小也。其翮可为箭羽。

骨，味：缺。治：折伤断骨。烧灰，每服二

钱，酒下。在上食后，在下食前，骨即接如初。

鹰、鹗、雕骨，皆能接骨。盖鸷鸟之力在骨，故以骨治骨，从其类也。

屎，治：诸鸟兽骨哽。烧灰，酒服方寸匕。

鹗

雕类也。能翱翔水上，捕鱼食，《诗》云"关关雎鸠，在河之洲"即此。其肉腥恶不可食。

骨，治：接骨。

嘴，治：蛇咬，烧存性研末，一半酒服，一半涂之。

鸥

名鸢，隼，鹯。鸥似鹰而稍小，其尾如舵，极善高翔，专捉鸡、雀。鹯生三子，一为鸥。鹯小于鸥，而最猛捷。

味：咸，平，无毒。治：头风目眩颠倒，痫疾。附方：癫痫瘈疭，鸥头三枚、铅丹一斤为末，蜜丸梧子大，每酒服三丸，日三次。旋风眩目。用鸥头一枚炒黄，真蘭茹、白术各一两，川椒半两，炒去汗，为末，蜜和丸梧子大，每酒下二十丸。

肉，味：缺。治：食之，治癫痫。食之，消鸡肉、鹌鹑成积。

骨，治：鼻衄不止。取老鸥翅关大骨，微炙研末，吹之。

鸱鸺

名角鸱，状似鸱而有毛角，怪鸟也。夜飞昼伏，入城城空，入室室空。常在一处则无害。若闻其声如笑者，宜速去之。

肉，味：缺。治：疟疾。用一只去毛肠，油炸食之。附方：风虚眩晕。大头鹰闭杀[1]去毛，煮食。以骨烧存性，酒服。

肝，治：入法术家用。

鸮

名鸮鸮。鸮与鸮，二物也。鸮即枭也，此鸟盛午不见物，夜则飞行，常入人家捕鼠。

肉，味：甘，温，无毒。治：鼠瘘，炙食。风痫，噎食病。附方：噎食。取鹏鸟未生毛者一对，用黄泥固济，煅存性为末。每用一匙，以温酒服。

头，治：痘疮黑陷。用腊月者一二枚烧灰，酒服之，当起。

目，治：吞之，令人夜见鬼物。

附录：鸩

状如孔雀，五色杂斑，高大，黑颈赤喙，出广之深山中。人误食其肉立死。用鸩毛为毒酒，故名鸩酒。

毛，味：有大毒。入五脏，烂杀人。

喙，治：带之，杀蝮蛇毒。蛇中人[2]，刮末涂之，登时愈也。

---

① 闭杀：一般是闷死。
② 蛇中人：即蛇咬人。

---卷十 兽部（上）---

沈云将曰：禽部既详，爰及兽部。兽者，四足而毛之总称，豢养者谓之畜，《素问》曰"五畜为益"是矣。周制庖人供六畜，马、牛、鸡、羊、犬、豕。六兽，麋、鹿、狼、麇、兔、野豕也。辨其死生鲜薧之物。兽人辨其名物。凡祭祀宾客，供其死兽、生兽。皮毛、筋骨，入于玉府。冥氏攻猛兽，穴氏攻蛰兽。呜呼！圣人之于养生事死，辨物用物之道，可谓慎且备矣！后世如黄羊、黄鼠，今为御供；𪖤尾、貂皮，盛为时用。山獭之异，狗宝之功，皆服食所须，而典籍失载。羵羊之问，宣父①独知；鼲鼠之对，终军②能究。地生之羊，彭侯③之肉，非博雅君子，孰能别之？况物之性理万殊，人之用舍宜慎，盖不但多识其名而已也。于是集诸兽之可供膳食、药物、服器者为兽类，凡七十一种，为兽部。

豕

豕字象毛足而后有尾。豕食不洁，故曰豕，又曰猪、曰豚、曰豝、曰豶、曰豨，《礼记》谓之刚鬣，崔豹《古今注》谓之参军。以旧篱、篾煮

---

① 宣父：旧时对孔子的尊称。
② 终军（约前140—前112年）：字子云，济南人，西汉著名的政治、外交人物。
③ 彭侯：人面狗身的妖怪，生活在一棵古树里。《搜神记》中有记载。

之则易熟。

豭猪肉[①]，味：酸，冷，无毒。凡猪肉：苦，微寒，有小毒。江猪肉：酸，平，有小毒。豚肉：辛，平，有小毒。豭猪肉治病，凡猪肉能闭血脉，弱筋骨，虚人肌，不可久食，病人金疮者尤甚。反乌梅、桔梗、黄连、胡黄连，犯之令人泻利，及苍耳令人动风。合生姜食，生面皯发风；合荞麦食，落毛发，患风病；合葵菜食，少气；合百花菜、吴茱萸食，发痔疾；合胡荽食，烂人脐；合牛肉食，生虫；合羊肝、鸡子、鲫鱼、豆黄食，滞气；合龟、鳖肉食，伤人。凡煮猪肉，得皂荚子、桑白皮、高良姜、黄蜡，不发风气。得旧篱蓑，易熟也。治：疗狂病久不愈。压丹石，解热毒，宜肥热人食之。补肾气虚竭。疗水银风，并中土坑恶气。猪为用最多，惟肉不宜多食，令人暴肥，盖虚风所致也。肉性入胃，便作湿热，热生痰，痰生则气不降，而诸症作矣。附方：禁口痢疾，腊肉脯煨熟食之，妙。小儿刮肠，精猪肉一两，薄切炙香，以腻粉末半钱，铺上令食，或置鼻头闻香，自然要食也。上气咳嗽，用猪肉切作锤子，猪脂煎熟食之。浮肿胀满，不食。用猪脊肉一斤，切以生蒜、薤食之。身肿攻心，用生猪肉以浆水洗，压干切脍，蒜、薤啖之，一日二次。解钟乳毒，下痢不止，食猪肉则愈。打伤青肿，炙猪肉揭之。小儿重舌，取三家屠肉，切指大，摩舌上，儿立啼。小儿火丹，猪肉切片贴之。漆疮作痒，宜啖猪肉，嚼穄。男女阴蚀，肥猪肉煮汁洗，不过七八次瘥。竹刺入肉。多年熏肉切片，包裹之，即出。

豭猪头肉，味：有毒。猪肉毒惟在首，故有病者食之，生风发疾。治：寒热五癃鬼毒。同五味煮食，补虚乏气力，去腊痫五痔，下丹石，亦发风气。腊猪头

---

① 豭猪肉：未去势的公猪肉。

烧灰，治鱼脐疮。

项肉，俗名糟头肉，肥脆，能动风。治：酒积，面黄腹胀。以一两切如泥，合甘遂末一钱，作丸纸裹，煨香食之，酒下，即愈。

脂膏，凡凝者为肪为脂，释者为膏为油。腊月拣净收用。味：甘，微寒，无毒。反乌梅、梅子。治：煎膏药，解斑蝥，芫青毒。解地胆、亭长、野葛、硫黄毒，诸肝毒，利肠胃，通小便，除五疸水肿，生毛发。破冷结，散宿血。利血脉，散风热，润肺。入膏药，主诸疮。杀虫，治皮肤风，涂恶疮。治痈疽，悦皮肤，作手膏，不皲裂。胎产衣不下，以酒多服，佳。鬓膏，生发悦面。附方：赤白带下，炼猪脂三合，酒五合，煎沸顿服。小便不通，猪脂一斤，水二升，煎三沸，饮之立通。关格闭塞，猪脂、姜汁各二升，微火煎至二升，下酒五合，和煎分服。卒中五尸，用猪脂，一鸡子，苦酒一升，煮沸灌之。中诸肝毒，猪膏顿服一升。上气咳嗽，猪肪四两，煮百沸用，切片，和酱、醋食之。小儿噤风，小儿百日内风噤，口中有物如蜗牛，或如黄头白虫者，薄猪肪擦之即消。小儿蛔病，羸瘦，猪膏服之。产后虚汗，猪膏、姜汁、白蜜各一升，酒五合，煎五上五下，每服方寸匕。胞衣不下，猪脂一两，水一盏，煎五七沸，服之当下。吹奶寒热，用猪肪冷水浸揾，热即易之，立效。发落不生，以醋泔洗净，布揩令热，以腊猪脂入生铁，煮三沸，涂之遍生。冬月唇裂，炼过猪脂，日日涂之。热毒攻手，肿痛欲脱，猪膏和羊屎涂之。手足皲破，猪脂着热酒中洗之。代指疼痛，猪膏和白墙土敷之。疥疮有虫，猪膏煎芫花，涂之。鼠瘘瘰疬，用猪膏淹生地黄，煎六七沸，涂之。漏疮不合，以纸粘腊猪脂纳疮中，日五夜三。漆疮作痒，猪膏频涂之。咽喉骨哽，吞猪膏一团，不瘥更吞①之。**身面疣目**，以猪脂揩之。令血出少许，神验不可加。**误吞针钉**，猪脂多食令饱，自然裹出。**蜈蚣入耳**，炙猪肪，掩耳自出。**虫蚁入耳**，方法同上。**发背发乳**。猪脂切片，冷水浸贴。日易四五十片，甚妙。

脑，味：甘，寒，有毒。猪脑损男子阳道，临房不能行事，酒后尤不可食。**治：风眩脑鸣，冻疮。主痈肿，涂纸上贴之，干则易。治手足皲裂出血，以酒化洗，并涂之。附方：喉痹已破**。疮口痛者。猪脑髓蒸熟，入姜、醋吃之，即愈。

髓，味：甘，寒，无毒。治：扑损恶疮。涂小儿解颅、头疮，及脐肿、眉疮、瘑疥。服之，补骨髓，益虚劳。治虚损补阴丸：多用猪脊髓和丸。取其通肾命，以骨入骨，以髓补髓也。**附方：小儿颅解**，猪牙车骨煎取水，敷三日。**小儿脐肿**，猪颊车髓十二铢，杏仁半两，研敷。**小儿瘑疮**，猪牙车骨年久者捶碎，炙令髓出，熟取涂之。**小儿头疮**，猪骨中髓，和腻粉成剂，入火中煨香，取出研为细末，先以温盐水洗净，敷之。亦可治肥疮出汗。**小儿疳疮**。其方同上。

血，味：咸，平，无毒。服地黄、胡首乌、诸补药者忌之，云能损阳也。同黄豆食，滞气。**治：生血，疗贲豚暴气，及海外瘴气。中风绝伤，头风眩晕，及淋沥。卒下血不止，清酒和炒食之。清油炒食，治嘈杂有虫。压丹石，解诸毒。附方：中射罔毒**，猪血饮之即解。**蜈蚣入腹**。猪血灌之，或饱食，少顷食桐油，当吐出。

心血，治：调朱砂末服。治惊痫癫疾。治卒恶死，及痘疮倒靥。附方：妇人催生。开骨膏：用猪心血和乳香末，丸梧子大，朱砂为衣。面东酒吞一丸，未下再服。

---

① 吞：原本为"吐"，据明崇祯年刊本《食物本草》改。

尾血，治：痘疮倒靥，用一匙调龙脑少许，新汲水服。又治卒中恶死。附方：卒中恶死，断猪尾取血饮，并缚豚枕之，即活。蛇入七孔。割猪尾，血滴入即出也。

心，味：甘、咸，平，有毒。多食耗心气，不可合吴茱萸食。治：惊邪忧恚。虚悸气逆，妇人产后中风，血气惊恐。补血不足，虚劣。五脏：主小儿惊痫，出汗。猪，水畜也，故心叮以镇恍惚。附方：急心疼痛。猪心一枚，每岁入胡椒一粒，同盐、酒煮食。

肝，入药用子肝。味：苦，温，无毒。饵药人，不可食之。合鱼鲙食，生痈疽；合鲤鱼肠、子食，伤人神。合鹌鹑食，生面䵟。猪临杀，惊气入心，绝气归肝，俱不可多食，必伤人。治：小儿惊痫。切作生，以姜、醋食，主脚气，当微泄。若先利，即勿服。治冷劳脏虚，冷泄久滑，赤白带下，以一叶薄批。揾着诃子末炙之，再揾再炙，尽末半两，空腹细嚼，陈米饮送下。补肝明目，疗肝虚浮肿。肝主藏血，故诸血病用为向导入肝。附方：休息痢疾，獖猪肝一具切片，杏仁炒一两，于净锅内，一重肝，一重杏仁，入童子小便二升，文火煎干取食，日一次。浮肿胀满，猪肝一具洗切，着葱、豉、姜、椒炙食之，或单煮羹亦可。疳积目盲，芦肝二三两，用竹刀切开，将威灵仙二钱焙为末，塞入肝内，将箸扎好，入饭锅底饭熟，取出去药食肝，三服全愈。身面卒肿，生猪肝一具细切，醋洗，入蒜、醋食之，勿用盐。肿自足起，方法同上。风毒脚气，猪肝作生脍，食之取利。中蛊腹痛，以猪肝一具，蜜一升，共煎，分二十服，或为丸服。食即汗出，乃脾胃虚也。猪肝一斤薄切，瓦曝干为末，煮白粥，绢绞汁，众手丸梧子大。空心饮下五十丸，日五。肝热目赤，瘆痛。用猪肝一具薄切，水洗净，以五味食之。打击青肿。炙猪肝贴之。

脾，味：涩，平，无毒。凡六畜脾，人一生莫食之。治：脾胃虚热，同陈橘红、人参、生姜、葱白、陈米煮羹食之。

肺，味：甘，微寒，无毒。得大麻仁良。不与白花菜合食，令人气滞发霍乱。八月和饴食，至冬发疽。治：补肺。疗肺虚咳嗽，以一具，竹刀切片，麻油炒熟，同粥食。又治肺虚嗽血，煮蘸薏苡仁末食之。

肾，俗名腰子。味：咸，冷，无毒。虽补肾，而久食令人少子，久食令人伤肾。冬月不可食，损人真气兼发虚壅。治：理肾气，通膀胱。补膀胱、水脏，暖膝，治耳聋。补虚壮气，消积滞，除冷痢。止消渴，治产劳虚汗，下痢崩中。附方：肾虚阴痿，羸瘦，精衰少力。用猪肾一对，切片，枸杞叶半斤，以豉汁一盏，同椒、盐煮羹食。肾虚腰痛，用猪腰子一枚切片，以椒、盐淹去腥水，入杜仲末三钱在内，荷叶包煨食之，酒下。闪肭腰痛，用猍猪肾一枚批片，盐、椒淹过，入甘遂末三钱，荷叶包煨熟食，酒送下。肘伤冷痛，猪肾一对，桂心二两，水八升，煮三升，分三服。卒得咳嗽，猪肾二枚，干姜三两，水七升，煮二升，稍服取汗。久嗽不差，猪肾二枚，入椒四七粒，水煮啖之。久泄不止，猪肾一个批开，掺骨碎补末，煨熟食之，神效。赤白带下，常炙猪肾食之。崩中漏下，方同上。痈疽发背。初起者。用猍猪腰子一双，同飞面捣如泥，涂之即愈。

脽，作胰，一名肾脂。生两肾中间，似脂非脂，似肉非肉，三焦发源处也。味：甘，平，微毒。男子多食损阳。治：肺病咳嗽，和枣肉浸酒服，亦治痃癖羸瘦。疗肺气干胀喘急，润五脏，去皱疱䵠黯，杀斑蝥、地胆毒，治冷痢成虚。一切肺病咳嗽，脓血不止。以薄竹筒盛，于糠火中煨熟，食前啖之，良。通乳汁。附方：膜内气块，猪脽一具炙，蘸玄胡索末食之。肺气咳嗽，猪脽一具，苦酒煮食，不过二服。赤白癜风，猪脽一具，酒浸一时，饭上蒸熟食，不过十具。手足皱裂，以酒浸猪脽洗，并敷之。唇燥紧裂。猪脽浸酒搽之。

肚，味：甘，微温，无毒。治：补中益气，止渴，断暴痢虚弱。补虚损，杀劳虫。酿黄糯米，蒸捣为丸，治劳气，并小儿疳蛔黄瘦病。主骨蒸热劳，血脉不行，补羸助气，四季宜食，消积聚癥瘕，治恶疮。猪水畜，而胃属土，故方药用之补虚，以胃治胃也。附方：赤白癜风，白煮猪肚一枚，食之顿尽。忌房事。疥疮痒痛，猪肚一枚，同皂荚煮熟，去荚食之。头疮白秃。用新破獝肚勿洗，热搨之，须臾虫出，不尽再作。

肠，味：甘，微寒，无毒。治：虚渴，小便数，补下焦虚竭。止小便，去大小肠风热，宜食之。润肠治燥，调血痢脏毒。洞肠，治人洞肠挺，出血多。洞肠，广肠也。附方：肠风脏毒，用猪大肠一条，入芜荽在内煮食。用猪脏入黄连末在内，煮烂，捣丸梧子大，每米饮、服三十丸。又方，猪脏入槐花末令满，缚定，以醋煮烂，捣为丸，如梧桐子大。每服二十丸，温酒下。肠热血痢。方法同上。

脬，亦作胞。味：甘，咸，微寒，无毒。治：梦中遗溺，疝气坠痛，阴囊湿痒，玉茎生疮。有一妓，病转脬，小便不通，腹胀如鼓，数月垂死。一医用猪脬吹胀，以翎管安上，插入廷孔，捻脬气吹入，即大尿而愈。附方：梦中遗溺，用猪脬洗炙食之。肾风囊痒，用猪尿胞火炙，以盐酒吃之。白秃癞疮。洗括令净，以猪胞乘热裹之，当引虫出。

胆，味：苦，寒，无毒。治：伤寒热渴，骨热劳极，消渴，小儿五疳，杀虫。敷小儿头疮。治大便不通，以苇筒纳入下部三寸灌之，立下。通小便，敷恶疮，杀疳蟨，治目赤目翳，明目，清心脏，凉肝脾。入汤沐发，去腻光泽。以猪胆汁和醋少许，灌谷道中，通大便神效。附方：目赤肿痛，猪胆汁一枚，和盐碌五分，点之。小儿初生，猪胆入汤浴之，不生疮疥。汤火伤疮，猪胆调黄蘗末，涂之。喉风闭塞。腊月初一日，取猪胆，不拘大小，五六枚，用黄连、青黛、薄荷、僵蚕、白矾、消硝各五钱，装入胆内，青纸包之。将地掘一孔，方深各一尺。以竹横悬此胆在内，以物盖定。候至立春日取出，待风吹，去胆皮、青纸，研末密收。每吹少许，神验。

胆皮，治：目翳如重者，取皮曝干，作两股绳如箸大，烧灰出火毒，点之，不过三五度瘥。

肤，味：甘，寒，无毒。治：少阴下利，咽痛。

耳垢，治：蛇伤狗咬，涂之。

鼻、唇，味：甘、咸，微寒，无毒。多食动风。治：上唇：治冻疮痛痒。煎汤，调蜀椒目末半钱，夜服治盗汗。鼻：治目中风翳，烧灰水服方寸匕，日二服。

舌，治：健脾补不足，令人能食，和五味煮汁食。

齿，味：甘，平。治：小儿惊痫，五月五日取，烧灰服。又治：蛇咬。中牛肉毒者，烧灰水服一钱。又治痘疮、倒陷。

骨，治：中马肝、漏脯、果、菜诸毒，烧灰，水服方寸匕。日三服。颊骨：烧灰，治痘陷；煎汁服，解丹药毒。

豚卵，即牡猪外肾[1]也。味：甘，温，无毒。治：惊痫癫疾，鬼疰蛊毒，除寒热，贲豚五癃，邪气挛缩。除阴茎中痛。治：阴阳易病，少腹急痛，用热酒吞二枚，即瘥。

母猪乳，味：甘、咸，微寒，无毒。治：小儿惊痫，及鬼毒去来，寒热五癃，绵蘸吮之。小

---

[1] 牡猪外肾：即公猪睾丸。

儿天吊，大人猪、鸡痫病。

蹄，已下并用母猪者。味：甘、咸，小寒，无毒。治：煮汁服，下乳汁，解百药毒，洗伤挞诸败疮。滑肌肤，去寒热。煮羹，通乳脉，托痈疽，压丹石。煮清汁，洗痈疽，溃热毒，消毒气，去恶肉，有效。附方：妇人无乳，用母猪蹄一具，水二斗，煮五六升，饮之，或加通草六分。痈疽发背，母猪蹄一双，通草六分，棉裹煮羹食之。乳发初起。方同上。

悬蹄甲，一名猪退。酒浸半日，炙焦用。味：咸，平，无毒。治：五痔，伏热在腹中，肠痈内蚀。同赤术烧烟熏，辟一切恶疮。

尾，治：腊月者，烧灰水服，治喉痹。和猪脂，涂赤秃发落。

毛，治：烧灰，麻油调，涂汤火伤，留窍出毒则无痕。附方：赤白崩中。猪毛烧灰三钱，以黑豆一碗，好酒一碗半，煮一碗，调服。

焊猪汤，治：解诸毒虫魇。产后血刺，心痛欲死，温饮一盏。治：消渴，滤净饮一碗，勿令病人知。又洗诸疮，良。

猪窠中草，治：小儿夜啼，密安席下，勿令母知。

缚猪绳，治：小儿惊啼，发歇不定，用腊月者烧灰，水服少许。

狗

为物苟且，故曰狗。一名犬，齐人呼曰地羊。犬类甚众，其用有三：田犬长喙善猎，吠犬短喙善守，食犬体肥供馔。今本草所用者，皆食犬也。犬以三月而生，在畜属木，在卦属艮，在象应娄星。豺见之跪，虎见之醉，犬食番木鳖则死。辽东有鹰背犬，乃鹰产三卵，一鹰一鹏一犬也。以禽乳兽，古所未闻。又有老木之精，状如黑犬而无尾，名曰彭侯，可以烹食。以无情化有情，精灵之变也。

肉，黄犬为上，黑犬、白犬次之。味：咸、酸，温，无毒。反商陆，畏杏仁。同蒜食，损人；同菱食，生癫。白犬合海鲱食，必得恶病。凡犬不可炙食，令人消渴。妊妇食之，令子无声。热病后食之，杀人。服药人忌食。九月勿食犬，伤神。瘦犬有病，猘犬发狂，自死犬有毒，悬蹄犬伤人，赤股而躁者气臊，犬目赤者，并不可食。治：安五脏，补绝伤，轻身益气。宜肾，补胃气，壮阳道，暖腰膝，益气力。补五劳七伤，益阳事，补血脉，厚肠胃，实下焦，填精髓，和五味煮，空心食之。凡食犬不可去血，则力少不益人。白狗、乌狗入药用。黄狗肉大补虚劳，牡者尤胜。附方：戊戌酒，大补元气。用黄犬肉一只，煮一伏时，捣如泥，和汁拌炊糯米三斗，入曲如常酿酒。候熟，每旦空心饮之。戊戌丸，治男子、妇人一应诸虚不足，骨蒸朝热等症。用黄童子狗一只，长皮毛肠肚同外肾，于砂锅内用酒、醋八分，水二升，入地骨皮一斤，前胡、黄芪、肉苁蓉各四两，同煮一日，去药，再煮一夜。去骨，再煮肉如泥，擂滤。入当归末四两，莲肉、苍术末各一斤，厚朴、橘皮末十两，甘草末八两，和杵千下，丸梧子大，每空心盐、酒下，五七十丸。脾胃虚冷，腹满刺痛。肥狗肉半斤，以水同盐豉煮粥，顿食一两。虚寒疟疾，黄狗肉煮臛，入五味，食之。气水豉胀，狗肉一斤切，和米煮粥，空腹食之。浮肿屎涩，肥狗肉五斤熟蒸，空腹食之。卒中恶死，破白狗揭心上，即活。痔漏有虫。用狗肉煮汁，空腹服，能引虫也。用熟犬肉蘸蓝汁，空心食，七日效。

蹄肉，味：酸，平。治：煮汁，能下乳汁。

血，白狗者良。味：咸，温，无毒。白狗血和白鸡肉、乌鸡肉、白鸡肝、白羊肉、蒲子羹等食，皆病人。治：白狗血，治癫疾发作；乌狗血，治产难横生，血上抢心，和酒服之。补安五脏。热饮，治虚劳吐血，又解射罔毒。点眼，治痘疮入目。又治伤寒热病、发狂见鬼及鬼击病，辟诸邪魅。附方：小儿卒痫，<small>刺白犬血一升，含之，并涂身上。</small>两脚癣疮，<small>白犬血涂之，立瘥。</small>疔疮恶肿。<small>取白犬血频涂之，有效。</small>

心血，治：心痹心痛。取和蜀椒末，丸梧子大，每服五丸，日五服。

乳汁，<small>白犬者良。</small>治：十年青盲。取白犬生子目未开时乳，频点之，狗子目开即瘥。赤秃发落，频涂甚妙，附方：拔白，<small>白犬乳涂之。</small>断酒。<small>白犬乳，酒服。</small>

脂并胆，<small>白犬者良。</small>治：手足皲皴，入面脂，去黚黯，柔五金。

脑，治：头风痹，鼻中息肉，下部慝疮。猘犬咬伤，取本犬脑敷之，后不复发。

涎，治：诸骨哽，脱肛，及误吞水蛭。附方：诸骨哽咽，<small>狗涎频滴骨上，自下。</small>大肠脱肛。<small>狗涎抹之，自上也。</small>

心，治：忧恚气，除邪。治风痹鼻衄，及下部疮，狂犬咬。

肾，味：平，微毒。<small>《内则》云，食犬去肾，为不利人也。</small>治：妇人产后肾劳如疟者。妇人体热用猪肾，体冷用犬肾。

肝，治：肝同心肾捣，涂狂犬咬。又治脚气攻心，生切，姜、醋浸之，先泄者勿用。

胆，<small>青犬、白犬者良。</small>味：苦，平，有小毒。治：明目。<small>上伏日采胆，酒服之。</small>敷痂疡、恶疮，疗鼻齆，鼻中息肉。主鼻衄、聤耳，止消渴，杀虫除积，能破血。凡血气痛及伤损者，热酒服半个，瘀血尽下。治刀箭疮，去肠中脓水。又和通草、桂为丸服，令人隐形。附方：眼赤涩痒，犬胆汁注目中，效。肝虚目暗，白犬胆一枚，萤火虫二七枚，阴干为末，点之。目中脓水，上伏日采犬胆，酒服之。聍耳出脓，用狗胆一枚，枯矾一钱，调匀。绵裹塞耳内，三四次即瘥。拔白换黑。狗胆汁涂之。

牡狗阴茎，六月上伏日取，阴干百日。味：咸，平，无毒。治：伤中，阴痿不起，令强热大，生子，除女子带下十二疾。治绝阳及妇人阴痿，补精髓。

阴卵，治：妇人十二疾，烧灰服。

皮，治：腰痛，炙热黄狗皮裹之。频用取瘥。烧灰治诸风。

毛，治：产难。颈下毛，主小儿夜啼，绛囊盛，系儿背上。烧灰汤服一钱，治邪疟。尾，烧灰，敷犬伤。附方：汤火伤疮。狗毛细剪，以烊胶和毛敷之，痂落即瘥。

齿，味：平，微毒。治：癫痫寒热，卒风痱，伏日取之。磨汁，治犬痫。烧研醋和，敷发背及马鞍疮。同人齿烧灰汤服，治痘疮倒陷，有效。

头骨，黄狗者良。味：甘、酸，平，无毒。治：金疮止血。烧灰，治久痢、劳痢。和干姜、莨菪炒见烟，为丸，空心白饮服十丸，极效。烧灰，壮阳止疟。治痈疽恶疮，解颅，女人崩中带下。颌骨，主小儿诸痫、诸瘘，烧灰酒服。附方：小儿久痢，狗头烧灰，白汤服。小儿解颅，黄狗头骨炙为末，鸡子白和，涂之。赤白带下，不止者。狗头烧灰为末，每酒服一钱，日三服。产后血乱，以狗头骨灰，酒服二钱，甚效。打损接骨，狗头一个，烧存性为末，热醋调涂，暖卧。附骨疽疮，狗头骨烧烟，日熏之。痈疽疔毒，狗头骨灰、芸薹子，等分为末，水和敷之。恶疮不愈，狗头骨灰同黄丹末，等分，敷之。梦中泄精，狗骨鼻梁骨烧研，卧时酒服一钱。头风白屑。作痒。狗头骨烧灰，淋汁沐之。

骨，白狗者良。味：甘，平，无毒。治：烧灰，补虚，理小儿惊痫客忤。煎汁，同米煮粥，补妇人，令有子。烧灰，米饮日服，治休息久痢。猪脂调，敷鼻中疮。附方：产后烦懑，不食者。白犬骨烧研，水服方寸匕。桃李哽咽。狗骨煮汤，摩头上。

屎中粟，白狗者良。一名白龙沙。治：噎膈风病，痘疮倒陷，能解毒也。附方：噎膈不食，黄犬干饿数日，用生粟或米干饲之。俟其下粪，淘洗米粟令净，煮粥，入薤白一握，泡熟去薤，入沉香末二钱食之。痘疮倒靥。用白狗或黑狗一只，喂以生粟米，候下屎，取未化米为末，入麝香少许，新汲水服二钱。

羊

北方羊最美。羊角脐骨，秦地埋土中，即成。羊闻雷而出，脐与地连，割之则死。闻鼓惊绝，便逐水草[①]。

附录：大尾羊，细毛薄皮，重一二十斤，《唐书》谓之“灵羊”，云可疗毒。胡羊，其尾如扇。每岁春月割取脂，再缝合之。洮羊，出临洮诸地，大者重百斤。辈羊，出西北地，其皮、蹄可以割黍。地生羊，出西域，北人种羊角而生，大如兔而肥美。封羊，其背有肉，封如驼。出凉州郡县，亦呼为驼羊。羵羊。土之精也，其肝土也，有雌雄。

---

① 羊角脐骨……便逐水草：此段文字叙述的是传说中的“植物羊”。《旧唐书》：“有羊羔生于土中……然其脐与地连，割之则死，唯人着甲走马及击鼓以骇之，其羔惊鸣而脐绝，便逐水草。”元代刘郁《西使记》：“垄种羊出西海，以羊脐种土中，溉以水，闻雷而生。”

羊肉，味：苦、甘、大热，无毒。热病及天行病、疟疾，病后食之，必发热致危。妊妇食之，令子多热。白羊黑头，黑羊白头。独角者并有毒，食之生痫。煮羊以杏仁或瓦片，则易糜，以胡桃则不臊，以竹䉛则助味。中羊毒者饮甘草汤则解。铜器煮之，男子损阳，女字暴下[①]，物性之异如此，不可不知。反半夏、菖蒲，同荞面、豆酱食，发痼疾；同醋食，伤人心。治：暖中，字乳余疾，及头脑大风汗出，虚劳寒冷，补中益气，安心止惊，止痛，利产妇。治风眩瘦病，丈夫五劳七伤，小儿惊痫，开胃健力。附方：壮阳益肾，用白羊肉半斤，切生，以蒜、薤食之，三日一度，甚妙。五劳七伤，虚冷。用肥羊肉一腿，密盖煮烂，绞取汁服，并食肉。骨蒸久冷，羊肉一斤，山药一斤，各烂煮，研如泥，下米煮粥食之。脾虚吐食，羊肉半斤，作生，以蒜、薤、酱、豉五味和拌，空腹食之。虚冷反胃，羊肉去脂，作生，以蒜、薤空腹食之，立效。壮胃健脾，羊肉三斤切，粱米二升同煮，下五味作粥食。胃寒下痢，羊肉一片，莨菪子末一两和，以绵裹纳下部，二度瘥。消渴利水，羊肉一脚，瓠子六枚，姜汁半合，白面二两，同盐、葱炒食。损伤青肿，用新羊肉贴之。妇人无乳，用羊肉六两，獐肉八两，鼠肉五两，作臛啖之。伤目青肿，羊肉煮熟，熨之。头上白秃。羊肉如作脯法：炙香，热拓上，不过数次瘥。

头、蹄，白羊者良。味：甘，平，无毒。羊头、蹄肉，性极补水，水肿人食之，百不一愈。治：风眩瘦疾，小儿惊痫。脑热头眩，安心止惊，缓中止汗补胃，治丈夫五劳骨热。热病后宜食之，冷病人勿多食。已上诸症，并宜白羊头，或蒸或煮，或作脍食。疗肾虚精竭。附方：老人风眩，用白羊头一具，如常治食之。虚寒腰痛。用羊头一具，草果四枚，桂一两，姜半斤，哈昔泥一豆许，胡椒煮食。

----

① 暴下：指急性腹泻。

皮，治：一切风，及脚中虚风，补虚劳，去毛作羹、臛食。湿皮卧之，散打伤青肿；干皮烧服，治蛊毒下血。

脂，青羊者良。味：甘，热。无毒。柔银软铜。治：生脂，止下痢脱肛，去风毒，产后腹中绞痛。治鬼疰。去游风及黑䵟。熟脂，主贼风痿痹飞尸，辟瘟气，主劳痢，润肌肤，杀虫治疮癣。入膏药，透肌肉经络，彻风热毒气。附方：虚劳口干，用羊脂一鸡子大，醇酒半升，枣七枚，渍七日食，立愈。卒汗不止，牛羊脂，温酒频化，服之。脾横爪赤，煎羊脂摩之。妇人阴脱，煎羊脂频涂之。发背初起，羊脂、猪脂切片，冷水浸贴，热则易之。数日瘥。牙齿疳䘌，黑羖羊脂、莨菪子等分，入杯中烧烟，张口熏之。小儿口疮，羊脂煎薏苡根涂之。豌豆如疥，赤黑色者，煎青羊脂摩之。赤丹如疥，不治杀人。煎青羊脂摩之，数次愈。误吞钉针。多食猪羊脂，久则自出。

血，白羊者良。味：咸，平，无毒。治：女人血虚中风，及产后血闷欲绝者，热饮一升即活。热饮羊血，治产后血攻，下胎衣，治卒惊九窍出血，解莽草毒、胡蔓草毒，又解一切丹石毒发。凡服丹石人，忌食羊血十年，一食，前功尽下。此物能制丹砂、水银、轻粉、生银、硇砂、砒霜、硫黄乳、石钟乳、空青、曾青、云母石、阳起石、孔公蘖等毒。凡觉毒发，刺饮一升即解。又服地黄、胡首乌诸补药者，亦忌之。附方：衄血一月，不止。刺羊血热饮即瘥。产后血攻，新羊血一盏饮之，三两服妙。大便下血，羊血煮熟拌醋食，最效。硫黄毒发。气闷。用羊血热服一合效。

乳，白羖①者佳。味：甘，温，无毒。治：补寒

① 羖：指牝羊。

冷虚乏。润心肺，治消渴。疗虚劳，益精气，补肺、肾气，和小肠气。合脂作羹，补肾虚，及男女中风。利大肠，治小儿惊痫，含之，治口疮。主心卒痛，可温服之。又蚰蜒入耳，灌之即化成水。治大人干呕及反胃，小儿哕哯及舌肿，并时时温饮之。解蜘蛛咬毒。牛羊乳实为补润，故北人食之多肥健。附方：小儿口疮，羊乳细滤入含之，数次愈。漆疮作痒。羊乳敷之。

脑，味：有毒。发风病。和酒服，迷人心，成风疾。男子食之，损精气，少子。白羊黑头，食其脑，作肠痈。治：入面脂手膏，润皮肤，去黚䵟，涂损伤、丹瘤、肉刺。附方：发丹如瘤，生绵羊脑，同朴硝研，涂之。足指肉刺。刺破，以新酒酢和羊脑涂之，一合愈。

髓，味：甘，温，无毒。治：男子女人伤中，阴阳气不足，利血脉，益经气，以酒服之。却风热，止毒，久服不损人。和酒服，补血，主女人血虚风闷。润肺气，泽皮毛，灭瘢痕。附方：目中赤翳，白羊髓敷之。舌上生疮，羊胫骨中髓，和胡粉涂之妙。白秃头疮，生羊骨髓，调轻粉搽之。先以泔水洗净，一日二次，数日愈。痘痂不落。痘疮痂疕。灭瘢方：用羊筒骨髓炼一两，轻粉一钱，和成膏，涂之。

心，用白羝羊者良。味：甘，温，无毒。有孔者杀人。治：止忧恚膈气，补心。

肺，味：同心。自三月至五月，其中有虫，状如马尾，长一二寸，须去之，不去令人痢下。治：补肺，止咳嗽。伤中，补不足，去风邪。治渴，止小便数，同小豆药煮食之。通肺气，利小便，行水解蛊。附方：渴痢不止，羊肺一具，入少肉，和盐、豉作羹食，不过三具愈。解中蛊毒。生羊肺一具，割开，入雄黄、麝香，等分，吞之。

肾，味：同心。治：补肾气虚弱，益精髓。补肾虚耳聋阴弱，壮阳益胃，止小便，治虚损盗汗。合脂作羹，疗瘰痫甚效。蒜、薤食之一升，疗症瘕，治肾虚消渴。附方：肾虚精竭，羊肾一双，切，于豉汁中，以五味、米糁作羹、粥食。虚损劳阳，羊肾一枚，米一升，水一斗，煮九升服，日三。肾虚腰痛。用羊肾去膜，阴干为末，酒服二方寸匕，日三。

羊石子，即羊外肾也。治：肾虚精滑。

肝，青羖羊者良。味：苦，寒，无毒。合猪肉及梅子、小豆食，伤人心。合生椒食，伤人五脏，最损小儿。合苦笋食，病青盲。妊妇食之，令子多厄。治：补肝，治肝风虚热，目赤暗痛，热病后失明，并用子肝七枚作生食，神效。亦切片水浸贴之。解蛊毒。羊肝补肝，与肝合，引入肝经，故专治肝经受邪之病。凡治目疾，以青羊肝为佳，盖羊肝明目性也，他肝则否。附方：目赤热痛，用青羊肝一具切洗，和五味食之。肝虚目赤，青羊肝，薄切水浸，吞之极效。病后失明，方同上。小儿赤眼，羊肝切薄片，井水浸贴。牙疳肿痛，羖羊肝一具煮熟，蘸赤石脂末，任意食之。病后呕逆，用青羊肝作生，淡食，不过三度，食不呕矣。小儿痫疾。青羊肝一具，薄切水洗，和五味，酱食之。

胆，青羖羊者良。味：苦，寒，无毒。治：青盲明目，点赤障、白翳、风泪眼。解蛊毒。疗疳湿时行热熛疮，和醋服之，良。治诸疮，能生人身血脉，同蜜蒸九次，点赤风眼，有效。肝开窍于目，胆汁减则目暗。目者，肝之外候，胆之精华也。故诸胆皆治目病。附方：病后失明，羊胆点之，日二次。大便秘塞，羊胆汁灌入即通。目为物伤，羊胆二枚，鸡胆三枚，鲤鱼胆二枚，和匀，日日点之。小儿疳疮。羊胆二枚，和酱汁灌下部。

胃，一名羊膍胵。味：甘，温，无毒。羊肚和饭饮，久食令人多唾、清水，成反胃，作噎病。治：胃反，止虚汗，治虚羸，小便数。作羹食，三五瘥。

胇，治：下虚遗溺。以水盛入，炙熟，空腹食之，四五次愈。

胭，白羊者良。治：润肺燥，诸疮疡。入面脂，去䵟黵，泽肌肤，灭瘢痕。附方：远年咳嗽，羊胭三具，大枣百枚，酒五升，渍七日饮之。妇人带下，羊胭一具，以酢洗净，空心食之，不过三次，忌鱼肉滑物，犯之即死。痘疮瘢痕。羊胭二具，羊乳一升，甘草末二两，和匀涂之。明旦，以猪蹄汤洗去。

舌，治：补中益气。

靥，即会咽也。味：甘、淡，温，无毒。治：气瘿。附方：项下气瘿。用羊靥一具，去脂，酒浸，炙熟，含之咽汁。日一具，七日瘥。

睛，治：目赤及翳膜。曝干为末，点之。熟羊眼中白珠二枚。于细石上和枣核磨汁，点目翳渐明，频用三四日瘥。

筋，治：尘物入目，熟嚼纳眦中，仰卧即出。

羖羊角，青色者良。味：咸，温，无毒。勿使中湿，湿即有毒。菟丝为之使。治：青盲，明目，止惊悸寒泄。久服，安心益气轻身。杀疥虫。入山烧之，辟恶鬼虎狼。疗百节中结气，风头痛，及蛊毒，吐血，妇人产后余痛。烧之辟蛇，灰治漏下，退热，主山瘴溪毒。附方：风疾恍惚，心烦腹痛，或时闷绝复苏。以青羖羊角屑，微炒为末，无时温酒服一钱。气逆烦满，水羊角烧研，水服方寸匕。吐血喘咳，青羖羊角，炙无二枚，桂末二两，为末，每服一匕，糯米饮下，日三服。产后寒热，心闷极胀百病。羖羊角烧末，酒服方寸匕。水泄多时，羖羊角一枚，白矾末填满，烧存性为末，每新汲水服二钱。**小儿痫疾，**殁羊角烧存性，以酒服少许。**赤秃发落，**殁羊角、牛角烧灰，等分，猪脂调敷。**打扑伤痛，**羊角灰，以砂糖水拌，瓦焙焦为末。每热酒下二钱，仍揉痛处。**脚气疼痛。**羊角一副，烧过为末，热酒调涂，以帛裹之，取汗，永不发也。

齿，三月三日取之。味：温。治：小儿羊痫寒热。

头骨，已下并用殁羊者良。味：甘，平，无毒。羊头骨能消铁也。治：风眩瘦疾，小儿惊痫。

脊骨，味：甘，热，无毒。治：虚劳、寒中、羸瘦。补肾虚，通肾脉，治腰痛、下痢。附方：**肾虚腰痛，**用羊脊骨一具，捶碎煮，和蒜、薤食，饮少酒妙。**虚劳白浊，**羊骨为末，酒服方寸匕，日三。**小便膏淋，**羊骨烧研，榆白皮煎汤，服二钱。**洞注下痢。**羊骨灰，水服方寸匕。

尾骨，治：益肾明目，补下焦虚冷。

胫骨，味：甘，温，无毒。性热，有宿热人勿食。治：虚冷劳。脾弱，肾虚不能摄精，白浊，除湿热，健腰脚，固牙齿，去黠黯，治误吞铜铁。齿者，骨之余，肾之标，故牙疼用羊胫骨以补之。羊胫骨灰可以磨镜，羊头骨可以消铁，故误吞铜铁者用之，取其制化也。附方：**擦牙固齿，**用火煅羊胫骨为末，入飞盐二钱，同研匀，日用。**咽喉骨哽。**羊胫骨灰，米饮服一钱。

毛，治：转筋，醋煮裹脚。

须，治：小儿口疮，蟨蝼尿疮，烧灰和油敷。附方：**香瓣疮，**生面上耳边，浸淫水出，久不愈。用殁羊须、荆芥、干枣肉各二钱，烧存性，入轻粉半钱。每洗拭，清油调搽。二三次必愈。**口吻疮。**方同上。

溺，治：伤寒热毒攻手足，肿痛欲断。以一升，和盐、豉捣，渍之。

屎，味：苦，平，无毒。治：燔之，主小

儿泻痢，肠鸣惊痫。烧灰，理聤耳，并署竹刺入肉，治箭镞不出。烧灰淋汁沐头，不过十度，即生发长黑。和雁肪涂头亦良。煮汤灌下部，治大人、小儿腹中诸疾，疝、湿，大小便不通。烧烟熏鼻，治中恶心腹刺痛，亦熏诸疮中毒、痔瘘等。治骨蒸弥良。

羊胲子，乃羊腹内草积块也。治：翻胃。煅存性，每一斤入枣肉、平胃散末一半，和匀，每服一钱，空心沸汤调下。

黄羊

羊腹带黄，故名。

肉，味：甘，温，无毒。脑不可食。治：补中益气，治劳伤虚寒。

髓：补益功同羊髓。

牛

南人以水牛为牛，北人以黄牛、乌牛为牛。牛种既殊，入用当别。牛齿有下无上，察其齿而知其年，三岁二齿，四岁四齿，五岁六齿，六岁以后，每年接脊骨一节也。牛耳聋，其听以鼻。乾阳为马，坤阴为牛，故马蹄圆，牛蹄坼。马病则卧，阴胜也；牛病则立，阳胜也。瞳竖而不横。水牛能与虎斗。

黄牛肉，味：甘，温，无毒。食之发药毒动病人，不如水牛。若自死者，血脉已绝，骨髓已竭，不可食之。牛病死者，发痼疾、疮癣，令人洞下疰病。黑牛白头者不可食。独肝者有大毒，令人痢血至死。北人牛瘦，多以蛇从鼻灌之，故肝独也，水牛则无之。牛自死、白首者食之杀人。疥牛食之发痒。黄牛、水牛肉，合猪肉及黍米酒食，并生寸白虫；合韭、薤食，令人热病；合生姜食，损齿。煮牛肉，入杏仁、芦叶易烂，相宜。治：安中益气，养脾胃，补益腰脚，止消渴及唾涎。牛肉补气，与黄芪同功。附方：小刀圭，凡虚病皆可服之。用小牛犊儿未交感者一只，腊月初八日或戊己日杀之，去血、焊毛、洗净，同脏腹不遗分寸，大铜锅煮之。每十斤入黄芪十两，人参四两，茯苓六两，官桂、良姜各五钱，陈皮三两，甘草、蜀椒各二两，食盐二两，酌酒二斗，同煮，水以八分为率，文火煮至如泥，其骨皆捶碎，并滤取稠汁。待冷以瓮盛之，埋于土内，露出瓮面。凡饮食中皆任意食之，或以酒调服更妙。肥犬及鹿，皆可依此法作之。腹中痞积，牛肉四两切片，以风化石灰一钱擦上，蒸熟食。常食痞自下。腹中癖积，黄牛肉一斤，恒山三钱，同煮熟。食肉饮汁，癖必自消，甚效。牛皮风癣。每五更炙牛肉一片食，以酒调轻粉敷之。

水牛肉，味：甘，平，无毒。宜忌同黄牛。治：消渴，止呕泄，安中益气，养脾胃，补虚，壮健强筋骨，消水肿，除湿气。附方：水肿尿涩，牛肉一斤熟蒸，以姜、醋空心食之。手足肿痛。伤寒时气，毒攻手足，痛肿欲断。牛肉裹之，肿消痛止。

头蹄，水牛者良。味：凉。患冷人勿食蹄中巨筋。多食令人生肉刺。治：下热风。附方：水肿。胀满小便涩者。用水牛蹄一具，去毛，煮汁作羹，切食之。或以水牛尾，条切，作醋食，或煮食亦佳。

鼻，水牛者良。治：消渴，同石燕煮汁服，治妇人无乳，作羹食之，不过两日，乳下无限，气壮人尤效。疗口眼㖞斜，不拘干湿者，以火炙热于不患处熨之，即渐止。

皮，水牛者良。治：水气浮肿，小便涩少。以皮蒸熟，切入豉汁食之，熬胶最良。

乳，味：甘，微寒，无毒。牸牛乳佳，生饮令人利，热饮令人口干。凡服乳，必煮一二沸，停冷啜之，热食即壅，不欲顿服，与酸物相反，令人腹中症结，患冷气人忌之。合生鱼食，作瘕。

治：补虚羸，止渴。养心肺，解热毒，润皮肤。冷补，下热气。和蒜煎沸食，去冷气、痃癖。患热风人宜食之。老人煮食有益。入姜、葱，止小儿吐乳。补劳，治反胃、热哕。补益劳损，润大肠，治气痢，除疸黄。老人煮粥甚宜。反胃噎膈，大便燥结，宜牛羊乳时时咽之，并服四物汤为上策。不可用人乳，人乳有饮食之毒，七情之火也。唐太宗苦气痢，张宝藏具疏，以乳煎荜拨方上，服之立愈，授鸿胪寺卿。其方用牛乳半斤，荜拨三钱，同前减半空腹顿服，治痢甚效。附方：风热毒气，煎过牛乳一升，生牛乳一升，和匀，空腹服之，日三服。小儿热哕，牛乳二合，姜汁一合，银器文火煎五六沸。量儿与服之。下虚消渴，心脾中热，下焦虚冷小便多者，牛羊乳每饮三四合。脚气痹弱，牛乳五升，硫黄三两，煎取三升，每服三合。羊乳亦可。重舌出涎，特牛乳饮之。蚰蜒入耳，牛乳少少滴入即出。若入腹者，饮一二升即化为水。蜘蛛疮毒。牛乳饮之良。

血，味：咸，平，无毒。治：解毒利肠，治金疮折伤垂死，又下水蛭。煮拌醋食，治血痢便血。按《元史》云，布智儿从太祖征回回，身中数矢，血流满体，闷仆几绝。太祖命取一牛，剖其腹，纳之牛腹，浸热血中，移时遂苏。附方：误吞水蛭。肠痛黄瘦。牛血热饮一二升，次早化猪脂升饮之，即下出也。

脂，黄牛者良，炼过用。味：甘，温，微毒。多食，发痼疾、疮疡。治：诸疮疥鲜、白秃，亦入面脂。附方：腋下胡臭。牛脂和胡粉涂之，三度永瘥。

髓，黑牛、黄牛、牦牛者良，炼过用。味：甘，温，无毒。治：补中，填骨髓，久服增年。安五脏，平三焦，续绝伤，益气力，止泻痢，去消渴，皆以清酒暖服之。平胃气，通十二经脉，治瘦面，以黑牛髓、地黄汁、白蜜等分煎服，润肺补肾，泽肌悦面，理折伤，擦损痛，甚妙。附方：补精润肺，用炼牛髓四两、胡桃肉四两、杏仁泥四两、山药末半斤、炼蜜一斤，同捣成膏。以瓶盛汤，煮一日，每服一匙，空心服之。劳损风湿，用牛髓、羊脂各二升，白蜜、姜汁、酥各三升，煎三上三下，令成膏，随意以温酒和服之。手足皴裂。牛髓敷之。

脑，水牛、黄牛者良。味：甘，温，微毒。牛热病死者勿食，其脑令生肠痈。治：风眩消渴，脾积痞气，润皴裂，入面脂用。附方：吐血咯血，五劳七伤。用水牛脑一枚涂纸上阴干，杏仁煮去皮、胡桃仁、白蜜各一斤，香油四两，同熬干为末，每空心烧酒，服二钱匕。偏正头风，不拘远近，诸药不效者如神。用白芷、芎䓖各三钱为细末，以黄牛脑子搽末，在上瓷器内加酒顿熟，乘热食之，尽量一醉，醒则其病如失，甚验。脾积痞气。牛脑丸，治男妇脾积痞病，大有效。黄犖牛脑子一个，去皮筋擂烂，皮硝末一斤，蒸饼六个，晒研和匀，糊丸梧子大。每服二十丸，空心好酒下，日三服，百日有验。

心，已下黄牛者良。治：虚忘补心。

脾，治：补脾。腊月淡煮，日食一度，治痔瘘。和朴硝作脯食，消痞块。

肺，已下水牛者良。治：补肺。

肝，治：补肝明目。治疟及痢，醋煮食之。妇人阴䘌纳之，引虫。

肾，治：补肾气，益精，治湿痹。

胃，黄牛、水牛俱良。味：甘，温，无毒。青牛肠胃合犬肉、犬血食，病人。治：消渴风眩，补五脏。醋煮食之，补中益气，解毒，养脾胃。附方：啖蛇牛毒。牛肚细切，水一斗，煮升服，取汗即瘥。

膍，一名百叶。牛羊食百草，与他兽异，故其胃有膍、有胘、有蜂巢，亦与他兽异也。胘即胃之厚处。治：热气水气。治痢，解酒毒、药毒、丹石毒，发热。同肝作生，以姜醋食之。

胆，腊月黄牛、青牛者良。味：苦，大寒，无毒。治：可丸药，除心腹热渴。止下痢及口焦躁，益目精。腊月酿槐子服，明目，治疳湿弥佳。酿黑豆，百日后取出，每夜吞一枚，镇肝明目。酿南星末，阴干，治惊风有奇功。除黄杀虫，治痈肿。附方：谷疸食黄，用牛胆汁一枚，苦参三两，龙胆草一两，为末，和少蜜丸梧子大。每姜汤下五十丸。男子阴冷，以食茱萸纳牛胆中，百日令干。每取二七枚嚼纳阴中，良久如火。痔瘘出水。用牛胆、蝟胆①各一枚，腻粉五十文，麝香二十文，以三味和匀，入牛胆中，悬四十九日取出为丸，如大麦大，以纸捻送入疮内，有恶物流出为验也。

胞衣，附方：臁疮不敛。牛胞衣一具，烧存性。研搽。

喉，白水牛者良。治：小儿呷气，疗反胃吐食。取一具，去膜及两头，逐节以醋浸炙燥，烧存性，每服一钱，米饮下，神效。反胃吐食，药物不下，用白水牛喉一条，去两头，节并筋、膜、脂、肉，及如阿胶黑片，收之。临时旋炙，用米醋一盏浸之，微火炙干，淬之，再炙再淬，醋尽为度。研末，厚纸包收。或遇阴湿时，微火烘之再收。遇此疾，每服一钱，食前陈米饮调下。轻者一服立效。

靥，水牛者良。治：喉痹气瘿，古方多用之。

齿，治：小儿牛痫。六畜齿治六痫，皆此类之义也。

牛角䚡②，名角胎，此即角尖中坚骨也。味：苦，温，无毒。治：下闭血、淤血疼痛，女人带下血。燔

---

① 蝟胆：即"猬胆"。
② 牛角䚡：黄牛或水牛角中的骨质角髓。

之，酒服烧灰，主赤白痢。黄牛者烧之，主妇人血崩，大便下血，血痢；水牛者烧之，止妇人血崩，赤白带下，冷痢泻血，水泄。治水肿。牛角䚡，筋之粹，骨之余，乃厥阴、少阴血分之药，烧之则性涩，故止血痢、崩中诸病。附方：大肠冷痢，牸牛角䚡烧灰，饮服二钱，日二次。小儿滞下，牸牛角䚡烧灰，水服方寸匕。大便下血，黄牛角䚡一具，煅末，煮豉汁服二钱，日三，神效。鼠乳痔疾，牛角䚡烧灰，酒服方寸匕。蜂虿螫疮。牛角䚡烧灰，醋和敷之。

角，味：苦，寒，无毒。治：水牛者燔之，治时气寒热头痛。煎汁，治热毒风及壮热。牸牛者治喉痹肿塞欲死，烧灰，酒服一钱。小儿饮乳不快似喉痹者，取灰涂乳上，咽下即瘥。治淋破血。附方：石淋破血，牛角烧灰，酒服方寸匕，日五服。血上逆心，烦闷刺痛。水牛角烧末，酒服方寸匕。赤秃发落。牛角、羊角烧灰等分，猪脂调涂。

骨，味：甘，温，无毒。治：烧灰，治吐血鼻洪，崩中带下，肠风泻血，水泻。治邪疟。烧灰同猪脂，涂疳疮蚀人口鼻，有效。附方：鼻中生疮。牛骨、狗骨烧灰，腊猪脂和敷。

蹄甲，青牛者良。治：妇人崩中，漏下赤白。烧灰水服，治牛痫。和油，涂臁疮。研末贴脐，止小儿夜啼。附方：卒魇不寐，以青牛蹄或马蹄临人头上，即活。损伤接骨，牛蹄甲一个，乳香、没药各一钱为末，入甲内烧灰，以黄米粉糊和成膏，敷之。牛皮风癣，牛蹄甲、驴粪各一两，烧存性研末，油调，抓破敷之，五七日即愈。臁胫烂疮，牛蹄甲烧灰，桐油和敷。玉茎生疮。牛蹄甲烧灰，油调敷之。

阴茎，黄牛、乌牛、水牛并良。治：妇人漏下赤白，无子。

牯牛卵囊，治：疝气。一具煮烂，入小茴

香、盐少许，拌食。

毛，治：脐毛，治小儿久不行。耳毛、尾毛、阴毛，并主通淋闭。附方：卒患淋疾。牛耳中毛，烧取半钱，水服。尾毛亦可。

口涎，以水洗老牛口，用盐涂之，少顷即出。治：反胃呕吐。水服二匙，终身不噎，吮小儿，治客忤；灌一合，治小儿霍乱；入盐少许，顿服一盏，治喉闭口噤。附方：噎膈反胃，用糯米末，以牛涎拌作小丸，煮熟食。又，用牛涎、好蜜各半斤，木鳖仁三十个，研末，入铜器熬稠，每以两匙和粥与食，日三服。小儿流涎，取东行牛口中涎沫，涂口中及颐上，自愈。小儿口噤，身热吐沫，不能乳。方同上。损目破睛，牛口涎日点二次，避风，黑睛破者亦瘥。身面疣目。牛口涎频涂之，自落。

鼻津，治：小儿中客忤，水和少许灌之。又涂小儿鼻疮及湿癣。

耳垢，乌牛者良。以盐少许入牛耳中，痒即易取。治：蛇伤，恶螫毒。螫，毛虫也。治疤肿未成脓，封之即散。疳虫蚀鼻生疮，及毒蛇螫人，并敷之。附方：疔疮恶肿，黑牛耳垢敷之。胁漏出水，不止。用乌牛耳垢敷之，即瘥。鼻衄不止。牛耳中垢、车前子末，等分和匀，塞之良。

屎，稀者名牛洞。味：苦，寒，无毒。治：水肿恶气。干者燔之，敷鼠瘘恶疮。烧灰，敷灸疮不瘥。敷小儿烂疮烂痘，及痈肿不合，能灭瘢痕。绞汁，治消渴黄瘅，脚气霍乱，小便不通。牛屎散热、解毒，故能治肿、疸、霍乱、疟痢、伤损诸疾。烧灰则收湿，生肌拔毒，故能治痈疽、疮瘘、烂痘诸疾也。附方：卒阴肾痛，牛屎烧灰，酒和敷之，良。脚跟肿痛，用黄牛屎，入盐炒热，罨之。子死腹中，湿牛粪涂腹上，良。小儿夜啼，牛屎一块安席下，勿令母知。小儿头疮，野外久干牛屎，不坏者烧灰，入轻粉、麻油调搽。**小儿白秃**，牛屎厚封之。**小儿烂疮**，牛屎烧灰封之，灭瘢痕。**痘疮溃烂**，以腊月黄牛屎烧取白灰敷之，或卧之。即易痂落，而无瘢痕。**痈肿不合**，牛屎烧末，用鸡子白和，封干即易之，神验也。**跌磕伤损**，黄牛屎炒热封之，裹定即效。**汤火烧灼**，湿牛屎捣涂之。**恶犬咬伤**，洗净毒，以热牛屎封之，即时痛止。**蜂虿螫痛**，牛屎烧灰，若酒和敷。**背疮溃烂**。黄黑牛粪多年者，晒干为末，入百草霜匀细，糁之。

圣齑，牛肠胃中未化草也。治：食牛肉作胀，解牛肉毒。

鼻桊，音卷。穿鼻绳木也。治：木桊：主小儿痫，治消渴，煎汁服，或烧灰酒服。草桊：烧研，敷小儿鼻下疮。烧灰，吹缠喉风，甚效。

马

马食杜衡善走，食稻则足重，食鼠屎则腹胀，食鸡粪则生骨眼。以僵蚕、乌梅拭牙则不食，得桑叶乃解。挂鼠狼皮于槽，亦不食。遇死马骨则不行。以猪槽饲马，石灰泥马槽，马汗着门，并令马落驹。系猕猴于厩，辟马病。皆物理当然耳。

肉，以纯白牡马为良。味：辛、苦，冷，有毒。只堪煮食，多食难消。渍以清水，搦洗血尽，乃煮，不然则毒不出，患疔肿。或曰以冷水煮之，不可盖釜。白马青蹄、白马黑头者，并不可食，令人癫。马鞍下肉色黑及马自死者，并不可食，杀人。马黑脊而斑臂者，毒不可食。患痢、生疮人勿食，必加剧。妊妇食之，不能易产；乳母食之，令子疳瘦。同苍米、苍耳食，必得恶病，十有九死。同姜食成气嗽，同猪肉食成霍乱。食马肉毒发心闷者，饮清酒则解，饮浊酒则加。食马中毒者，饮芦菔汁、食杏仁可解。治：伤中除热下气，长筋骨，强腰脊，壮健强志，轻身不饥，作脯，治寒热痿痹；煮汁，洗头疮白秃。附方：豌豆疮毒。马肉煮清汁，洗之。

鬐膏，鬐，项上也。白马者良。味：甘，平，有小毒。治：生发。治面䵟，手足皴粗。入脂泽，用疗偏风口㖞僻。

乳，味：甘，冷，无毒。同鱼鲙食，作瘕。治：止渴治热。作酪，性温，饮之消肉。

心，已下并用。白马者良。治：喜忘。治心昏多忘。牛、马、猪、鸡心，干之为末，酒服方寸匕，日三，则智慧日生。患痢人食马心，则瘕闷加甚。

肺，治：寒热茎萎。

肝，味：有大毒。马肝及鞍下肉，杀人。

驹胞衣，治：妇人天癸不通。煅存性为末，每服三钱，入麝香少许，空腹新汲水下，不过三服，良。

眼，白马者，生杀取之。味：平，无毒。治：惊痫腹满疟疾。小儿魅病，与母带之。

夜眼，在足膝上。马有此能夜行，故名。治：卒死尸厥，龋齿痛。

牙齿，已下并用。白马者良。味：甘，平，有小毒。治：小儿马痫，水摩服。烧灰唾和，涂痈疽疔肿，出根效。

骨，味：有毒。治：烧灰和醋，敷小儿头疮及身上疮。止邪疟，烧灰和油，敷小儿耳疮、头疮、阴疮、瘰疬有浆如火灼。敷乳头饮儿，止夜啼。附方：辟瘟疫气。绛袋盛马骨佩之，男左女右。

头骨，味：甘，微寒，有小毒。头骨埋于午地，宜蚕；浸于上流，绝水蜈虫。治：喜眠，令人不睡。烧灰，水服方寸匕，日三夜一，作枕亦良。治齿痛，烧灰，敷头耳疮。疗马汗气入疮痛肿，烧灰敷之，白汁出，良。

胫骨，味：甘，寒，无毒。治：煅存性，降阴火。中气不足者用之，可代黄芩、黄连。

悬蹄，赤、白马，俱入用。味：甘，平，无毒。治：惊邪瘈疭乳痈，辟恶气鬼毒，蛊疰不祥。止衄内漏，龋齿。赤马者治妇人赤崩，白马者治白崩。主癫痫、齿痛，疗肠痈，下瘀血，带下，杀虫。又烧灰入盐少许，掺走马疳蚀，甚良。赤马者辟瘟疟。附方：损伤淤血，在腹，用白马蹄烧烟尽，研末，酒服方寸匕，日三夜一，血化为水也。妇人血病，方同上。五色带下，白马左蹄烧灰，酒服方寸匕，日三。肠痈腹痛，用马蹄灰和鸡子白涂，即拔毒气出。龋齿疼痛，削白马蹄塞之，不过三度。赤秃头疮，出脓，昼开夜合。马蹄烧灰，生油调涂。小儿夜啼，马蹄末，敷乳上饮之。辟禳瘟疫。以绛囊盛马蹄屑佩之，男左女右。

皮，治：妇人临产。赤马皮催生，良。治小儿赤秃，以赤马皮、白马蹄烧灰，和腊猪脂敷之，良。

鬐毛，一名鬃。味：有毒。治：小儿惊痫，女子崩中赤白。赤用赤马，白用白马。烧灰，服止血，涂恶疮。

尾，治：女人崩中，小儿客忤。

脑，味：有毒。食之令人癫。治：断酒，腊月者，温酒服之。

血，味：有大毒。凡生马血入人肉中，一二日便肿起，连心即死。有人剥马伤手，血入肉，一夜致死。

汗，味：有大毒。患疮人，触马汗、马气、马毛、马尿、马屎者，并令加剧。马汗入疮，毒攻心欲死者，烧粟干，灰淋汁浸洗，出白沫，乃毒气也。

白马通，马屎曰通，牛屎曰洞，猪屎曰零，皆讳其名也。

味：微温，无毒。马屎温火，养一切药力。治：止渴，止吐血、下血、鼻衄，金疮出血，妇人崩中。敷顶，止衄。绞汁服，治产后诸血症，伤寒时疾当吐下者。治时行病起和阴阳垂死者，绞汁三合，日夜各二服。又治杖疮、打损伤疮，中风作痛者，炒熟，包熨五十遍，极效。绞汁灌之，治卒中恶死。酒服，治产后寒熟闷胀。烧灰水服，治久痢赤白。和猪脂，涂马咬人疮，及马汗入疮，剥死马骨刺伤人，毒攻欲死者。附方：卒中恶死，吐痢不止，不知是何病，不拘大人、小儿，马粪一丸，绞汁灌之，干者水煮汁亦可。此扁鹊法也。搅肠沙痛，欲死者，用马粪研汁饮之，立愈。热毒攻肢，手足肿痛欲脱，以水煮马屎汁渍之。积聚胀满。白马粪同蒜捣膏，敷患处，效。

屎中粟，治：金疮，小儿寒热，客忤不能食。治小儿胁痛。附方：剥马中毒。被骨刺破欲死。以马肠中粟屎捣敷，以尿洗之，大效。绞汁饮之亦可。

马绊绳，治：煎水洗小儿痫，烧灰掺鼻中，生疮。

驴

马力在膊，驴力在胪也。东海岛中有海驴，能入水不濡①。

肉，已下通用，乌驴者良。味：甘，凉，无毒。食驴肉，饮荆芥茶杀人。妊妇食之，难产。同凫茈食，令人筋急。病死者有毒。治：解心烦，止风狂。酿酒，治一切风。主风狂，忧愁不乐，能安心气。同五味煮食，或以汁作

---

① 濡：湿。

粥食。补血益气，治远年劳损，煮汁空心饮，疗痔引虫。野驴肉功同。驴肉食之动风，脂肥尤甚，屡试屡验。

　　头肉，治：煮汁服二三升，治多年消渴，无不瘥者。又以渍曲酝酒服，去大风动摇不伏者。亦洗头风风屑。同姜薤煮汁，日服，治黄疸百药不治者。附方：中风头眩。用乌驴头一枚，如食法，豉汁煮食。

　　脂，治：敷恶疮、疥癣及风肿。和酒服三升，治狂癫，不能语，不识人。和乌梅为丸，治多年疟，未发时服二十丸。又生脂和生椒捣熟，棉裹塞耳，治积年聋疾。和酒等分服，治卒咳嗽。和盐，涂身体手足风肿。

　　髓，味：甘，温，无毒。治：耳聋。附方：多年耳聋。用驴前脚胫骨，打破，向日中沥出髓，以瓷盒盛收。每用棉点少许入耳内，侧卧候药行。其髓不可多用，以白色者为上，黄色者不堪。

　　血，热血，以麻油一盏，和搅去沫，煮熟，即成白色。味：咸，凉，无毒。治：利大小肠，润燥结，下热气。

　　乳，味：甘，冷利，无毒。小儿热发黄，多服使利。疗大热，止消渴。小儿热，急惊邪赤痢。小儿痫疾，客忤天吊风疾。卒心痛连腰脐者，热服三升。蜘蛛咬疮，器盛浸之。蚰蜒及飞虫入耳，滴之当化成水。频热饮之，治气郁，解小儿热毒，不生痘疹。浸黄连取汁，点风热赤眼。附方：心热气痫，黑驴乳，暖服三合，日再服。小儿口噤，驴乳、猪乳各二升，煎一升五合服。重舌出涎。方同上。

　　阴茎，味：甘，温，无毒。治：强阴壮筋。

　　驹衣，治：断酒。煅研，酒服方寸匕。

皮，治：煎胶食之，治一切风毒，骨节痛，呻吟不止。和酒服更良。胶食，主鼻洪吐血，肠风血痢，崩中带下。其生皮，覆疟疾人，良。附方：中风㖞僻，骨疼烦躁者。用乌驴皮㷹毛，如常治净蒸熟，入豉汁中，和五味煮食。牛皮风癣。生驴皮一块，以朴硝腌过，烧灰，油调搽之。名一扫光。

毛，治：骨头中一切风病。用一斤炒黄，投一斗酒中，渍三日，空心细饮，令醉暖卧取汗。明日更饮如前。忌陈仓米面。附方：小儿客忤，煎驴膊上旋毛一弹子，以乳汁煎饮。褓袱中风。取驴背前交脊中毛一拇指大，入麝香豆许，以乳汁和，铜器中慢炒为末，乳汁和灌之。

骨，治：煮汤，浴历节风。牝驴骨煮汁服，治多年消渴，极效。

头骨，治：烧灰和油，涂小儿颅解。

悬蹄，治：烧灰，敷痈疽，散脓水。和油，敷小儿解颅，以瘥为度。

屎，治：熬之，熨风肿漏疮。绞汁，主心腹疼痛，诸痃忤症癖，反胃不止，牙齿痛，治水肿，每服五合良。烧灰吹鼻，止衄甚效。和油，涂恶疮湿癣。附方：疗疮中风，肿痛。用驴屎炒，熨疮上五十遍，极效。小儿眉疮。黑驴屎烧研，油调涂，立效。

耳垢，治：刮取涂蝎螫。

溺下泥，治：敷蜘蛛伤。

骡

骡大于驴，而健于马，其力在腰。驴交马而生者，骡也；牡马交驴而生者，为䮫騠；牡驴交牛而生者，为馲馲；牡牛交驴而生者，为䮚骡；牡牛交马而生者，为駏驉。今俗通呼为骡矣。

肉，味：辛、苦，温，有小毒。孕妇食之难产。

蹄，治：难产。烧灰入麝香少许，酒服一钱。

屎，治：打损，诸疮破伤，中风肿痛。炒焦裹熨之，冷即易。

驼

名骆驼。驼状如马，其头似羊，长项垂耳，胸有三节，背有两肉峰，如鞍形，力能负重，可至千金，日行二三百里，又能知泉源、水脉、风候。

驼脂，驼峰脂，在峰内，谓之峰子。油入药，以野驼者为良。味：甘，温，无毒。能柔五金。治：顽痹风瘙，恶疮毒肿死肌，筋皮挛缩，踠损筋骨，火炙摩之。取热气透肉，亦和米粉作煎饼食之，疗痔。治一切风疾皮肤痹急，及恶疮肿漏烂，并和药敷之。主虚劳风，有冷积者以烧酒调服之。附方：周痹。驼脂炼净一斤，入好酥四两、和匀，每服半匙，加至一匙，日三服。

肉，味：甘，温，无毒。治：诸风，下气壮筋骨，润肌肤，主恶疮。

乳，味：甘，冷，无毒。治：补中益气，壮筋骨。令人不饥。

黄，味：苦，平，微毒。治：风热惊疾。

毛，治：妇人赤白带下，最良颔毛。疗痔，烧灰酒服方寸匕。

屎，治：干研，嗜鼻止衄，烧烟杀蚊虱。

酪

音洛。牛、羊、水牛、马乳，并可作酪。水牛乳作者，浓厚味胜。

味：甘、酸，寒，无毒。水牛、马、驼之酪冷，臻牛、羊乳酪温，患冷、患痢人勿食。羊乳酪合酢食，成上瘕。治：热毒，止渴，解散发痢，除胸中虚热，身、面上热疮、肌疮。止烦渴热闷，心膈热痛。润燥利肠，摩肿，生精血，补虚损，壮颜色。乳酪，血液之属，血燥所宜也。附方：火丹瘾疹，以酪和盐煮热，摩之即消。蚰蜒入耳，用牛酪灌入即出。若入腹，则饮二升，即化为黄水。马出黑汗。水化干酪，灌之。

酥

名酥油。出外国，本牛羊乳所作也，其性典与酪异然。牛酥胜羊酥，其牦牛酥复胜家牛也。牛乳冷，羊乳温。牛酥不离寒，病之兼热者宜之；羊酥不离温，病之兼寒者宜之。各有所长也。酥乃酪之浮面所成，造法以乳入锅，煎二二沸，倾入盆内，冷定。待面结皮，取皮再煎，油出，去渣，入在锅内，即成酥。油凡入药，以微火溶化，滤净用之良。

沙牛、白羊酥，味：甘，微寒，无毒。治：补五脏，利大小肠，治口疮。除胸中客热，益心肺。除心热肺痿，止渴、止嗽、止吐血，润毛发，益虚劳，润脏腑，泽肌肤。和血脉，止急痛。治诸疮，温酒化服良。

牦牛酥，味：甘，平，无毒。治：去诸风湿痹，除热利大便，去宿食。合诸膏，摩风肿，踠跌血瘀。酥能除腹内尘垢，发出毛孔间也。附方：蜂螫，用酥涂之妙。虫咬，以酥和血涂之。眯目。以酥少许，随左右纳鼻中，垂头少顷，令流入目中，物与泪同出。

醍醐

佛书称，乳成酪，酪成酥，酥成醍醐。色黄白，作饼甚甘肥，乃酥之精液也。作酪时，上一重凝者为酥，酥上如油者为醍醐，熬之即出，不可多得。极甘美，用处亦少。凡用，以重绵滤过，铜器煎三两沸用。此物性滑，物盛皆透，惟鸡子壳及壶芦盛之，乃不出。

味：甘，冷利，无毒。治：风邪痹气，通润骨髓，可为摩药。功优于酥。添精补髓，益中填骨。久服延年，百炼弥佳。主惊悸心热，头疼，明目敷脑顶心。治月蚀疮，润养疮痂最宜。酥、酪、醍醐，大抵性皆润滑，宜于血热枯燥之人，其功亦不甚相远也。附方：风虚湿痹，醍醐二两，温酒每服一匙效。中风烦热，皮肤瘙痒。醍醐四两，每服半匙，温酒和服，日一。一切肺病，咳嗽脓血不止。用好酥五十斤，炼三遍，当出醍醐。每服一合，日三服，以瘥为度，神效。鼻中涕血，以三炼酥中精液灌鼻中，日三夜一，良。小儿鼻塞。不通，不能食乳。刘氏用醍醐二合，木香、零陵香各四分，汤煎成膏。涂头上，并塞鼻中，良。

乳腐

名乳饼。

味：甘，微寒，无毒。水牛乳凉，牦牛乳温。治：润五脏，利大小便，益十二经脉，微动气。治赤白痢，切如豆大，面拌酸浆，水煮二十沸顿服，小儿服之弥良。附方：血痢不止。乳腐一两，浆水一钟，煎服。

阿胶

出东平郡东阿县，煮牛皮作之。熬时须用一片鹿角即成胶，不用不成也。凡造诸胶，自十月至二三月间，用沙牛、水牛、驴皮者为上，猪、马、骡、驼皮者次之，其旧皮、鞋履等物者为下。俱取生皮，水浸四五日，洗刮极净。熬煮时时搅之，恒添水。至烂，滤汁再熬成胶，倾盆内待凝，近盆底者名垩胶，煎胶水以咸、苦者为妙。大抵古方所用多是牛皮，后世乃贵驴皮。若伪者皆杂以马皮、旧革、鞍、靴之类，其气浊臭，不堪入药。当以黄透如琥珀色，或光黑如瑿漆者为真。真者不作皮臭，夏月亦不湿软。凡用皆火炙之。先以猪脂浸一夜，取出，于柳木火上炙燥研用。今方法或炒成珠，以面炒，或以酥炙，或以蛤粉炒，或以草灰炒，或酒化灰成膏，或水化膏，各从本方也。

味：甘，平，无毒。气味俱薄，浮而升，阳也。入手少阴、足少阴、厥阴经。得火良。薯蓣①为之使。畏大黄。治：心腹内崩，劳极洒洒。如疟状，腰腹痛，四肢酸痛，女子下血，安胎。久服，轻身益气。丈夫小腹痛，虚劳羸瘦，阴气不足，脚酸不能久立，养肝气。坚筋骨，益气止痢。止泄痢得黄连、蜡尤佳。疗吐血、衄血、血淋、尿血，肠风下痢，女人血痛、血枯，经水不调，无子，崩中带下，胎前产后诸疾。男女一切风病，骨节疼痛，水气浮肿，虚劳咳嗽喘急，肺痿唾脓血，及痈疽肿毒。和血滋阴，除风润燥，化痰清肺，利小便，调大肠，圣药也。驴皮煎胶，取其发散皮肤之外也。用乌者，取乌色属水，以制热，补虚用牛皮胶，去风用驴皮胶。治喘嗽，不论肺虚、肺实，可下可温，须用阿胶，以安肺润肺。其性和平，为肺经要药。阿胶乃大肠之要药，有热毒留滞者，则能疏导，无热毒留滞者，则能平安。附方：肺风喘促，用透明阿胶切炒，以紫苏、乌梅肉焙研，等分，水煎服之。老人虚秘，阿胶炒二钱，葱白三根，水煎化，入蜜二匙，温服。胞转淋闭，阿胶三两，水二升，煮七合，温服。吐血不止，用阿胶炒二两，浦黄六合，生地黄三升，水五升，煮三升，分服。肺损呕血，开胃。用阿胶炒三钱，木香一钱，糯米一合半，为末。每服一钱，

---

① 薯蓣：即山药。

百沸汤点服，日一。**大衄不止**，用阿胶炙蒲黄半两，每服二钱，水一盏，生地黄汁一合煎至六分，温服。急以帛系两乳。**月水不调**，阿胶一钱，蛤粉炒成珠，研末，热酒服即安。一方，入辰砂末半钱。**月水不止**，阿胶炒焦为末，酒服二钱。**妊娠尿血**，阿胶炒黄为末，食前粥引下二钱。**妊娠血痢**，阿胶二两，酒一升半，煮一升，顿服。**妊娠下血**，阿胶三两，炙为末，酒一升半煎化，一服即愈。又方，用阿胶末二两，生地黄半斤，捣汁，入清酒二升，分三服。**妊娠胎动**，用阿胶炙研二两，香豉一升，葱一升，水三升，煮取一升，入胶化服。用阿胶炒熟，艾叶二两，葱白一升，水四升，煮一升，分服。**产后虚闭**，阿胶炒、枳壳炒各一两，滑石二钱半，为末，蜜丸梧子大。每服五十丸，温水下。末通再服。**久嗽经年**。阿胶炒、人参各二两，为末。每用三钱，豉汤一盏，入葱白少许，煎服，日三次。

黄明胶

名牛皮胶。《本经》白胶，一名鹿角胶，煮鹿角作之阿胶，一名傅致胶。煮牛皮作之，其说甚明。黄明胶即今水胶，乃牛皮所作，其色黄明，非白胶也。

味：甘，无毒。治：吐血、衄血、下血，血淋下痢，妊妇胎动血下，风湿走痋疼痛，打扑伤损，汤火灼疮，一切痈疽肿毒，活血止痛，润燥，利大小肠。附方：**肺痿吐血**，黄明胶炙干，花桑叶阴干，各二两，研末。每服三钱，生地黄汁调下。**肺破出血**，或嗽血不止。用海犀膏即水胶一大片炙黄，涂酥再炙，研末。用白汤化三钱，服之即止。**吐血咯血**，黄明胶一两，切片炙黄，新绵一两烧研。每服一钱，食后米饮服，日再。**衄血不止**，黄明胶荡软，贴山根至发际。**妊娠下血**，黄明胶二两，酒煮化，顿服之。**咳嗽不瘥**，黄明胶炙研。每服一钱，人参末二钱，薄豉汤二盏，葱白少许，煎沸。嗽时温呷三五口。**肾虚失精**，化胶三两，研末。以酒二碗化服，日三服。**面上木痹**，牛皮胶化，和桂末，厚涂一二分，良。**寒湿脚气**，牛皮胶一块经切面，炒成珠，研末。每服一钱，酒下，其痛立止。**风湿走痛**，牛皮胶一两，姜汁半杯，同化成膏，摊纸上，热贴之，冷即易，甚效。一加乳香、没药一钱。**脚底木硬**，牛皮胶，生姜汁化开，调南星末涂上，烘物熨之。**尸脚坼裂**，烊胶着布上，烘贴之。**跌扑伤损**，真牛皮胶一两，干冬瓜皮一两，锉，同炒存性，研末。每服五钱，热酒一钟调服。仍饮酒二三钟，暖卧，微汗痛止，一宿接元如故。**汤火伤灼**，水煎胶如糊，冷扫涂之。**一切肿毒**，已成未成。用水胶一片，水渍软，当头开孔贴之，未有脓者自消，已溃者令脓自出。**诸般痈肿**，黄明胶一两，水半升化开，入黄丹一两煮匀，以翎扫上疮口，如未成者，涂其四围自消。**背疽初发**。用黄明牛皮胶四两，酒一碗，重汤顿化，随意饮尽。不能饮者，用白汤饮之。服此毒不内攻，不传恶症。又方，以新瓦上烧胶存性研末，酒二碗服之。又加穿山甲四片，同烧存性。云极妙。

牛黄

生陇西及晋地，特牛胆中得之，即阴干百日使燥，无令见日月光。牛死则黄入胆中，如鸡子黄也。凡牛有黄者，身上夜有光，眼如血色，时复鸣吼，恐惧人。又每照水，人以盆水承之，伺其吐出，乃喝迫即堕下水中，取得之。试法，但揩摩手甲上，透甲黄者为真。此有四种：喝迫而得者，名生神黄；杀死，在角中得者，名角中黄；牛病死后，心中剥得者，名心黄；肝胆中得者，名肝黄。大抵皆不及生黄者为胜。

味：苦，平，有小毒。人参为之使。得牡丹、菖蒲，利耳目，恶龙骨、龙胆、地黄、常山、蜚蠊，畏牛膝、干漆。**治**：惊痫寒热，热盛狂痓，除邪逐鬼。疗小儿百病，诸痫热，口不开，大人狂癫。又堕胎，久服轻身增年，令人不忘。主中风，失音口噤，惊悸。天行时疾，健忘虚乏，安魂定魄，辟邪魅，卒中恶，小儿夜啼。益肝胆，定精神，除热止惊痫。辟恶气，除百病，清心化热，利痰凉惊。痘疮紫色，发狂谵语者可用。牛黄入肝，治筋病。凡中风入脏者，必用牛、雄、脑、麝之剂。入骨髓，透肌肤，以引风出。若风中腑及血脉者用之，恐引风邪流入于骨髓，如油入面，莫之能出也。牛之黄，牛之病也。故有黄之牛，多病而易死。附方：初生三日，去惊邪，辟恶气，以牛黄一豆许，以赤蜜如酸枣许，研匀，绵蘸，令儿吮之，一日令尽。七日口噤，牛黄为末，以淡竹沥化一匙灌之，更以猪乳滴之。初生胎热，或身体黄者。以真牛黄一豆大，入蜜调膏，乳汁化开，时时滴儿口中。形色不实者，勿多服。小儿热惊，牛黄一杏仁大，竹沥、姜汁，各一合，和匀，与服。惊痫嚼舌，迷闷仰目。牛黄一豆许，研和，蜜水灌之。小儿惊候，小儿毛焦睡语，欲发惊者。牛黄六分，朱砂五钱，同研。以犀角磨汁，调服一钱。腹痛夜啼，牛黄一豆许，乳汁化服，仍书"田"字于脐下。痘疮黑陷。牛黄二粒，朱砂一分，研末。蜜浸胭脂，取汁调搽。

诸血

兽畜有水陆之产，方土之殊，寒热温凉之不同，有毒无毒之各异。

味：甘，平。治：补人身血不足，或患血枯，皮上肤起，面无颜色者，皆不足也，并宜生饮。又解诸药毒、菌毒，止渴，除丹毒，去烦热。

诸朽骨

朽骨不分何骨，然亦当取所知无毒之骨可也。

治：骨蒸。东墙腐骨，磨醋涂痕令灭。又涂疬疡风疮癣白烂者，东墙向阳也。治风牙痛，止水痢。

败鼓皮

此是穿败者，不言是何皮，马驴皮皆可为之，当以黄牛皮者为胜。

味：平，无毒。治：中蛊毒。烧作屑，水和服之，病人即唤蛊主姓名，往呼本主取蛊即瘥。与白蘘荷同功。治：小便淋沥，涂月蚀耳疮，并烧灰用。附方：中蛊毒，凡中蛊毒，或下血如鹅肝，或吐血，或心腹痛，如有物咬。不即治之，食人五脏即死。欲知是蛊，但令病人吐水，沉者是，浮者非也。用败鼓皮烧灰，酒服方寸匕。须臾，自呼蛊主姓名。治蛊，取败鼓皮广五寸，长一尺，蔷薇根五寸，如拇指大，水一升，酒三升，煮二升，服之，当下蛊虫即愈。月食疮。鼓皮掌大一片，以苦酒三升渍一宿，涂之。或烧灰，猪脂调涂。

毡

乌毡，味：无毒。治：火烧生疮，令不着风水，止血，除贼风。烧灰，酒服二钱匕，治产后血下不止。久卧，吸人脂血，损颜色，上气。附方：坠损疼痛，故马毡两段，酒五升，盐一抄，煮热裹之，冷即易，三五度瘥。牙疳鼻疳，毡褐，不拘红黑烧存性，白矾烧枯，各一钱，尿桶白碱一钱，半烧过，同研搽，神效。夜梦魇寐，以赤绸一尺，枕之即安。赤白崩漏。毡烧灰，酒服二钱，白崩用白毡，红崩用红毡。

六畜心

古方多用六畜心治心病，徒其类也。

治：心昏多忘，心虚作痛，惊悸恐惑。

六畜毛蹄甲

六畜谓牛、羊、猪、马、鸡、驼也，驴、骡亦其类，各条已有，主疗亦不必出此矣。

味：咸，平，有毒。治：鬼疰蛊毒，寒热惊痫，癫痉狂走。骆驼毛尤良。

狮

出西域诸国，状如虎而小，怒则威在齿，喜则威在尾，每一吼则百兽辟易，马皆溺血。

血，杀百虫，烧之鬼气。

虎

名大虫，山兽之君也。状如猫而大如牛，黄质黑章，锯牙钩爪，须健而尖，舌大如掌，生倒刺，项短鼻䶊。夜视，一目放光，一目看物，声吼如雷，风从而生，百兽震恐。立秋虎始啸，仲冬虎始交。虎不再交，孕七月而生。其搏物，三跃不中则舍之。人死于虎，则为伥鬼，导虎而行。虎食狗则醉，狗乃虎之酒也。闻羊角烟则走，恶其臭也。虎害人、兽，而猬、鼠能制之，智无大小也。

附录，渠搜，西戎露犬也，能食虎豹。

虎骨，虎骨用头及颈骨，色黄者佳，雄虎者胜。药箭射杀者，不可入药，其毒浸渍骨血间，能伤人也。凡用虎之诸骨，并捶碎去髓，涂酥或酒或醋，各随方法，炭火炙黄入药。味：辛，微热，无毒。治：邪恶气，杀鬼疰毒，止惊悸，治恶疮鼠瘘。头骨尤良。治筋骨毒风、挛急，屈伸不得，走疰疼痛，治尸疰腹痛，伤寒瘟气，瘟疟，杀犬咬毒。杂硃画符，疗邪。头骨作枕，辟恶梦魇。

置户上，辟鬼。煮汁浴之，去骨节风毒肿。和醋浸膝，止脚痛肿，胫骨尤良。初生小儿煎汤浴之，辟恶气，去疮疥，惊痫鬼痓，长大无病。追风定痛健骨，止久痢脱肛，兽骨鲠咽。虎之强悍，皆赖于胫，虽死而胫犹砧立不仆，故治脚胫无力用之。虎骨通可用，凡辟邪痓，治惊痫瘟疟，疮疽头风，当用头骨；治手足诸风，当用胫骨；腰背诸风，当用脊骨，各从其类也。虎，阴也；风，阳也。虎啸风生，阳出阴藏之义，其骨能追风定痛。虎之一身筋节气力，皆出前足，故以胫骨为胜。**附方**：**白虎风痛**，用虎胫骨涂酥炙黄、黑附子炮裂去皮，各一两，为末。每服二钱，服酒下，日再。**历节痛风**，虎胫骨酒炙三两，浸药七两，为末。每服二钱，温酒下，日三服。**历节走痛**，用虎头骨一具，涂酥炙黄捶碎，绢袋盛，置二斗清酒中，浸五宿，随性饮之，妙。**筋骨急痛**，虎骨和通草煮汁，空肚服半升，覆卧，少时汗出为效。切忌热食，损齿。小儿不可与食，恐齿不生。**休息痢疾**，经年不愈。取大虫骨，炙黄焦，捣末。饮服方寸匕，日三，取效。**痔漏脱肛**，虎胫骨两节，以蜜二两炙赤，捣末，蒸饼丸梧子大。每清晨温酒下二十丸，取效。**肛门凸出**，虎骨烧末，水服方寸匕，日三。**兽骨鲠咽**，虎骨为末，水服方寸匕。**恶犬咬伤**，虎骨刮末，水服方寸匕，并敷之。**汤火伤灼**，虎骨炙焦研敷，神效。**月蚀疳疮**，虎头骨二两捣碎，猪脂一斤，熬膏涂之。**小儿白秃**，虎骨末，油调涂之。**足疮嵌甲**，以橘皮汤浸洗，轻剪去，以虎骨末敷之，痛即止。**臁胫烂疮**。以畜汁洗试，刮虎骨末敷之。

威骨，长一寸，在胁两傍，破肉取之。

肉，味：酸，平，无毒。热食虎肉，坏人齿。虎肉作土气，味不甚佳，盐食稍可。治：恶心欲呕，益气力，止多唾。食之治疟，辟三十六种精魅。入山，虎见畏之。**附方**：**脾胃虚弱**。恶心不欲饮食。虎肉半斤切，以葱、椒、酱调，炙熟，空心冷食。

膏，治：狗啮疮。纳下部，治五痔下血。服之治反胃，煎消，涂小儿头白秃。附方：一切反胃。虎脂半斤切，清油一斤，瓦瓶浸一月，密封勿令泄气。每以油一两，入无灰酒一盏，温服，以瘥为度。油尽再添。

血，治：壮神强志。热刺虎之心血饮，能壮神志。

肚，治：反胃吐食。取生者勿洗存滓秽，新瓦固煅存性，入平胃散末一两和匀。每白汤服三钱，神效。

肾，治：瘰疬。雌黄芍药丸中用之。虎肾悬于腹，象口隐于颐。

胆，治：小儿惊痫。小儿疳痢，神惊不安，研水服之。

睛，治：癫疾。疟病，小儿热疾惊悸。惊啼客忤，疳气，镇心安神。明目去翳。

鼻，治：癫疾，小儿惊痫。悬户上，令生男。虎鼻悬门中一年，取熬作屑，与妇饮，便生贵子。勿令人及妇知，知则不验。

牙，治：丈夫阴疮及疽瘘，杀劳虫，治瘑犬伤，发狂。刮末，酒服方寸匕。

爪，爪并指、骨、毛，俱可，用以雄虎为胜。治：系小儿臂，辟恶魅。用虎爪、蟹爪、赤砂、雄黄为末，松脂和丸，每正旦焚之。

皮，治：疟疾，辟邪魅。虎者阳物，百兽之长，能辟鬼魅，令人卒中恶病，烧皮饮之，或系衣服，亦甚验也。虎豹皮上睡，令人神惊。其毛入疮，有大毒。

须，治：齿痛。拔虎须令插之，痛即愈。

---卷十一 兽部（下）---

豹

状似虎而小，白而团头，自惜其毛采。其文如钱者，曰金钱豹。宜为裘。虎生三子，一为豹。狐死首丘，豹死首山，不忘本也。豹胎至美，为八珍之一。

肉，味：酸，平，无毒。正月勿食，伤神损寿。治：安五脏，补绝伤，轻身益气。冬食利人壮筋骨，强志气，耐寒暑，令人猛健。辟鬼魅神邪，宜肾。豹肉令人志性粗豪，食之便觉，少项消化乃定。久食亦然。此兽猛捷过虎，故能安五脏，补绝伤，轻身，壮筋骨也。

脂，治：合生发膏，朝涂暮生。亦入面脂。

鼻，治：狐魅。同狐鼻，水煮服。治梦于鬼交，及狐狸、精魅。

头骨，治：烧灰淋脂，去头风白屑。作枕辟邪。

皮，不可藉睡，令人神惊。其毛入人疮中，有毒。

貘

音陌。似熊而头小，能食铜钱，土人鼎釜多为所啖。粪可为兵切玉，尿能销铁为水。

附录，豻，豻应井星，胡狗也。状似狐而黑，身长七尺，头生一角，老则有鳞，能食虎、豹、蛟、龙、铜、铁，猎人亦畏之。

狡兔，生昆吾山，形如兔，雄黄雌白，食丹石铜铁。

皮，治：寝之，可驱温疠，辟湿气，邪气。

膏，治：痈肿，能透肌骨。

象

《古语》云：犀因望月文生角，象为闻雷花发牙。胆随四时，春在前左足，夏在前右足，秋后左足，冬后右足也。一身之力皆在于鼻，故伤之则死。两牙夹鼻，雄者长六七尺，雌者才尺余耳。交牝则在水中，以胸相贴，与诸兽不同。沉象能驱水怪，沉象牙亦能杀之。又能辟邪，合丹龟宜以象牙夹之。

牙，象牙，杀取者上也，自死者次之，蜕于山中多年者下矣。或谓一岁一换牙者，非也。味：甘，寒，无毒。治：诸铁及杂物入肉，刮牙屑，和水敷之，立出。治痫病，刮齿屑，炒黄研末，饮服。诸物刺咽中，磨水服之，亦出。旧梳屑尤佳。主风痫惊悸，一切邪魅精物，热疾骨蒸及诸疮，并宜生屑入药。世人知然犀可见水怪，而不知沉象可驱水怪。附方：小便不通，胀急者，象牙生煎服之。小便过多，象牙烧灰，饮服之。痘疹不收，象牙屑，铜铫炒黄红色为末。每服七八分或一钱，白水下。诸兽骨鲠，象牙磨水吞之。骨刺入肉，象牙刮末，以水煮白梅肉调涂，自软。铁箭入肉。象牙刮末，水和敷之，即出也。

肉，味：甘、淡，平，无毒。治：烧灰，和油涂秃疮。多食令人体重。生煮汁服，治小便不通；烧灰饮服，治小便多。象肉肥脆，少类猪肉。

胆，凡使勿用杂胆。勿便和众药。须先捣成粉，乃和众药。味：苦，寒，微毒。治：明目治疳。治疮肿，以水化涂之。治口臭，以绵裹少许贴齿根，平旦漱去，数度即瘥。象胆明目，能去尘膜也，与熊胆同功。

睛，治：目疾，和人乳滴目中。

皮，治：下疳，烧灰和油敷之。又治金疮不合。象皮刺开，半日即合，故治金疮不合者，用其皮灰。

骨，治：解毒。胸前小横骨，烧灰酒服，令

人能浮。附方：象骨散。治脾胃虚弱，水谷不消，噫气吞酸，吐食霍乱，泄泻脓血，脐腹疼痛，里急频并，不思饮食诸症。用象骨四两炒，肉豆蔻炮、枳壳炒各一两。诃子肉炮、甘草各二两。干姜半两炮，为末。每服三钱，水一盏半，煎至八分，和滓热服。食前日三次。

犀

　　名兕。通天犀，角上有白缕，直上至端，夜露不濡，入药至验。犀角南海为上，黔、蜀次之。犀似水牛，猪首、大腹，脚似象，三蹄，黑色。犀角每岁一退，自埋土中，人以木角易之。若直取，则埋别地，不可复得。

　　犀角，番名低密。入药惟雄犀，生者为佳。若犀片及见成器物，皆被蒸煮，不堪用。凡犀入药，有黑白二种，以黑者为胜，角尖又胜。犀有捕得杀取者为上，蜕角者次之。鹿取茸，犀取尖，其精锐之力尽在是也。以西番生犀磨服为佳，入汤、散则屑之。凡使用光润者，剉屑入白杵，细研万匝乃用。犀锯成，当以薄纸裹于怀中。蒸燥，乘热捣之，应手如粉。味：苦、酸、咸，寒，无毒。阳中之阴也，入阳明经。松脂为之使，恶雷丸、藋菌；升麻为之使，恶乌头、乌喙。忌盐，及妊娠勿服，能消胎气。治：百毒蛊疰，邪鬼瘴气，杀钩吻、鸩羽、蛇毒，除邪崇，迷惑魇寐。久服轻身。伤寒瘟疫，头痛寒热，诸毒气。令人骏健，辟中恶毒气，镇心神解大热，散风毒。治发背痈疽疮肿，化脓作水，疗时疾，热如火，烦毒入心，狂言妄语。治心烦，止惊，镇肝明目，安五脏，补虚劳，退热消痰，解山瘴溪毒。主风毒攻心，氋氃①热闷赤痢，小儿麸豆，风热惊痫。烧灰水服，治卒中。恶心痛，饮食中毒，药毒热

---

① 氋氃（mào sào）：烦恼、愁闷。

毒，筋骨中风，心风烦闷，中风失音，皆瘥。以水磨服，治小儿惊热。山犀、水犀，功用相同。磨汁，治吐血、衄血、下血，及伤寒畜血，发狂谵语，发黄发斑，痘疮稠密，内热黑陷，或不结痂，泻肝凉心，清胃解毒。犀角，犀之精灵所聚，足阳明药也。胃为水谷之海，饮食药物必先受之，故犀角能解一切诸毒。五脏六腑，皆禀气于胃，风邪热毒，必先下之，故犀牛能疗诸血，及惊狂斑痘之证。凡蛊毒之乡有饮食，以此角搅之，有毒则生白沫，无毒则否。以之煮毒药，则无复毒势也。凡中毒箭，以犀角刺疮中，立愈。由犀食百毒棘刺也。附方：**吐血不止**，似鹅、鸭肝。用生犀角、生桔梗二两为末，每酒服二钱。**卧忽不寐**，若以火照之则杀人。但唾其面，痛啮其踵及大趾甲际，即活。以犀角为枕，即不魇。**小儿惊痫**，犀角浓磨，水服之，立效。为末亦可。**痘疮稠密**，生犀于涩器中，新汲水磨浓汁，冷饮服之。**消毒解热**，生犀角尖磨浓汁，频饮之。**服药过剂**，犀角烧末，水服方寸匕。**中毒烦困**，方同上。**食雉中毒**，吐下不止。犀角末方寸匕，新汲水调服，即瘥。**瘭疽毒疮**，日饮犀角汁，取瘥。**山岚瘴气**，犀角磨水服之，良。**下痢鲜血**。犀角、地榆、生地黄，各一两，为末，炼蜜丸弹子大。每服一丸，水一升，煎五合，去滓温服。

犛牛

名毛犀，其体多长毛，而身角如犀，故曰毛犀。

附录，**犩牛**，音危。如牛而大，肉重数千斤。出蜀山中。**犆牛**，出日南及浔州。色青黄，与蛇同穴。性嗜盐，人裹手涂盐取之。其角如玉，可为器。**海牛**，出登州海岛中。形似牛，鼍脚，鲇毛，其皮软，可供百用，脂可炙灯。**白支牛**，出西胡，今日割取肉，明日其创即复合也。**山牛**，状如牛，而角有枝，如鹿茸。

角，味：酸、咸，凉，无毒。治：惊痫热毒，诸血病。

黄，治：惊痫癫狂。

牦牛

音毛。出甘肃临洮，状如水牛，体长多力，能载重，迅行如飞。古人取为旌旄，今人以为缨帽，其肉味美。

喉靥，治：项下瘿气。

野马

似马而小，出塞外，其皮为裘。食其肉如家马肉。

肉，味：甘，平，有小毒。治：人病马痫，筋脉不能自收，周痹肌肉不仁。用肉一斤，豉汁煮熟，入五味葱白，作腌腊及羹粥，频食之。白煮亦可。

阴茎，味：酸、咸，温，毒。治：男子阴萎缩，少精。

野猪

陕、洛间甚多。形如家猪，但腹小脚长。毛色褐。作群行，猎人惟敢射最后者。若射中前者，则散走伤人。其肉赤色如马肉，食之胜家猪，牝者肉更美。冬月在林中食橡子。其黄在胆中，三岁乃有，亦不常得。至二三百斤者，能与虎斗。岭南有嬾妇[①]猪，害禾稼，列纺织器，则不敢来。

---

① 嬾妇：体型较小的野猪。宋范成大《桂海虞衡志·志兽》："嬾妇，如山猪而小，喜食禾，田夫以机轴织紝之器挂田所，则不复近。"嬾：同"懒"。

肉，味：甘，平，无毒。不发病减药力，与家猪不同。但青蹄者不可食，微动风。服巴豆药者，忌之。治：癫痫，补肌肤，益五脏，令人虚肥，不发风虚气。炙食治肠风泻血，不过十顿。附方：久痔下血。野猪肉二斤，著五味炙。空腹食之，作羹亦得。

脂，腊日炼过，取之。治：炼净，和酒，日三服。令妇人多乳，十日后可供三四儿。素无乳者亦下。悦色，除风肿毒，治疥癣。

黄，味：甘，平，无毒。治：金疮。止血生肉，疗一痫，水研如枣核许。服之，日二服，效。研水服，治血痢、症病。治恶毒风，小儿疳气，客忤天吊。

胆，治：恶热毒气，鬼疰癫痫，小儿诸疳。水研枣许服，日二。

齿，治：烧灰水服，治蛇咬毒。

头骨，治：邪疟。附方：积年下血。野猪头一枚，桑西枝一握，附子一枚，同入瓶内，煅过为末。每服二钱，粥饮空心服。

外肾，治：连皮烧存性，研米饮服。治崩中带下，及肠风泻血、血痢。

皮，治：烧灰涂鼠瘘、恶疮。

豪猪

陕洛、江东诸山中并有之。髦间有毫如箭，能射人、害稼。状如猪，而项脊有棘。

肉，味：甘，大寒，有毒。不可多食，发风令人虚赢。治：多膏，利大肠。

肚及屎，味：寒，无毒。治：水病热风鼓

胀，同烧存性，空心温酒，服二钱匕，用一具即消。干烧服之，治黄疸；连屎烧研，酒服，治水肿、脚气、奔豚。此猪多食苦参，故能治热风水胀，而不治冷胀也。

熊

生雍州山谷。十一月取之。形类大豕，而性轻捷，好攀缘，上高木。其足名蹯，为八珍之一。饥则舐其掌，故其美在掌；其胆春近首，夏在腹，秋在左足，冬在右足。

附录：罴魋。音颓。熊、罴、魋，三种一类也。如豕，色黑者，熊也；大而色黄白者，罴也；小而色黄赤者，魋也。罴，头长脚高，多力，能拔树木，虎亦畏之。熊有猪熊，形如豕；有马熊，形如马，即罴也。

脂，名熊白，背上肪，色白如玉，味甚美，寒月则有，夏月则无。其腹中肪及身中脂，煎炼过亦日作药，而不中啖。修治：凡取得，每一斤入生椒十四个，同炼过，器盛收之。味：甘，微寒，无毒。脂燃灯，烟损人眼，令失光明。治：风痹不仁筋急，五脏腹中积聚，寒热羸瘦，头疡白秃，面上皯疱。久服强志不饥，轻身长年。饮食呕吐。治风，补虚损，杀劳虫，酒炼服之。长发令黑，悦泽人面。治面上皯黯及疮。附方：令发长黑，熊脂、蔓荆子末，等分，和匀，醋调涂之。发毛黄色，以熊脂涂发梳散，入床底，伏地一食顷，即出，便尽黑。不过用脂一升效。白秃头癣。熊白敷之。

肉，味：甘，平，无毒。有痼疾不可食熊肉，令终身不除。若腹中有积聚寒热者食之，永不除也。十月勿食之，伤神。治：风痹，筋骨不仁。功与脂同，补虚羸。附方：中风痹疾，中风，心肺风热，手足风痹不随，筋脉五缓，恍惚烦躁。

熊肉一斤切。入豉汁中，和葱姜椒盐，作腌腊，空腹食之。脚气风痹。五缓筋骨。用熊肉半斤，如上法食之。

掌，熊掌难胹①，得酒、醋、水三件同煮，熟即大如皮球也。治：食之可御风寒，益气力。

胆，阴干用，然多伪者，但取一粟许滴水中，一道若线不散者为真。味：苦，寒，无毒。恶防己、地黄。治：时气热盛，变为黄疸，暑月久痢，疳䘌，心痛疰忤。治诸疳、耳鼻疮、恶疮、杀虫。小儿惊痫瘛疭，以竹沥化两豆许服之，去心中涎，甚良。退热清心，平肝明目，去翳，杀蛔、蛲虫。熊胆，苦入心，寒胜热，手少阴、厥阴、足阳明经药也。故能凉心、平肝、杀虫，为惊痫疰忤、翳障疳痔、虫牙蛔痛之剂焉。附方：赤目障翳，熊胆丸：每以胆少许化开，入冰片一二片，铜器点之，绝奇。或泪痒，加生姜粉些许。初生目闭，由胎中受热也。以熊胆少许，蒸水洗之，一日七八次。如三日不开，服四物，加甘草、天花粉。小儿鼻蚀，熊胆半分，汤化抹之。十年痔疮，熊胆涂之神效，一切方不及也。肠风痔瘘，熊胆半两，入片脑少许研，和猪胆汁涂之。蛔虫心痛，熊胆一大豆，和水服之，大效。小儿惊痫，方见主治。风虫牙痛，熊胆三钱，片脑四分，每以猪胆汁调少许搽匀。水弩射人，熊胆涂之，更以雄黄同酒磨服，即愈。诸疳羸瘦。熊胆、史君子末，等分研匀，瓷器蒸溶，蒸饼丸麻子大。每米饮下二十丸。

脑髓，治：诸聋。疗头旋。摩顶，去白秃风屑，生发。

血，治：小儿客忤。

骨，治：作汤，浴历节风，及小儿客忤。

---

① 胹：煮烂。

麢羊

名羚羊，一角极坚，能碎金刚石。麢羊独栖，悬角树上以远害，可谓灵矣，故从鹿徒灵，省文也。

羚羊角，修治：凡用，有神羊角甚长，有二十四节，内有天生木胎。此角有神力，抵千牛。凡使不可单用，须要不拆元对，绳缚，铁锉锉细，重重密裹，避风，以旋旋取用，捣筛极细，更研万匝入药，免刮人肠。味：咸，寒，无毒。治：明目，益气起阴，去恶血注下，辟蛊毒恶鬼不祥，常不魇寐。除邪气惊梦，狂越僻谬，疗伤寒时气寒热，热在肌肤，湿风注毒，伏在骨间，及食噎不通。久服，强筋骨轻身，起阴益气，利丈夫。治中风筋挛，附骨疼痛。作末蜜服，治卒热闷及热毒痢血，疝气，摩水涂肿毒。治一切热毒风攻注，中恶毒风，卒死昏乱不识人，散产后恶血冲心烦闷，烧末酒服之。治小儿惊痫，治山瘴及噎塞。治惊悸烦闷，心胸恶气，瘰疬、恶疮、溪毒。平肝舒筋，定风安魂，散血下气，辟恶解毒，治子痫痉疾。羊，火畜也，而羚羊则属木，故其角入厥阴肝经甚捷，同气相求也。肝主木，开窍于目。其发病也，目暗障翳，而羚羊角能平之。羚之性灵，而筋骨之精在角，故又能辟邪恶而解诸毒，碎佛牙而烧烟走蛇虺也。附方：噎塞不通，羚羊角屑为末，饮服方寸匕，并以角摩噎上。胸胁通满，羚羊角烧末，水服方寸匕。腹痛热满，方同上。坠胎腹痛，血出不止。羚羊角烧灰三钱，豆淋酒下。产后烦闷，汗出，不识人。用羚羊角烧末，东流水服方寸匕，未愈再服。又方，加芍药、枳实，等分炒，研末汤服。血气逆烦，羚羊角烧末，水服方寸匕。临产催生，羚羊角一枚，刮尖末，酒服方寸匕。小儿下痢，羚羊角中骨烧末，饮服方寸匕。遍身赤丹，羚羊角烧灰，鸡子清和，涂之神效。赤斑如疮，瘙痒，甚则杀人。羚羊角磨水，摩之数百遍为妙。山风瘴气。羚羊角末，水服一钱。

肉，味：甘，平，无毒。治：恶疮。和五味炒熟，投酒中，经宿饮之，治筋骨急强，中风。北人恒食；南人食之，免蛇、虫伤。

肺，味：同肉。治：水肿鼓胀，小便不利。

胆，味：苦，寒，无毒。治：面上䵟𪒟，如雀卵色。以二升，同煮三沸，涂四五次良。附方：面䵟。羚羊胆、牛胆各一枚，醋二升，同煮三沸，频涂之。

鼻，治：炙研，治五尸、遁尸邪气。

山羊

名野羊。大如牛，善斗。山羊似羚羊，色青，其角有挂痕者为羚羊，无者为山羊。

肉，味：甘，热，无毒。南方野羊，多唉石香薷，故肠脏颇热，不宜多食之。治：南人食之，肥软益人，治冷劳山岚疟痢，妇人赤白带下。疗筋骨急强、虚劳，益气，利产妇，不利时疾人。

鹿

名斑龙。牡者有角，夏至则解。孕六月而生子。鹿性淫，一牡常交数牝。喜食龟，能别良草。食则相呼，行则同旅，居则环角外向以防害，卧则口朝尾闾，以通督脉。鹿千岁为苍，又五百岁为白，又五百岁为玄。玄鹿骨亦黑，为脯食之，可长生。大鹿名麈，尾能辟尘，拂毡不蛀，置茜帛中岁久，亦红。

鹿茸，修治：四月、五月解角时取，阴干，使时燥。夏收之阴干，百不收一，且易臭，惟破之火干大好。凡使鹿茸，用黄精自然汁浸两日夜，漉出切焙捣用，免渴人也。又法，以鹿茸锯作片，每五两用羊脂三两，拌天灵盖末涂之，慢火炙，食内外黄脆，以鹿皮裹之，安室中一宿，则药魂归矣。乃慢火焙干，捣末用。茸上毛，先以酥薄涂匀，于烈焰中灼之，候毛尽微炙。不以酥，则火焰伤茸矣。当角解之时，其茸甚痛，猎人得之，以索系住取茸，然后毙鹿，鹿之血未散也。《月令》：冬至麋角解，夏至鹿角解。阴伤相反如此。麋茸利补阳，鹿茸利补阴，须佐以他药则有功。此骨之至强者，所以能补骨血，坚阳道，益精髓也。头者，诸阳之会，上钟于茸角，岂可与凡血为比哉？鹿是山兽，属阳，情淫而游山，夏至得阴气解角，从阳退之象；麋是泽兽，属阴，情淫而游泽，冬至得阳气而解角，从阴退之象也。味：甘，温，无毒。治：漏下恶血，寒热惊痫，益气强志，生齿不老。疗虚劳，洒洒如疟，羸瘦，四肢酸疼，腰脊痛，小便数利，泄精溺血，破瘀血在腹，散石淋痈肿，骨中热疽，痒，安胎下气，杀鬼精物，久服耐老。不可近丈夫阴，令痿。补男子腰肾虚冷，脚膝无力，夜梦鬼交，精溢自出，女人崩中漏血，赤白带下，炙末，空心酒服方寸匕。壮筋骨，生精补髓，养血益阳，强筋健骨，治一切虚损，耳聋目暗，眩晕虚痢。治头眩晕，用鹿茸半两，无灰酒三盏，煎一盏，入麝香少许，温服亦效。附方：斑龙丸，治诸虚。用鹿茸酥炙，或酒炙亦可，鹿角胶炒成珠，鹿角霜、阳起石煅红酒淬，肉苁蓉酒浸，酸枣仁、柏子仁、黄芪蜜炙各一两，当归、黑附子炮、地黄九蒸九焙各八钱，辰朱砂半钱，各为末，酒糊丸梧子大。每空心温酒下五十丸。鹿茸酒，治阳事虚痿，小便频数，面色无光。用嫩鹿茸一两，去毛切片，山药末一两，绢袋裹，置酒坛中，七日开瓶，日饮三盏。将茸焙作丸服。阴虚腰痛，鹿茸炙、菟丝子，各一两，舶茴香半两，为末，以羊肾二对，用酒煮烂，捣泥和，丸梧子大，阴干。每服三十五丸，温酒下，日三服。精血耗涸，鹿茸酒蒸、当归酒浸，各一两，焙为末，乌梅肉煮膏，捣，丸梧子大。每米饮服五十丸。腰膝疼痛，伤败者。鹿茸涂酥炙紫为末，每服，酒下一钱。小便频数，鹿茸一对，酥炙为末，每服二钱，温酒下，日三服。**虚痢危困，**因血气衰弱者。鹿茸酥炙一两为末，入麝香五分，以灯心煮枣肉，和丸梧子大，每空心米饮下三五丸。**饮酒成泄，**骨立不能食，但饮酒即泄。用嫩鹿茸酥炙、肉苁蓉煨一两，生麝香五分，为末，陈白米饭丸梧子大，每米饮下五十丸。名香茸丸。**室女白带。**鹿茸酒蒸焙二两，金毛狗脊、白蔹各一两，为末，用艾煎醋，打糯米糊丸梧子大。每温酒下五十丸，日二。

角，七月采角，以鹿年久者，其角更好。煮以为胶，入药弥佳。鹿角要黄色紧重尖好者。此鹿食灵草，所以异其众鹿也。凡用鹿角、麋角并截断锉屑，以蜜浸过，微火焙，令小变色，曝干，捣筛为末。或烧飞为丹，服之至妙。以角寸截，泥裹，于器中大火烧一日，如玉粉也。**味：咸，温，无毒。**杜仲为之使。**治：恶疮痈肿，逐邪恶气，留血在阴中。除少腹血痛，腰脊痛，折伤恶血，益气。猫鬼中恶，心腹疼痛。水磨汁服，治脱精尿血，夜梦鬼交。醋磨汁，涂疮疡、痈肿、热毒。火炙热，熨小儿重舌、鹅口疮。蜜炙研末酒服，轻身强骨髓，补阳道绝伤。又治妇人梦与鬼交者，清酒服一撮，即出鬼精。烧灰，治女子胞中余血不尽欲死，以酒服方寸匕，日三，甚妙。**鹿角生用则散热行血，消肿辟邪；熟用则益肾补虚，强精活血；炼霜熬膏，则专于滋补矣。**附方：鹿角法，**鹿角屑十两，生附子三两去皮脐，为末，每服二钱，空心温酒下，令人少睡，益气力，通神明。**肾消尿数，**鹿角一具，炙捣筛。温酒每服方寸匕，日二。**骨虚劳极，**用鹿角二两，牛膝酒浸、焙一两半，为末，炼蜜丸梧子大。每服五十丸，空心盐酒下。**肾虚腰痛，**如锥刺不能动摇。鹿角屑三两，炒黄研末，空心温酒服方寸匕，日三。**卒腰脊痛，**不能转侧，鹿角五寸烧赤，投二升酒中，浸一宿饮。**妇人腰痛，**鹿角屑熬黄，研酒服方寸匕，日五六服。**妊娠腰痛，**鹿角截五寸长，烧赤，投一升酒中，又烧又浸，如此数次，细研，空心酒服方寸匕。**产后腹痛，**血不尽者。鹿角烧研，豉汁服方寸匕，日二。**妊娠下血，**

鹿角屑、当归各半两，水三盏，煎减半，顿服，不过二服。胎死腹中，鹿角屑三寸匕，煮葱豉汤和服，立出。堕胎血瘀，不下，狂闷寒热，用鹿角屑一两为末，豉汤服一钱，日三。须臾血下。胞衣不下，鹿角屑三分为末，姜汤调下。产后血运，鹿角一段，烧存性出火毒，为末。酒调灌下即醒。妇人白浊，滑数虚冷者。鹿角屑炒黄为末，酒服二钱。筋骨疼痛，鹿角烧存性为末，酒服一钱，日二。食后喜呕，鹿角烧末二两，人参一两，为末。姜汤服方寸匕，日三。小儿哕疾，鹿角粉、大豆末等分，相和乳调，涂乳上饮之。小儿疟疾，鹿角生研为末，先发时以乳调一字服。小儿滞下，赤白者。用鹿角灰、发灰等分，水服三钱，日二。小儿重舌，鹿角末涂舌下，日三。小儿流涎，鹿角屑末，米饮服一字。面上皯疱，鹿角尖磨浓汁，厚涂之，神效。面上风疮，鹿角尖磨，酒涂之。咽喉骨鲠，鹿角为末，含之咽津。蹉跌损伤，血瘀骨痛。鹿角末，酒服方寸匕，日三。竹木入肉，不出者。鹿角烧末，水和涂上，立出。久者不过一夕。蟹螋尿疮，鹿角烧末，苦酒调服。五色丹毒，鹿角烧末，猪脂和敷。发背初起，鹿角烧灰，醋和涂之，日五六易。乳发初起，不治杀人。鹿角磨浓汁涂之，并令人嗍去黄水，随手即散。吹奶掀痛，鹿角屑炒黄为末，酒服二钱，仍以梳梳之。下疰脚疮，鹿角烧存性，入轻粉同研，油调涂之。疖毒肿毒，鹿角尖磨浓汁涂之，甚妙。痈疽有虫，鹿角烧末，苦酒和涂，磨汁亦可。妖魅猫鬼。病人不肯言鬼。鹿角屑捣末，水服方寸匕，即言实也。

白胶，名鹿角胶，粉名鹿角霜。用新角一担，寸截，盛于长流水，浸一日，刮净，入楮实子、桑白皮、黄蜡各二两，铁锅中水煮三日，夜不可少停，水少即添汤，日足取出，刮净晒研为霜。味：甘，平，无毒。得火良，畏大黄。治：伤中劳绝，腰痛羸瘦，补中益气。妇人血闭无子，止痛安胎。久服，轻身延年。疗吐血下血，崩中不止，四肢作痛，多汗淋露，折跌伤损。男子损脏气，气弱劳损，吐血。妇人服之，令有子，安胎去冷，治漏下赤白。炙捣酒服，补虚劳，长肌益髓，令人肥健，悦颜色。又治劳嗽，尿精尿血，疮伤肿毒。

凡使鹿角，胜于麋角。鹿阳兽，见阴而角解；麋阴兽，见阳而角解。故补阳以鹿角为胜，补阴以麋角为胜，其不同如此。附方：异类有情丸，凡丈夫中年觉衰，便可服饵。其方用鹿角霜，治法见上。龟版酒浸七日，酥、炙、研各三两六钱。盗汗遗精，鹿角霜二两，生龙骨炒、牡蛎煅各一两为末，酒糊，丸梧子大，每盐汤下四十丸。虚劳尿精，白胶二两炙，为末。酒二升，和温服。虚损尿血，白胶三两炙，水二升，煮一升，四合分服。小便不禁，上热下寒者。鹿角霜为末，酒糊和丸梧桐子大，每服三四十丸，空心温酒下。小便频数，鹿角霜、白茯苓等分为末，酒糊丸梧子大，每服三十丸，盐汤下。男子阳虚，甚有补益方，同上。汤火灼疮。白胶水煎令稠，待冷涂之。

骨，味：甘，微热，无毒。治：安胎下气。杀鬼精物，久服耐老，可酒浸服之。作酒，主内虚，续绝伤，补骨除风。烧灰水服，治小儿洞注下痢。

肉，味：甘，温，无毒。九月以后，正月以前堪食。他月不可食，发冷痛。白臆者、豹文者，并不可食。鹿肉脯，炙之不动，及见水而动，或曝之不燥者，并杀人。不可同雉肉、蒲白、鲍鱼、虾食，发恶疮。《礼记》云：食鹿去胃。治：补中，益气力，强五脏。生者疗中风口僻，割片贴之。中风口偏者，以生肉同生椒捣贴，正即除之。补虚瘦弱，调血脉。养血生容，治产后风虚邪僻。凡药饵之人，久食鹿肉，服药必不得力，为其食解毒之草制诸药也。大抵鹿乃仙兽，纯阳多寿之物，能通督脉，又食良草，故其肉、角有益无损。

头肉，味：平。治：消渴，夜梦鬼物，煎汁服。作胶弥善。附方：老人消渴。鹿头一个，去毛煮烂，和五味。空心食，以汁咽之。

蹄肉，味：平。治：诸风，脚膝骨中疼痛，不能践地，同豉汁、五味煮食。

脂，治：痈肿死肌，温中，四肢不随，头风，通腠理。不可近阴。

髓，味：甘，温，无毒。治：丈夫、女子伤中绝脉，筋急痛，咳逆，以酒和，服之良。和蜜煮服，壮阳道，令有子。同地黄汁煎膏服，填骨髓，壮筋骨，止呕吐。补阴强阳，生精益髓，润燥泽肌。取鹿脑及猪骨髓炼成膏，每一两，加炼蜜二两炼匀，瓷器密收，用和滋补丸药剂，妙。附方：鹿髓煎。治肺痿咳嗽，伤中脉绝。用鹿髓、生地黄汁各七合，酥、蜜各一两，杏仁、桃仁各三两，去皮炒，酒一升同捣取汁，先煎杏仁、桃仁、地黄汁减半，入三味煎如稀饧，每含一匙咽下，日三。

脑，治：入面脂，令人悦泽。刺入肉内不出，以脑敷之，燥即易，半日当出。

精，治：补虚羸劳损。

血，治：阴痿，补虚，止腰痛、鼻衄，折伤，狂犬伤。和酒服，治肺痿吐血，及崩中带下。诸气痛欲危者，饮之立愈。大补虚损，益精血，解痘毒、药毒。刺鹿头角间血，酒和饮之更佳。附方：阴阳二血丸，治小儿痘疮，未出者稀，已出者减。用鹿血、兔血，各以青纸盛，置灰上晒干。乳香、没药各一两，雄黄、黄连各五钱，朱砂、麝香一钱。为末，炼蜜丸绿豆大。每服十丸，空心酒下，儿小者减之。鼻血时作。干鹿血炒枯，将酒酽熏二三次，仍用酒酽半杯，和服之。

肾，味：甘，平，无毒。治：补肾气。补中，安五脏，壮阳气，作酒及煮粥食之。附方：

肾虚耳聋。用鹿肾一对，去脂膜，切，以豉汁入粳米二合煮粥食，亦可作羹。

胆，味：苦，寒，无毒。治：消肿散毒。

筋，治：劳损继绝。尘沙眯目者，嚼烂挼入目中，则粘出。

靥，治：气瘿。以酒渍，炙干，再浸酒中，含咽汁，味尽更易，十具乃愈。

皮，治：一切漏疮，烧灰和猪脂纳之。日五六易，愈乃止。

粪，治：经日不产。干湿各三钱，研末，姜汤服，立效。

胎粪，治：解诸毒。

麋

麋，鹿属也。牡者有角。鹿喜山而属阳，故夏至解角；麋喜泽而属阴，故冬至解角。麋似鹿而色青黑，大如小牛，目下有二窍，为夜目。

麋脂，聚则温，散则凉，以顺时也。味：辛，温，无毒。忌桃李，畏大黄。治：痈肿，恶疮，死肌，寒热风寒湿痹，四肢拘缓不收，风头肿气，通腠理。柔皮肤，不可近阴，令痿。治少年气盛，面生疮疱，化脂涂之。

肉，味：甘，温，无毒。多食令人弱，能发脚气，妊妇食之，令子目病。不可合猪肉、雉肉食，发痼疾。合虾及生菜、梅、李食，损男子精气。治：益气补中。治腰脚，补五脏不足气。鹿以阳为体，其肉食之燠[①]；麋以阴为体，其肉食之寒。

---

① 燠：热。

茸，修治与鹿茸同。味：甘，平，无毒。治：阴虚劳损，一切血病，筋骨腰膝酸痛，滋阴益肾。

麋角，角以顶根上有黄毛若金线、兼旁生小尖、色苍白者为上。凡用麋角，可五寸截之，中破，炙黄为末，入药。味：甘，热，无毒。治：风痹，止血，益气力。刮屑熬香，酒服，大益人。酒服，补虚劳，添精益髓，益血脉，暖腰膝。壮阳悦色，疗风气偏。治丈夫作粉常服。治丈夫冷气及风，筋骨疼痛。若卒心痛，一服立瘥。浆水磨泥涂面，令人光华赤白，如玉可爱。滋阴养血，功与茸同。麋角常服，大益阳道。煎胶与鹿角胶同功。麋角属阴，故治腰膝不仁，补一切血病也。鹿之茸角补阳，右肾精气不足者宜之；麋之茸角补阴，左肾血液不足者宜之。此乃千古之微秘。附方：麋角丸。补心神，安脏器，填骨髓，理腰脚，能久立，聪耳明目，发自更黑，貌老还少。凡麋角，取当年新角连脑顶者为上，看角根有斫痕处，亦堪用。蜕角根下平者，不堪。取角一具为一剂，去尖一大寸，即各长七八寸，取势截断。量米泔浸两宿，切曝干，择去恶物、相骨皮及镑不匀者，以无灰美酒于大磁器中浸，经两宿，其药及酒俱入净釜中。初用武火煮一食久，后以文火微煎，如蟹目沸。以柳木篦徐徐搅，不得住手，时时添酒，以成煎为度。煎时皆须平旦下手，不得经宿。仍看屑如稀胶，即以牛乳五升、酥一片，以次渐下。后项药仍以麋角一条，炙令黄为末，与诸药同制之。槟榔、通草、秦艽、肉苁蓉、人参、菟丝子酒浸两宿，别捣晒干、甘草，各一两，右，捣为末。将胶再煎一食顷，似稀稠粥即止火。少时，投诸药末相和，稠粘堪作丸，即以新器盛贮。以众手一时，丸如梧子大。如粘手，着少酥涂手。其服饵之法：空腹以酒下之，初服三十丸，日加一丸，加至五十丸为度，日二服。至一百日内，忌房室。服经一月，腹内诸疾自相驱逐。又方。刮为末十两，用生附子一枚合之，雀卵合丸，日服二十丸，温酒下，二十日大效。亦可单熬为末，酒服，亦令人不老，但性缓不及附子者。

骨，治：虚劳，至良。煮汁酿酒饮，令人肥白，美颜色。

皮，治：作靴、袜，除脚气。

麂

麂[1]属，而小于麞，其口两旁有长牙，好斗，声如鼓钹，皮为第一，为靴、袜，珍之。

肉，味：甘，平，无毒。治：五痔病。炸熟，以姜、醋进之，有大效。

头骨，味：辛，平，无毒。治：烧灰饮服，治飞尸。

皮，治：作靴、袜，除湿气脚痹。

麞

名麕。

肉，味：甘，温，无毒。十二月至七月食之，动气。多食令人消渴，若瘦恶者食之，发痼疾，不可合鹄肉食，成症疾。又不可合梅、李、虾食，病人。治：补益五脏。益气力，悦泽人面。酿酒有祛风之功。麞胆白，性怯，饮水见影辄奔，《道书》谓麞鹿无魂也。附方：通乳，一肉煮食，勿令妇知。消瘤。用麞肉或鹿肉，剖如厚脯，炙熟揭之。可四炙四易，出脓便愈。不除，再以新肉用之。

髓脑，治：益气力，悦泽人面，治虚风。治暗风。薯蓣煎，治虚损，天门冬煎。并用之。有麞髓、麞骨酒，并补下。

---

① 麂：亦写作"獐"。

骨，味：甘，微温，无毒。治：虚损泄精，益精髓，悦颜色。<small>治产后虚损，有麋骨汤煮汁煎药。</small>

麝

<small>名香麝。麝之香气远射，故谓之麝。麝形似麋而小，黑色，常食柏叶，又唼蛇。其香正在阴茎前皮内。</small>

麝脐香，<small>凡使麝香，用当门子尤妙，以子日开之，微研用，不必苦细也。</small>味：辛，温，无毒。<small>忌大蒜，麝香不可近鼻，有白虫入脑，患癫。久带其香透关，令人成异疾。</small>治：辟恶气，杀鬼精物，去三虫蛊毒，瘟疟惊痫。久服除邪，不梦寤魇寐。疗诸凶邪鬼气，中恶，心腹暴痛，胀急痞满，风毒，去面䵟、目中肤翳，妇人产难堕胎，通神仙。佩服及置枕间，辟恶梦，及尸疰鬼气。又疗蛇毒。<small>入山辟蛇，以麝香丸着足爪中有效。因麝唼蛇，故以厌之也。</small>治蛇、蚕咬，沙虫溪瘴毒，辟蛊气，杀脏腑虫，治疟疾，吐风痰，疗一切虚损恶病。纳子宫，暖水脏。止冷带下。熟水研服一粒，治小儿惊痫客忤，镇心安神，止小儿便利。又能蚀一切痈疮脓水。除百病，治一切恶气及惊怖恍惚。疗鼻窒，不闻香臭。通诸窍，开经筵，透肌骨，解酒毒，消瓜果食积，治中风、中气、中恶，痰厥，积聚症瘕。<small>麝香入脾治内病，凡风病在骨髓者宜用之，使风邪得出。若在肌肉用之，反引风入骨，如油入面之不能出也。五脏之风，不可用麝香泻补气，口鼻出血，乃阴盛阳虚，有升无降，当补阳抑阴，不可用脑、麝轻扬飞窜之剂。妇人以血为主，凡血海虚而寒热盗汗者，宜补养之，不可用麝香之散，琥珀之燥。中风不省者，以麝香、清油灌之，先通其关，则后免语蹇瘫痪之症。</small>附方：中风不省，<small>麝香</small>

二钱研末，入清酒二两和匀灌之，其人自苏也。中恶客忤，项强欲死。麝香少许，乳汁涂儿口中取效，醋调亦可。小儿惊啼，发歇不定。真麝香一字，清水调服，日三。小儿中水，单以麝香如大豆三枚，奶汁调，分三四服。破伤风水，毒肿痛不可忍，麝香末一字纳疮中，出尽脓水便效。中恶霍乱，麝香一钱，醋半盏，调服。小儿邪疟，以麝香研墨。书"去邪辟魔"四字于额上。诸果成积，用麝香一钱，生桂末一两，饭和，丸绿豆大，大人十五丸，小儿七丸，白汤下。消渴饮水，以麝香当门子，酒和，作十余丸，枳椇煎汤送下益，麝香败酒坏果，枳椇亦败酒也。偏正头痛，用麝香五分，皂角末一钱，薄纸裹置患处。以布包炒盐于上熨之，冷则易，如此数处，永不再发。五种蛊毒，麝香、雄黄等分为末，以生羊肝如指大，以刀割开，裹药吞之。催生易产，麝香一钱，水研服，立下。死胎不下，麝香当门子一枚，桂心末二钱，温酒服即下。痔疮肿毒，麝香当门子、印城盐，等分涂之，不过三次。鼠咬成疮，麝香封之妙。蚕咬成疮，蜜调麝香敷之。山岚瘴气，水服麝者三分解之。虫牙作痛。香油抹箸头，蘸麝香末，绵裹炙热，咬之，换二三次，其虫即死，断根甚妙。

肉，味：甘，温，无毒。蛮人常食之，似麝肉而腥气，云食之不畏蛇毒也。治：腹中症病①。附方：小儿症病。麝肉二两，切焙，蜀椒三百枚，炒捣末，以鸡子白和，丸小豆大，每服二三丸，汤下，以瘥为度。

灵 猫

名香狸，其气甚香，微有麝气。

肉，味：甘，温，无毒。

---

① 症（zhēng）病：中医指腹部包块或腹部疾病，也指内脏疾病。

阴，味：辛，温，无毒。治：中恶气，飞尸蛊疰，心腹卒痛，狂邪鬼神，鬼疟疫气，梦寐邪魇，镇心安神。

猫

名家狸。其睛可定时，子、午、卯、酉如一线，寅、申、巳、亥如满月，辰、戌、丑、未如枣核也。

肉，味：甘、酸，温，无毒。治：劳疰、鼠瘘、蛊毒。凡预防蛊毒，自少食猫肉，则蛊不能害。

头骨，味：甘，温，无毒。治：鬼疰蛊毒，心腹痛，杀虫治疳，及痘疮变黑，瘰疬，瘰瘘，恶疮。附方：心下鳖瘕，用黑猫头一枚，烧灰，酒服方寸匕，日三。多年瘰疬，不愈，用猫头、蝙蝠各一个，俱撒上黑豆，同烧存性，为末掺之。干则油调，内服五香连翘汤，取效。走马牙疳，黑猫头烧灰，酒服方寸匕。小儿阴疮，猫头骨烧灰，敷之既愈。鼠咬疮痛，猫头烧灰，油调敷之，以瘥为度。对口毒疮。猫头骨烧存性，研。每服三五钱，酒服。

脑，纸上阴干。治：瘰疬、鼠瘘、溃烂，同莽草，等分为末，纳孔中。

眼睛，治：瘰疬、鼠瘘。烧灰，井华水服方寸匕，日三。

牙，治：小儿痘疮。倒魇欲死，同人牙、猪牙、犬牙烧灰，等分研末，蜜水服一字，即便发起。

舌，治：瘰疬、鼠瘘。生晒研敷。

涎，治：瘰疬。刺破涂之。

肝，治：痨瘵杀虫。取黑猫肝一具，生晒研末，每朔、望五更酒调服之。

胞衣，治：反胃吐食。烧灰入朱砂末少许，压舌下，甚效。

皮毛，治：瘰疬诸瘘，痈疽溃烂。附方：乳痈溃烂，猫儿腹下毛，坩埚内煅存性。鬓边生疖，猫颈上毛、猪颈上毛，各一把，鼠屎一粒，烧研，油调敷之。鬼舐头疮，猫儿毛烧灰，膏和敷之。鼻擦破伤，猫儿头上毛煎碎，唾粘敷之。鼠咬成疮。猫毛烧灰，入麝香少许，唾和封之。猫须亦可。

尿，以姜或蒜擦牙、鼻，即遗出。治：蜒蚰诸虫入耳，滴入即出。

屎，腊月采干者，泥固，烧存性，收用。治：痘疮倒陷不发，瘰疬溃烂，恶疮蛊疰，蝎螫鼠咬。烧灰水服，治寒热鬼疟，发无期度者，极验。附方：瘰疬溃烂，腊猫屎，以阴阳瓦合，盐泥固济，煅过研末，油调搽之。鼠咬成疮，猫屎揉之，即愈。蝎螫作痛。猫儿屎涂之，三五次即瘥。

狸

名野猫。有白面者，名玉面狸。喜食百果，又名果狸。冬月极肥，为山珍之首。

肉，味：甘，平，无毒。正月勿食，伤神。《内则》：食狸去正脊，为不利人也。反藜芦。治：诸疰。治温鬼毒气，皮中如针刺。作羹臛，治痔及鼠瘘，不过三顿，甚妙。补中益气去游风。附方：风冷下血。脱肛疼痛。野狸一枚，大瓶盛之，泥固，火煅存性，取研，入麝香二钱，每食前，米饮服二钱。

膏，治鼷鼠咬人成疮，用此摩之，并食狸肉。
肝，治：鬼疟。
阴茎，治：妇人月水不通，男子阴癞。烧

灰，东流水服。

骨，<small>头骨尤良。</small>味：甘，温，无毒。治：风痓、尸痓、鬼痓，毒气在皮中，淫濯如针刺者，心腹痛走无常处，及鼠瘘恶疮。烧灰酒服，治一切游风。炒末，治噎病，不通饮食。烧灰水服，治食野鸟肉中毒。头骨炙研或烧灰，酒服二钱，治尸痓、邪气腹痛及痔瘘，十服后见验。<small>炙骨和雄黄、麝香为丸服，治痔及瘘，甚效。</small>杀虫，治疳痢、瘰疬。附方：瘰疬肿痛，<small>久不瘥。用狸头、蹄骨，并涂酥，炙黄为散。每日空心米饮下一钱匕。瘰疬已溃。狸头烧灰，须敷之。</small>

风狸

<small>生邕州。似兔而短，栖息高树上，候风而吹。尿如乳汁，击之虽死，遇风复活，石菖蒲塞鼻，不复生。</small>

脑，治：酒浸服，愈风疾。和菊花服，至十斤可长生。

狐

<small>形似小黄狗，而鼻尖尾大。全不似狸，毛可为裘，其腋毛纯白，谓之狐白。性多疑审听，善为魅。</small>

肉，味：甘，温，无毒。《礼记》云："食狐去首"，<small>为害人也。</small>治：同肠作臛食，治疮疥久不瘥。煮炙食，补虚损及五脏邪气。患蛊毒寒热者，宜多服之。作脍生食，暖中去风，补虚劳。附方：狐肉羹。<small>治惊痫恍惚，语言错乱，五脏积冷，蛊毒寒热诸病。用狐肉一片及五脏治净，入豉汁煮熟，入五味作羹，或作粥食。京中以羊骨汁、鲫鱼代豉汁，亦妙。</small>

五脏及肠肚，味：苦，微寒，有毒。治：蛊毒寒热，小儿惊痫。补虚劳，随脏而补，治恶疮疥。生食，治狐魅；作羹臛，治大人见鬼。肝烧灰，治风痫及破伤风，口紧搐强。附方：劳疟瘴疟，野狐肝一具，阴干，重五日五更初，北斗下受气为末，粳米作丸绿豆大。每以一丸绯帛裹，系手中指，男左女右。中恶蛊毒，腊月狐肠烧末，水服方寸匕。牛病疫疾。狐肠烧灰，水灌之，胜獭也。

胆，腊月收之。治：人卒暴亡，即取雄狐胆，温水研，灌入喉即活。移时者无及矣。辟邪疟，解酒毒。狐血渍黍，令人不醉。附方：狐胆丸。治邪疟发作无时。狐胆一个，朱砂、砒霜各半两，阿魏、麝香、黄丹、绿豆粉各一分，为末。五月五日午时，粽子尖和丸，梧子大。空心及发前，冷醋汤服二丸。忌热物。

阴茎，味：甘，微寒，有毒。治：女子绝产，阴中痒，小儿阴癫卵肿。妇人阴脱。附方：小儿阴肿。狐阴茎，炙为末，空心酒服，良。

头，治：烧之辟邪。同狸头烧灰，敷瘰疬。

目，治：破伤中风。

鼻，治：狐魅病。同豹鼻煮食。

唇，治：恶刺入肉。杵烂和盐封之。

口中涎液，治：入媚药。

四足，治：痔漏下血。

皮，治：辟邪魅。

尾，治：烧灰辟恶。头尾烧灰，治牛疫，和水灌之。

雄狐屎，在竹木灰石上，尖头者是也。治：烧之辟恶。去瘟疫气。治肝气心痛，颜色苍苍如死灰，喉如喘息者。以二升烧灰，和姜黄三两捣末，空腹酒下方寸匕，日再，甚效。疗恶刺入肉，烧腊月猪脂封之。

貉

音鹤。貉与貛同穴各处。形如小狐，毛黄褐色，其毛浓厚温滑，可为裘服。日伏夜出，捕食虫物，出则貛随之。其性好睡，人或畜貉，以竹扣醒，已而复寐，故人之好睡曰"貉睡"，俗云"瞌睡"。非生于北，逾汶[①]即死。

肉，味：甘，温，无毒。治：元脏虚劳及女子虚惫。

貒

音湍。名猪貛。似犬而矮，尖喙黑足。相色与貛、貉，三种大抵相类，而头、足小别。能孔地，入食虫蚁。

肉，味：甘、酸，平，无毒。治：水胀久不瘥、垂死者，作羹食之，下水大效。服丹石动热，下痢赤白久不瘥，煮肉露一宿，空腹和酱食，一顿即瘥。瘦人煮和五味食，长肌肉。野兽中惟貒肉最甘美，益瘦人。治上气虚乏，咳逆劳热，和五味煮食。

膏，治：蜥蜴蛊毒，胸中哽噎，怏怏如虫行，咳血，以酒和服，或下或吐或自消也。

胞，治：蛊毒。以腊月干者，汤摩如鸡子许，空腹服之。

骨，治：上气咳嗽，多研，酒服三合，日二，取瘥。

---

① 汶：今大汶河。

貆

名狗貆。穴土而居，形如家狗而脚短，食果食。其肉味甚甘美，皮可为裘。貒猪，貆也；貆狗，貆也。二种相似而略殊，亦能穴地，出食瓜果，入食虫蚁。

肉，味：甘、酸，平，无毒。治：补中益气，宜人。小儿疳瘦，杀蛔虫，宜啖之。功与貒同。

木狗

生广东江山。形如黑狗，能登木。其皮为衣褥，能运动血气。

皮，治：除脚痹风湿气，活血脉，暖腰膝。

豺

狼属也。其形似狗而颇白，其牙如锥而噬物。群行虎亦畏之，又喜食羊，其气臊臭可恶。

肉，味：酸，热，有毒。豺肉食之，损人精神，消人脂肉，令人瘦。

皮，味：热。治：冷痹软脚气，熟之以缠裹病上，即瘥。疗诸疳痢，腹中诸疮，煮汁饮，或烧灰酒服之。亦可敷𧏾齿。治小儿夜啼，百法不效，同狼屎中骨烧灰等分，水服少许，即定。

狼

大如狗，苍色，鸣声则诸孔皆沸。能食鸡、鸭、鼠物。

肉，味：咸，热，无毒。治：补益五脏，厚肠胃，填骨髓，腹有冷积者，宜食之。

膏，治：补中益气，润燥泽皱。涂诸恶疮。

《内则》：食狼去肠。《周礼》：兽人冬献狼，其膏聚也。

牙，治：佩之，辟邪恶气。刮末水服，治猘犬伤。烧灰水服，方寸匕，治食牛中毒。

喉靥，治：噎病。日干为末，每以半钱，入饭内食之，妙。

皮，治：暖人，辟邪恶气。嗉下皮，搓作条，勒头，能去风止痛。狼皮当户，羊不敢出。

尾，治：系马胸前，辟邪气，令马不惊。

兔

名明视。

肉，味：辛，平，无毒。《内则》云，食兔去尻，不利人也。兔肉为羹，益人。妊娠不可食，令子缺唇。不可合白鸡肉及肝、心食，令人面黄。合獭肉食，令人病遁尸。与姜、橘同食，令人心痛、霍乱。又不可同芥食。兔尻有孔，子从口出，故妊妇忌之，非独为缺唇也。大抵久食绝人血脉，损元气、阳事，令人痿黄。八月至十月可食，余月伤人神气。兔死而眼合者杀人。治：补中益气。热气湿痹，止渴健脾。炙食，压丹石毒。腊月作酱食，去小儿豌豆疮。凉血解热毒，利大肠。兔者，明月之精。有白毛者，得金之气，入药尤妙。兔至冬月，乱木皮，已得金气而气内实，故味美。至春食草麦，而金气衰，故不美也。附方：消渴羸瘦。用兔一只，去皮、爪、五脏，以水一斗半煎稠，去滓澄冷，渴即饮之。极重者不过二兔。

血，味：咸，寒，无毒。治：凉血活血，解胎中热毒，催生易产。附方：催生丹，治产难。腊月兔血，以蒸饼染之，纸裹阴干为末。每服二钱，乳香汤下。心气痛。用腊兔血和茶末四两，乳香末二两，捣丸芡子大，每温醋化服一丸。

脑，治：涂冻疮，催生滑胎，同髓治耳聋。附方：催生散，用腊月兔脑髓一个，摊纸上夹匀阴干，剪作符子，于面上书"生"字一个。候母痛极时，用钗股夹定，灯上烧灰。煎丁香，酒调下。手足皲裂，用兔脑髓生涂之。发脑发背。及痈疽、热疖、恶疮。用腊月兔头捣烂，入瓶内密封，惟久愈佳。每用，涂帛上，厚封之，热痛即如冰也。频换，取瘥乃止。

骨，治：热中消渴，煮汁服。治消渴羸瘦，小便不禁。兔骨和大麦苗煮汁服，极效。煮汁服，止霍乱吐利。治鬼疰，疮疥刺风。醋磨涂久疥，妙。

头骨，腊月收之。味：甘、酸，平，无毒。治：头眩痛，癫疾。连皮毛烧存性，米饮服方寸匕。治天行呕吐不止，以瘥为度。连毛烧灰酒服，治产难下胎，及产后余血不下。烧末，敷妇人产后阴脱，痈疽恶疮。水服治小儿疳痢，煮汁服治消渴不止。附方：预解痘毒，十二月取兔头，煎汤浴小儿，凉热去毒，令出痘稀。产后腹痛。兔头炙热摩之，即定。

肝，治：目暗。明目补劳，治头旋眼眩。和决明子作丸服，甚明目。切洗生食如羊肝法，治丹石毒发上冲，目暗不见物。兔肝明目，因其气有余，以补不足也。兔肝能泻肝热，盖兔目瞭而性冷故也。附方：风热目暗。肝肾气虚，风热上攻，目肿暗。用兔肝一具，米三合，和豉汁，如常煮粥食。

皮毛，腊月收之。治：烧灰，酒服方寸匕，治产难及胞衣不出。余血抢心胀刺欲死者，极验。煎汤，洗豌豆疮。头皮灰，主鼠瘘，及鬼疰毒气在皮中如针刺者。毛灰，主炙疮不瘥。皮灰，治妇人带下。毛灰，治小便不利。余见"败笔"下。附方：妇人带下，兔皮烧烟尽，为末。酒服方寸匕，以瘥为度。火烧成疮。兔腹下白毛贴之，候毛落即瘥。

屎，腊月收之，名明月砂。治：目中浮翳，痨瘵五疳，疳疮痔瘘，杀虫解毒。附方：明月丹，治痨瘵，追虫。用兔屎四十九粒，硇砂如兔屎大四十九粒，为末，生蜜丸梧子大。月望前，以水浸甘草一夜，五更初取汁送下七丸。有虫下，急钳入油锅内煎杀。三日不下，再服。**五痔下痢**，兔屎炒半两，干蛤蟆一枚，烧灰为末，绵裹如莲子大，纳下部，日三易之。**大小便秘**，明月砂一匙安脐中，冷水滴之令透，自通也。**痔疮下虫**，不止者，同玩月砂，慢火炒黄为末，每服二钱，入乳香五分，空心温酒下，日三服。即兔粪也。**月蚀耳疮**，望夜，取兔屎纳蛤蟆腹中，同烧末，敷之。**痘疮入目**。生翳。用兔屎日干为末，每服一钱，茶下即安。

败笔

惟兔毫入药用。

笔头灰，味：微寒，无毒。治：水服，治小便不通。小便数难淋沥，阴肿脱肛，中恶。酒服二钱，治男子交婚之夕茎萎。酒服二钱，治难产。浆饮服二钱，治咽喉痛，不下饮食。笔不用新而用败者，取其沾濡胶墨也。胶墨能利小便、胎产，故耳。**附方：小便不通**，数而微肿。用陈久笔头一枚，烧灰，水服。**心痛不止**，败笔头豆三个，烧灰，无根水服，立效。**难产催生**。用兔毫笔头三个，烧灰，金箔三片，以蜡和丸，酒服。

山獭

獭性淫毒，无偶则抱木而枯。猺女入山，獭闻妇人跃来，因扼杀负归。取其阴，值数金。抱木枯者，元贵世多以鼠璞、猴胎伪之。试法，令妇人摩手极热，取置掌心，以气呵之，阴气所感，趯然而动。

阴茎，味：甘，热，无毒。治：阳虚阴痿，精寒而清者，酒磨少许服之。獠人①以为补助要药。

骨，治：解药箭毒。研少许敷之。立消。

水獭

名水狗。似狐而小，食鱼。知水信为穴，乡人以占旱潦。皮饰裾袖，垢不染著。风霾眯目，拭之即去。

肉，味：甘、咸，寒，无毒。不可杂兔肉食。治：煮汁服，疗疫气瘟病，及牛马时行病。水气胀满，热毒风。骨蒸热痨，血脉不行，荣卫虚满，及女子经络不通，血热，大小肠秘。消男子阳气，不宜多食。患热毒、风水虚胀者，取水獭一头，去皮，连五脏及头骨，炙干为末，水服方寸匕，日二服，十日瘥。若冷气虚胀者服之，甚益也。只治热，不治冷，为其性寒耳。

肝，诸畜肝叶，皆有定数。惟獭肝一月一叶，十二月十二叶。味：甘，温，有毒。肉及五脏皆寒，惟肝温也。治：鬼疰蛊毒，止久嗽，除鱼鲠，并烧灰酒服之。治上气咳嗽，虚痨瘦病。传尸痨极，虚汗客热。四肢寒疟及产痨。杀虫。獭肝治痨，用之有验。五月五日午时，急砍一竹，竹节中必有神水，沥取和獭肝为丸，治心腹积聚病，甚效也。附方：鬼魅，獭肝末，水服方寸匕，日三。肠痔，有血，獭肝烧末，水服一钱。下血。不止。用獭肝一副煮熟，入五味，食之妙。

肾，味同肉。治：益男子。

胆，味：苦，寒，无毒。治：眼翳黑花，飞蝇上下，视物不明。入点药中。

髓，治：去瘢痕。

---

① 獠人：古代对在中国西南地区部分少数民族的蔑称。

骨，治：舍之，下鱼骨鲠。煮汁服，治呕吐不止。

足，治：手足皴裂。煮汁服，治鱼骨鲠，并以爪爬喉下。为末酒服，杀劳瘵虫。

皮毛，治：煮汁服，治水阴病。亦作褥及履屦着之。产母带之，易产。

海獭

生海中，似獭而大，毛着水不濡。其肉可食，皮可为风领。

生海中，似獭而大，如犬。脚下有皮如胼拇。毛着水不濡，人亦食其肉。

膃肭兽

一名海狗，生西番突厥国，状似狐而大，长尾。脐似麝香，黄赤色，如烂骨。取其外肾阴干，百日味甘香美也。

膃肭脐，一名海狗肾。用酒浸一日，纸裹炙香挫捣，或于银器中，以酒煎熟合药。以汉椒、樟脑同收，则不坏。味：咸，大热，无毒。治：鬼气尸疰，梦与鬼交，鬼魅狐魅，心腹痛，中恶邪气，宿血结块，痃癖羸瘦。治男子宿症气块，积冷劳气，肾精衰损，多色成劳，瘦悴。补中益肾气，暖腰膝，助阳气。破症结，疗惊狂痫疾。五劳七伤，阴痿少力，肾虚，背膊劳闷，面黑精冷，最良。

鼠

名老鼠，其胆才死便消，不易得。肝有七叶，胆在肝之短叶间，大如黄豆。四齿无牙。

附录：鼩鼱，音劬精。似鼠而小，即今地鼠也。水鼠。似鼠而小，食菱芡、鱼虾。

牡鼠，味：甘，微温，无毒。治：疗踒折，续筋骨，生捣敷之，三日一易。猪脂煎膏，治打扑折伤，冻疮、汤火伤。腊月以油煎枯，去滓熬膏收用。油煎入腊，去汤火伤、灭瘢痕极良。煎油治小儿惊痫。五月五日同石灰捣收，敷金疮神效。煎膏治诸疮瘘。腊月烧之，辟恶气。附方：鼠瘘溃烂，鼠一枚，乱发一鸡子大，以三岁腊猪脂煎，令消尽。以半涂之，以半酒服。灭诸瘢痕，大鼠一枚，以腊猪脂四两，煎至销尽，滤净，日涂三五次。先以布拭赤，避风。溃痈不合，老鼠一枚，烧末敷之。蛇骨刺入，痛甚，用死鼠烧敷。破伤风病，角弓反张，牙噤肢强。用鼠一头，和尾烧灰，以腊猪脂和敷之。项强身急，取活鼠去五脏，乘热贴之，即瘥也。令子易产，取鼠烧末，井花水服方寸匕，日三。乳汁清少，死鼠一头烧末，酒服方寸匕。勿令妇知。杖疮肿痛，木毛鼠同桑葚子，入麻油中浸酿。临时取涂，甚效。汤火伤疮，小老鼠泥包烧研，菜油调涂之。小儿伤乳。腹胀烦闷欲睡。烧鼠二枚为末，日服二钱，汤下。

鼠肉，已下并用牡鼠。味：甘，热，无毒。治：小儿哺露大腹，炙食之。小儿疳疾、腹大贪食者，黄泥裹，烧熟去骨，取肉和五味豉汁作羹食之。勿食骨，甚瘦人。主骨蒸劳极，四肢劳瘦，杀虫及小儿疳瘦。酒熬入药。炙食，治小儿寒热诸疳。附方：水鼓石水，腹胀身肿者，以肥鼠一枚，取肉煮粥。空心食之，两三顿即愈。小儿症瘕，老鼠肉煮汁，作粥食之。乳汁不通，鼠肉作羹食，勿令知之。箭镞入肉。大雄鼠一枚取肉，薄批焙研。每服二钱，热酒下。疮痒则出矣。

肝，治：箭镞不出，捣涂之。聤耳出汁，每用枣核大，乘热塞之，能引虫也。

胆，治：目暗。点目，治青盲雀目不见物。滴耳，治聋。附方：耳卒聋闭，以鼠胆汁二枚滴之，如雷鸣时即通。多年老聋，用活鼠一枚系定，热汤浸死，破喉取胆，真红色者是也。用川乌头一个，炮去皮，华阴细辛二钱，胆矾半钱，为末，以胆和匀，再焙干研细，入麝香半字。用鹅翎管吹入耳中，口含茶水，日二次，十日见效，永除根本。久聋，腊月取鼠胆二枚，熊胆一分，水和，旋取绿豆大，滴耳中，日二次。青盲不见，雄鼠胆、鲤鱼胆，各二枚，和匀滴之，立效。

鼠印，即外肾也。治令人媚悦。

脂，治：汤火伤。耳聋。附方：耳聋。鼠脂半合，青盐一钱，蚯蚓一条，同和化，以绵蘸捻滴耳中，塞之。

脑，治：荆棘竹木诸刺，在肉中不出，捣烂厚涂之即出。箭镞针刃在噎喉胸膈诸隐处者，同肝捣涂之。又涂小儿解颅。以绵裹塞耳，治聋。

头，治：瘘疮鼻衄，汤火伤疮。附方：鼻衄脓血，正月取鼠头烧灰，以腊月猪脂调敷之。汤火伤灼。死鼠头，以腊月猪脂煎，令消尽，敷之则不作瘢，神效。

目，治：明目，能夜读书，术家用之。附方：目涩好眠。取一目烧研，和鱼膏点入目眦。兼以绛囊盛两枚佩之。

涎，味：有毒。坠落食中，食之令人生鼠瘘，或发黄如金。

脊骨，治：齿折多年不生者，研末，日日揩之，甚效。长齿生牙，赖雄齿之骨末。附方：牙齿生痛。老鼠一个去皮，以硇砂擦上，三日肉烂化尽，取骨瓦焙为末，入蟾酥二分，樟脑一钱。每用少许，点牙根上立止。

四足及尾，治：妇人堕胎易出，烧服催生。

皮，治：烧灰，封痈疽口冷不合者。生剥，贴附骨疽疮，即追脓出。

粪，两头尖者是牡鼠屎。味：甘，微寒，无毒。有食中误食，令人目黄成疸。治：小儿疳疾大腹。葱、豉同煎服，治时行劳复。治痢疾，明目。煮服，治伤寒劳复发热，男子阴伤腹痛，通女子月经，下死胎。研末服，治吹奶乳痈，解马肝毒，涂鼠瘘疮。烧存性，敷折伤、疗肿诸疮、猫犬伤。鼠屎入足厥阴经，故所治皆厥阴血分之病。附方：大小便秘，雄鼠屎末，敷脐中，立效。室女经闭，牝鼠屎一两，炒研，空心温酒服二钱。子死腹中，雄鼠屎二七枚，水三升，煮一升，取汁作粥食。胎即下。乳痈初起，雄鼠屎七枚研末，温酒服，取汗即散。乳痈已成，用新湿鼠屎、黄连、大黄，各等分为末，以黍米粥清和，涂四边，即散。鼠瘘溃坏，新鼠屎一百粒，收密器中五六十日。柞碎，即敷之，效。疗疮恶肿，鼠屎、乱发等分烧灰，针疮头纳入，大良。折伤淤血，伤损筋骨疼痛。鼠屎烧末，猪脂和敷急裹。不过半日痛止。中马肝毒，雄鼠屎三七枚，和水研，饮之。马咬踏疮，肿痛作热。鼠屎二七枚，故马鞘五寸，和烧研末，猪脂调敷之。狂犬咬伤，鼠屎二升，烧末敷之。猫咬成疮，雄鼠屎烧灰，油和敷之。曾经效验。小儿白秃，鼠屎瓦煅存性，同轻粉、麻油涂之。小儿燕窝[1]，生疮。鼠屎研末，香油调搽。毒蛇伤螫。野鼠屎，水调涂之。

鼹鼠

名田鼠。鼹鼠在土中行，五月取，令干，燔之。《月令》：田鼠化为鴽者即此。其形类鼠而肥。隆庆辛未[2]大水，蕲、黄濒海，鼹鼠遍野，皆栉鱼所化。芦稼根啮尽。则知田鼠之化，不独《月令》所云。

肉，味：咸，寒，无毒。治：燔之，疗痈疽、诸瘘，蚀恶疮、阴䘌烂疮。久食去风，主疮疥痔。治风热久积，血脉不行，结成痈疽，可消。又小儿食之，杀蛔虫。

---

① 燕窝：即燕窝疮。燕窝疮在下颏生，如攒粟豆，痒热疼，形类黄水疮破烂，此证原来湿热成。
② 隆庆辛未：即1571年。

膏，治：摩诸疮。

粪，治：蛇虺螫伤肿痛。研末，猪脂调涂。

隐鼠

名鼹鼠，出沧州及胡中。似牛而鼠首黑足，大者千斤，多伏于水。又能堰水放沫。彼人食其肉。

膏，治：痔瘘恶疮。

鼢鼠

名硕鼠，似鼠而大也。居土穴、树孔中，形大于鼠，头似兔，尾有毛，青黄色。善鸣，能人立，两足能舞。

肚，味：甘，寒，无毒。治：咽喉痹痛，一切热气。研末含咽，神效。

竹𪕤

食竹根之鼠也。出南方，居土穴中，大如兔。人多食之，味如鸭肉。

肉，味：甘，平，无毒。治：补中益气，解毒。

土拨鼠

生西番山谷间，穴土为巢。皮可为裘，甚暖，湿不能透。

肉，味：甘，平，无毒。虽肥而煮之无油，味短，多食难克化，微动风。治：野鸡瘘疮。煮食肥美。

头骨，治：小儿夜卧不宁，悬之枕边即安。

貂鼠

名松狗。用皮为裘、帽、风领，寒月服之，得风更暖，着水不濡，得雪即消。拂面如焰，拭眯即出，亦奇物也。惟近火，则毛易脱。

肉，味：甘，平，无毒。

毛皮，治：尘沙眯目，以裘袖挍之即去。

黄鼠

状似大鼠，穴居，晴暖坐穴口。见人则交前足，如拱揖，乃窜入穴，故又名礼鼠。《韩文》："礼鼠拱而立。"

肉，味：甘，平，无毒。多食发疮。治：润肺生津。煎膏贴疮肿，解毒止痛。黄鼠，北方所食之物，治诸疮肿毒，去痛退热。用大黄鼠一个，清油一斤，慢火煎焦，水上试油不散，乃滤滓，澄清再煎。次入炒紫黄丹五两，柳枝不住搅匀，滴水成珠，下黄蜡一两，熬黑乃成。去火毒三日。如常摊贴。

鼬鼠

音佑，名黄鼠狼，状似鼠而身长尾大，黄色带赤，其气极臊。其毫与尾可作笔。擒时，放恶屁极多。

肉，味：甘，臊，温，有小毒。治：煎油，涂疮疥，杀虫。

心、肝，味：臊，微毒。治：心腹痛，杀虫。附方：心腹痛。用黄鼠心、肝、肺一具，阴干，瓦焙为末，入乳香、没药、孩儿茶、血竭末，各三分，每服一钱，烧酒调下，立止。

猬

生楚山田野。取无时，勿使中湿。见人便藏头足，毛刺人，不可得。能跳入虎耳中，见鹊仰腹，诱其来啄。

皮，细锉，炒黑入药。味：苦，平，无毒。得酒良，畏桔梗、麦门冬。治：五痔阴蚀，下血赤白五色，血汁不止，阴肿，痛引腰背。酒煮杀之，疗腹痛疝积，烧灰酒服。治肠风泻血，痔痛有头，多年不瘥。炙末，饮服方寸匕。烧灰吹鼻，止衄血。甚解一切药力。

肉，味：甘，平，无毒。食之去骨。误食令人瘦劣，诸节渐小也。治：反胃，炙黄食之。亦煮汁饮，又主瘘。炙食，肥下焦，理胃气，令人能食。

脂，味：同肉。治：肠风泻血。溶滴耳中，治聋。涂秃疮疥癣，杀虫。附方：虎爪伤人。刺猬脂，日日敷之。内服香油。

脑，治：狼瘘。

心、肝，治：蚁瘘蜂瘘，瘰疬恶疮，烧灰，酒服一钱。

胆，治：点目，止泪。化水，涂痔疮。治鹰食病。

猕猴

名胡孙，似番人，故名。畜厩中，能辟马病。玃猴无牝，摄人妇女为偶。蜼猴无牡，执男子合之而孕。

肉，味：酸，平，无毒。治：诸风劳，酿酒弥佳。作脯食，治久疟。食之，辟瘴疫。

头骨，治：瘴疟。作汤，浴小儿惊痫，鬼魅寒热。

手，治：小儿惊痫口噤。

皮，治：马疫气。

猴

名猱，生山谷中，似猴而大，毛黄赤色，其皮作鞍、褥。长尾金色，自爱其尾。射药箭中毒，则自啮其尾。

肉及血，治：食之，调五痔病，久坐其皮亦良。

脂，治：疮疥，涂之妙。

果然

一名禺，一名狖，一名蜼。果然，自呼其名。人捕其一，则举群啼而相赴，虽杀之不去也。谓之果然，以来之可必也。大者为然，为禺；小者为狖，为蜼。按《南州异物志》云，交州有果然兽，其名自呼。状大于猿，其体不过三尺，而尾长过头。鼻孔向天，雨则挂木上，以尾塞鼻孔。其毛长柔细滑，白质黑文，如苍鸭胁边斑毛之状，集之为裘褥，甚温暖。李时珍曰："果然，仁兽也。出西南诸山中，居树上，状如猿，白面黑颊，多髯而毛采斑斓，尾长于身，其末有岐，雨则以岐塞鼻也。喜群行，老者前，少者后。食相让，居相爱，生相聚，死相赴。柳子所谓仁让、孝慈者，是也。古者画蜼为宗彝，亦取其伦理之义也。其性多疑，见人则登树，上下不一，甚至奔触，破头折胫。故人以比心疑不决者，而俗呼骏愚为痴偏也。"

肉，咸，平，无毒。同五味煮臛食之，治寒热瘴疟，并坐其皮，取效。李时珍曰："按钟毓《果然赋》云，似猴象猿，黑颊青身。肉非嘉品，惟皮可珍。"而《吕氏春秋》云：肉之美者，玃猱之炙。亦性各有不同耶。

猩猩

　　李时珍曰："猩猩出哀牢、夷及交趾封溪县山谷中。状如狗及猕猴，黄毛如猿，白耳如豕，人面人足，长发，头颜端正，声如儿啼也，亦如犬吠。成队群行。土人以酒置道侧，更设革屦于傍，猩猩见即呼人祖先姓名，骂之而去。顷复相与尝酒着屦，因而被擒，槛而养之。将烹则推其肥者，泣而遣之。西胡取其血染毛罽不黯，刺血必箠而问其数，至一斗方已。"又《博物志》云：日南有野女，群行觅夫。其状白色，遍体无衣襦。《齐东野语》云：野婆出南丹州，黄发椎髻，裸形跣足，俨然若一媪也。群雌无牡，上下山谷如飞猱，自腰以下有皮盖膝，每遇男子必负去求合。尝为健夫所杀，死以手护腰间，剖之得印方寸，莹若苍玉，有文类符篆也。按：雄鼠卵有文如符篆，冶鸟腋下有镜印，则野婆之印篆非异也。亦当有功用，但人未知耳。

　　肉，味：咸，温，无毒。食之不昧不饥，令人善走，穷年无厌，可以辟谷。古人以为珍味。《吕氏春秋》云：肉之美者，獾獾之唇，猩猩之炙，是矣。

狒狒

　　音费，一名圂圂，与狒同；一名枭羊。出西南彝，其形如人被发，迅走食人。《山海经》云：枭羊，人面，长唇黑身，有毛反踵，见人则笑，笑则上唇掩目。郭璞云：交广及南康郡山中，亦有此物，大者长丈余，俗呼为山都。宋建武中[①]，獠人进雌雄二头，帝问土人丁銮，銮曰：其面似人，红赤色，毛似猕猴，有尾。能人言，踵无声。善知生死，力负千钧。反如鸟膝，睡则倚物。获人则先笑而后食之。猎人因以竹筒贯臂诱

---

① 宋建武中：疑为南朝宋孝武帝刘骏（430—464年）的年号孝建（454—456年）年间。

之，候其笑时，抽手以锥钉其唇着额，候死而取之。发极长，可为头发。血堪染靴及绯，饮之使人见鬼也。帝乃命工图之。《方舆图志》云：狒狒，西蜀及处州，山中有之，呼为人熊，人亦食其掌，剥其皮。闽中沙县幼山亦有之，长丈余，逢人则笑，呼为山大人。又《南康记》云：山都，形如昆仑人，通身生毛，见人辄闭目，开口如笑。好在深涧中，翻石觅蟹食之。

肉，味：甘，平，无毒。作脯食之，补五脏，不饥延年。连脂薄割炙热，贴人癣疥，能引虫出。频易取瘥。